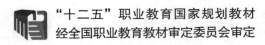 "十二五"职业教育国家规划教材
经全国职业教育教材审定委员会审定

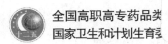 全国高职高专药品类
国家卫生和计划生育委

供药学、药品经营与管理、药物制剂技术、化学制药技术、

中药制药技术专业用

病原生物与免疫学

第 2 版

主　编　黄建林　段巧玲

副主编　曹元应　杨朝晖　汪晓静

编　者（以姓氏笔画为序）

尹燕双（黑龙江护理高等专科学校）

吕文涛（大庆医学高等专科学校）

杨朝晖（盐城卫生职业技术学院）

汪晓静（山东医学高等专科学校）

段巧玲（重庆医药高等专科学校）

秦　丹（四川卫生康复职业学院）

黄建林（大庆医学高等专科学校）

曹元应（安徽医学高等专科学校）

曾令娥（首都医科大学燕京医学院）

燕　杰（天津医学高等专科学校）

戴翠萍（淮阴卫生高等职业技术学校）

人民卫生出版社

图书在版编目(CIP)数据

病原生物与免疫学/黄建林等主编. —2 版. —北京:人民卫生出版社,2013

ISBN 978-7-117-17361-2

Ⅰ.①病… Ⅱ.①黄… Ⅲ.①病原微生物-高等职业教育-教材②免疫学-高等职业教育-教材 Ⅳ.①R37②R392

中国版本图书馆 CIP 数据核字(2013)第 116796 号

| 人卫社官网 | www.pmph.com | 出版物查询,在线购书 |
| 人卫医学网 | www.ipmph.com | 医学考试辅导,医学数据库服务,医学教育资源,大众健康资讯 |

病原生物与免疫学
第 2 版

主　　编:黄建林　段巧玲
出版发行:人民卫生出版社(中继线 010-59780011)
地　　址:北京市朝阳区潘家园南里 19 号
邮　　编:100021
E - mail:pmph @ pmph.com
购书热线:010-59787592　010-59787584　010-65264830
印　　刷:人卫印务(北京)有限公司
经　　销:新华书店
开　　本:787×1092　1/16　印张:17
字　　数:403 千字
版　　次:2009 年 1 月第 1 版　　2013 年 8 月第 2 版
　　　　　2025 年 1 月第 2 版第 14 次印刷(总第 21 次印刷)
标准书号:ISBN 978-7-117-17361-2/R·17362
定　　价:32.00 元
打击盗版举报电话:010-59787491　E-mail:WQ @ pmph.com
(凡属印装质量问题请与本社市场营销中心联系退换)

全国高职高专药品类专业
国家卫生和计划生育委员会"十二五"规划教材

出 版 说 明

　　随着我国高等职业教育教学改革不断深入,办学规模不断扩大,高职教育的办学理念、教学模式正在发生深刻的变化。同时,随着《中国药典》、《国家基本药物目录》、《药品经营质量管理规范》等一系列重要法典法规的修订和相关政策、标准的颁布,对药学职业教育也提出了新的要求与任务。为使教材建设紧跟教学改革和行业发展的步伐,更好地实现"五个对接",在全国高等医药教材建设研究会、人民卫生出版社的组织规划下,全面启动了全国高职高专药品类专业第二轮规划教材的修订编写工作,经过充分的调研和准备,从2012年6月份开始,在全国范围内进行了主编、副主编和编者的遴选工作,共收到来自百余所包括高职高专院校、行业企业在内的900余位一线教师及工程技术与管理人员的申报资料,通过公开、公平、公正的遴选,并经征求多方面的意见,近600位优秀申报者被聘为主编、副主编、编者。在前期工作的基础上,分别于2012年7月份和10月份在北京召开了论证会议和主编人会议,成立了第二届全国高职高专药品类专业教材建设指导委员会,明确了第二轮规划教材的修订编写原则,讨论确定了该轮规划教材的具体品种,例如增加了可供药品类多个专业使用的《药学服务实务》、《药品生物检定》,以及专供生物制药技术专业用的《生物化学及技术》、《微生物学》,并对个别书名进行了调整,以更好地适应教学改革和满足教学需求。同时,根据高职高专药品类各专业的培养目标,进一步修订完善了各门课程的教学大纲,在此基础上编写了具有鲜明高职高专教育特色的教材,将于2013年8月由人民卫生出版社全面出版发行,以更好地满足新时期高职教学需求。

　　为适应现代高职高专人才培养的需要,本套教材在保持第一版教材特色的基础上,突出以下特点:

　　1. 准确定位,彰显特色　本套教材定位于高等职业教育药品类专业,既强调体现其职业性,增强各专业的针对性,又充分体现其高等教育性,区别于本科及中职教材,同时满足学生考取职业证书的需要。教材编写采取栏目设计,增加新颖性和可读性。

　　2. 科学整合,有机衔接　近年来,职业教育快速发展,在结合职业岗位的任职要求、整合课程、构建课程体系的基础上,本套教材的编写特别注重体现高职教育改革成果,教材内容的设置对接岗位,各教材之间有机衔接,避免重要知识点的遗漏和不必要的交叉重复。

　　3. 淡化理论,理实一体　目前,高等职业教育愈加注重对学生技能的培养,本套教材一方面既要给学生学习和掌握技能奠定必要、足够的理论基础,使学生具备一定的可持续发展的能力;同时,注意理论知识的把握程度,不一味强调理论知识的重要性、系统性和完整性。在淡化理论的同时根据实际工作岗位需求培养学生的实践技能,将实验实训类内容与主干教材贯穿在一起进行编写。

4. 针对岗位,课证融合 本套教材中的专业课程,充分考虑学生考取相关职业资格证书的需要,与职业岗位证书相关的教材,其内容和实训项目的选取涵盖了相关的考试内容,力争做到课证融合,体现职业教育的特点,实现"双证书"培养。

5. 联系实际,突出案例 本套教材加强了实际案例的内容,通过从药品生产到药品流通、使用等各环节引入的实际案例,使教材内容更加贴近实际岗位,让学生了解实际工作岗位的知识和技能需求,做到学有所用。

6. 优化模块,易教易学 设计生动、活泼的教材栏目,在保持教材主体框架的基础上,通过栏目增加教材的信息量,也使教材更具可读性。其中既有利于教师教学使用的"课堂活动",也有便于学生了解相关知识背景和应用的"知识链接",还有便于学生自学的"难点释疑",而大量来自于实际的"案例分析"更充分体现了教材的职业教育属性。同时,在每节后加设"点滴积累",帮助学生逐渐积累重要的知识内容。部分教材还结合本门课程的特点,增设了一些特色栏目。

7. 校企合作,优化团队 现代职业教育倡导职业性、实际性和开放性,办好职业教育必须走校企合作、工学结合之路。此次第二轮教材的编写,我们不但从全国多所高职高专院校遴选了具有丰富教学经验的骨干教师充实了编者队伍,同时我们还从医院、制药企业遴选了一批具有丰富实践经验的能工巧匠作为编者甚至是副主编参加此套教材的编写,保障了一线工作岗位上先进技术、技能和实际案例融入教材的内容,体现职业教育特点。

8. 书盘互动,丰富资源 随着现代技术手段的发展,教学手段也在不断更新。多种形式的教学资源有利于不同地区学校教学水平的提高,有利于学生的自学,国家也在投入资金建设各种形式的教学资源和资源共享课程。本套多种教材配有光盘,内容涉及操作录像、演示文稿、拓展练习、图片等多种形式的教学资源,丰富形象,供教师和学生使用。

本套教材的编写,得到了第二届全国高职高专药品类专业教材建设指导委员会的专家和来自全国近百所院校、二十余家企业行业的骨干教师和一线专家的支持和参与,在此对有关单位和个人表示衷心的感谢!并希望在教材出版后,通过各校的教学使用能获得更多的宝贵意见,以便不断修订完善,更好地满足教学的需要。

在本套教材修订编写之际,正值教育部开展"十二五"职业教育国家规划教材选题立项工作,本套教材符合教育部"十二五"国家规划教材立项条件,全部进行了申报。

全国高等医药教材建设研究会

人民卫生出版社

2013 年 7 月

教 材 目 录

序号	教材名称	主编	适用专业
1	医药数理统计（第2版）	刘宝山	药学、药品经营与管理、药物制剂技术、生物制药技术、化学制药技术、中药制药技术
2	基础化学（第2版）★	傅春华 黄月君	药学、药品经营与管理、药物制剂技术、生物制药技术、化学制药技术、中药制药技术
3	无机化学（第2版）★	牛秀明 林 珍	药学、药品经营与管理、药物制剂技术、生物制药技术、化学制药技术、中药制药技术
4	分析化学（第2版）★	谢庆娟 李维斌	药学、药品经营与管理、药物制剂技术、生物制药技术、化学制药技术、中药制药技术、药品质量检测技术
5	有机化学（第2版）	刘 斌 陈任宏	药学、药品经营与管理、药物制剂技术、生物制药技术、化学制药技术、中药制药技术
6	生物化学（第2版）★	王易振 何旭辉	药学、药品经营与管理、药物制剂技术、化学制药技术、中药制药技术
7	生物化学及技术★	李清秀	生物制药技术
8	药事管理与法规（第2版）★	杨世民	药学、中药、药品经营与管理、药物制剂技术、化学制药技术、生物制药技术、中药制药技术、医药营销、药品质量检测技术

序号	教材名称	主编	适用专业
9	公共关系基础(第2版)	秦东华	药学、药品经营与管理、药物制剂技术、生物制药技术、化学制药技术、中药制药技术、食品药品监督管理
10	医药应用文写作(第2版)	王劲松 刘 静	药学、药品经营与管理、药物制剂技术、生物制药技术、化学制药技术、中药制药技术
11	医药信息检索(第2版)*	陈 燕 李现红	药学、药品经营与管理、药物制剂技术、生物制药技术、化学制药技术、中药制药技术
12	人体解剖生理学(第2版)	贺 伟 吴金英	药学、药品经营与管理、药物制剂技术、生物制药技术、化学制药技术
13	病原生物与免疫学(第2版)	黄建林 段巧玲	药学、药品经营与管理、药物制剂技术、化学制药技术、中药制药技术
14	微生物学*	凌庆枝	生物制药技术
15	天然药物学(第2版)*	艾继周	药学
16	药理学(第2版)*	罗跃娥	药学、药品经营与管理
17	药剂学(第2版)	张琦岩	药学、药品经营与管理
18	药物分析(第2版)*	孙 莹 吕 洁	药学、药品经营与管理
19	药物化学(第2版)*	葛淑兰 惠 春	药学、药品经营与管理、药物制剂技术、化学制药技术
20	天然药物化学(第2版)*	吴剑峰 王 宁	药学、药物制剂技术
21	医院药学概要(第2版)*	张明淑 蔡晓虹	药学
22	中医药学概论(第2版)*	许兆亮 王明军	药品经营与管理、药物制剂技术、生物制药技术、药学
23	药品营销心理学(第2版)	丛 媛	药学、药品经营与管理
24	基础会计(第2版)	周凤莲	药品经营与管理、医疗保险实务、卫生财会统计、医药营销

序号	教材名称	主编	适用专业
25	临床医学概要(第2版)★	唐省三 郭 毅	药学、药品经营与管理
26	药品市场营销学(第2版)★	董国俊	药品经营与管理、药学、中药、药物制剂技术、中药制药技术、生物制药技术、药物分析技术、化学制药技术
27	临床药物治疗学 **	曹 红	药品经营与管理、药学
28	临床药物治疗学实训 **	曹 红	药品经营与管理、药学
29	药品经营企业管理学基础 **	王树春	药品经营与管理、药学
30	药品经营质量管理 **	杨万波	药品经营与管理
31	药品储存与养护(第2版)★	徐世义	药品经营与管理、药学、中药、中药制药技术
32	药品经营管理法律实务(第2版)	李朝霞	药学、药品经营与管理、医药营销
33	实用物理化学 **;★	沈雪松	药物制剂技术、生物制药技术、化学制药技术
34	医学基础(第2版)	孙志军 刘 伟	药物制剂技术、生物制药技术、化学制药技术、中药制药技术
35	药品生产质量管理(第2版)	李 洪	药物制剂技术、化学制药技术、生物制药技术、中药制药技术
36	安全生产知识(第2版)	张之东	药物制剂技术、生物制药技术、化学制药技术、中药制药技术、药学
37	实用药物学基础(第2版)	丁 丰 李宏伟	药学、药品经营与管理、化学制药技术、药物制剂技术、生物制药技术
38	药物制剂技术(第2版)★	张健泓	药物制剂技术、生物制药技术、化学制药技术
39	药物检测技术(第2版)	王金香	药物制剂技术、化学制药技术、药品质量检测技术、药物分析技术
40	药物制剂设备(第2版)★	邓才彬 王 泽	药学、药物制剂技术、药剂设备制造与维护、制药设备管理与维护

序号	教材名称	主编	适用专业
41	药物制剂辅料与包装材料(第2版)	刘 葵	药学、药物制剂技术、中药制药技术
42	化工制图(第2版)★	孙安荣 朱国民	药物制剂技术、化学制药技术、生物制药技术、中药制药技术、制药设备管理与维护
43	化工制图绘图与识图训练(第2版)	孙安荣 朱国民	药物制剂技术、化学制药技术、生物制药技术、中药制药技术、制药设备管理与维护
44	药物合成反应(第2版)★	照那斯图	化学制药技术
45	制药过程原理及设备 **	印建和	化学制药技术
46	药物分离与纯化技术(第2版)	陈优生	化学制药技术、药学、生物制药技术
47	生物制药工艺学(第2版)	陈电容 朱照静	生物制药技术
48	生物药物检测技术 **	俞松林	生物制药技术
49	生物制药设备(第2版)★	罗合春	生物制药技术
50	生物药品 **;★	须 建	生物制药技术
51	生物工程概论 **	程 龙	生物制药技术
52	中医基本理论(第2版)	叶玉枝	中药制药技术、中药、现代中药技术
53	实用中药(第2版)	姚丽梅 黄丽萍	中药制药技术、中药、现代中药技术
54	方剂与中成药(第2版)	吴俊荣 马 波	中药制药技术、中药
55	中药鉴定技术(第2版)★	李炳生 张昌文	中药制药技术
56	中药药理学(第2版)★	宋光熠	药学、药品经营与管理、药物制剂技术、化学制药技术、生物制药技术、中药制药技术
57	中药化学实用技术(第2版)★	杨 红	中药制药技术
58	中药炮制技术(第2版)★	张中社	中药制药技术、中药

序号	教材名称	主编	适用专业
59	中药制药设备(第2版)	刘精婵	中药制药技术
60	中药制剂技术(第2版)*	汪小根 刘德军	中药制药技术、中药、中药鉴定与质量检测技术、现代中药技术
61	中药制剂检测技术(第2版)*	张钦德	中药制药技术、中药、药学
62	药学服务实务*	秦红兵	药学、中药、药品经营与管理
63	药品生物检定技术*;★	杨元娟	生物制药技术、药品质量检测技术、药学、药物制剂技术、中药制药技术
64	中药鉴定技能综合训练**	刘 颖	中药制药技术
65	中药前处理技能综合训练**	庄义修	中药制药技术
66	中药制剂生产技能综合训练**	李 洪 易生富	中药制药技术
67	中药制剂检测技能训练**	张钦德	中药制药技术

说明:本轮教材共61门主干教材,2门配套教材,4门综合实训教材。第一轮教材中涉及的部分实验实训教材的内容已编入主干教材。* 为第二轮新编教材;** 为第二轮未修订,仍然沿用第一轮规划教材;★为教材有配套光盘。

第二届全国高职高专药品类专业教育教材建设指导委员会
成 员 名 单

顾 问
张耀华　国家食品药品监督管理总局

名誉主任委员
姚文兵　中国药科大学

主任委员
严　振　广东食品药品职业学院

副主任委员
刘　斌　天津医学高等专科学校
邬瑞斌　中国药科大学高等职业技术学院
李爱玲　山东食品药品职业学院
李华荣　山西药科职业学院
艾继周　重庆医药高等专科学校
许莉勇　浙江医药高等专科学校
王　宁　山东医学高等专科学校
岳苓水　河北化工医药职业技术学院
昝学峰　楚雄医药高等专科学校
冯维希　连云港中医药高等职业技术学校
刘　伟　长春医学高等专科学校
佘建华　安徽中医药高等专科学校

委 员

张　庆　济南护理职业学院

罗跃娥　天津医学高等专科学校

张健泓　广东食品药品职业学院

孙　莹　长春医学高等专科学校

于文国　河北化工医药职业技术学院

葛淑兰　山东医学高等专科学校

李群力　金华职业技术学院

杨元娟　重庆医药高等专科学校

于沙蔚　福建生物工程职业技术学院

陈海洋　湖南环境生物职业技术学院

毛小明　安庆医药高等专科学校

黄丽萍　安徽中医药高等专科学校

王玮瑛　黑龙江护理高等专科学校

邹浩军　无锡卫生高等职业技术学校

秦红兵　江苏盐城卫生职业技术学院

凌庆枝　浙江医药高等专科学校

王明军　厦门医学高等专科学校

倪　峰　福建卫生职业技术学院

郝晶晶　北京卫生职业学院

陈元元　西安天远医药有限公司

吴廼峰　天津天士力医药营销集团有限公司

罗兴洪　先声药业集团

前　言

高职高专药品类专业《微生物学与免疫学》自 2009 年出版以来,在全国范围使用,为培养我国医药行业高素质技能型人才发挥了重要的作用,得到了广泛肯定。

但随着高等职业教育改革不断深入,高职教育理念、教学模式正在发生深刻的变化,为使教材建设跟上教学改革发展步伐,更好地实现"五个对接",以满足新时期高职教学需求,经广泛调研并征求有关方面意见后,全国高等医药教材建设研究会、人民卫生出版社全面启动了上述专业第二轮规划教材(国家卫生和计划生育委员会"十二五"规划教材)的修订编写工作。

广泛征求使用院校的意见和建议后,第二届全国高职高专药品类专业教育教材建设指导委员会研究决定,将上一版《微生物学与免疫学》更名为《病原生物与免疫学》,增加了寄生虫学内容;并且单独编写了《微生物学》供生物制药技术专业使用。因此,第 2 版教材密切结合药学其他五个专业特点、后续课程需要,将本门课程设置为四篇理实一体的新格局。对教材内容取舍以及编写形式上都做了较大创新,以适应药品类专业教育教学改革和发展的需要,做到与培养目标以及课程标准高度契合。比如为后续课程涉及的药品仓储运输增设了螨和仓储害虫的内容,为降低课程难度,将难于理解的"免疫应答"、"补体激活过程"等进行了简化。在理论内容之后安排了 9 个实训内容,以培养学生动手和思维能力。

在本教材编写过程中各位编者做了大量工作,段巧玲、杨朝晔、吕文涛、曾令娥、燕杰、戴翠萍六位老师负责了微生物部分的编写工作,免疫部分由黄建林、曹元应、秦丹负责,汪晓静和尹燕双老师负责了寄生虫学的编写工作;同时得到了哈尔滨医科大学、沈阳医学院等国内院校老师的指导和帮助。对各位老师的帮助和辛勤工作表示感谢!

由于我们编写时间紧,难免有所疏漏。希望广大老师、同学在今后使用过程予以批评指正。

黄建林　段巧玲
2013 年 4 月

目　　录

第一篇　微生物学概论

第二篇　微生物与药学

第三篇　免　疫　学

第四篇　人体寄生虫学

实 训 项 目

第一篇　微生物学概论

第一章　微生物与微生物学

17世纪70年代,荷兰显微镜专家安东尼·范·列文虎克(Antony Van Leeuwenhoek)把雨水、牙垢等标本放在自己设计制造的显微镜下观察,他惊奇地发现了许多人们从未见过,甚至从未想象过的、小得肉眼无法看到的"小动物",它们在这滴水中游动着、生活着、繁衍着。这些"小动物"就是微生物,这是人类首次对微生物进行的观察和描述,这一伟大发现使人类揭开了微观世界的面纱,并由此开始了对微生物的不断研究。

第一节　微　生　物

一、微生物的概念

在自然界中,除人们熟悉的动物、植物以外,还存在着一类个体微小、结构简单、肉眼不能直接看见、必须借助于光学显微镜或电子显微镜才能观察到的生物,这类微小的生物就是微生物。微生物是地球上最早的"居民",但直到17世纪70年代发明了显微镜,才被逐渐揭开了面纱,并了解到其区别动植物的特点:

1. 个体微小、代谢旺盛　由于微生物个体微小,其比表面积(表面积与体积之比)就非常大,如总体积为$1cm^3$的葡萄球菌(直径为$1\mu m$),其比表面积达$60\,000cm^2$。巨大的表面有利于它们迅速地吸收营养、排出代谢产物,单位重量的微生物的代谢强度要比高等动植物高成千上万倍,如大肠埃希菌在合适条件下,每小时可分解相当于自身重量$100\sim1000$倍的乳糖。微生物的这一特点是其快速繁殖和产生大量代谢产物的重要基础。

2. 繁殖迅速、容易变异　微生物具有简单的繁殖方式和惊人的繁殖速度,如大肠埃希菌以二分裂方式繁殖,适宜条件下每$20\sim30$分钟即可繁殖一代。微生物繁殖迅速,为在短时间内获得大量微生物细胞及代谢产物(如抗生素等)提供了条件,但如果微生物进入了人体,也可能在短时间内造成严重的感染。

微生物多为单倍体,与外界接触面大、代谢旺、繁殖快,因而容易受环境因素影响而发生性状变化。如受0.1%苯酚(石炭酸)的影响,变形杆菌失去鞭毛;受3% NaCl的影响,鼠疫耶尔森菌发生形态改变等。尽管变异的概率极低,但微生物可通过快速的繁殖在短时间内产生大量变异的后代,在外界环境发生剧烈变化时,变异的个体能适应新的环境而生存下来。

3. 分布广泛、种类繁多 虽然我们不能直接看见微生物,但它们却是无处不在、无孔不入,除了火山喷发中心区和人为的无菌环境外,到处都有微生物的踪迹。微生物种类繁多,目前人们有所了解的约有 10 万余种,仅占其中的 1%。由于微生物发现晚、研究迟,有人估计目前已知的种类只占地球实际存在微生物总数的 20%,所以,微生物很可能是地球上种类最多的生物。

二、微生物的分类

(一)微生物分类的等级

目前的分类体系是将所有生物分成六个界:动物界、植物界、原生生物界、原核生物界、真菌界、病毒界。微生物分属于除动物界和植物界之外其他四界。

微生物的分类等级与其他生物相同,依次为界、门、纲、目、科、属、种。微生物分类中较重要的是属和种,种是微生物最基本的分类单位,但在同一菌种中,仍有某些性状存在差异,因此,在种之下还可分亚种(变种)、型、菌株(品系)等。

属:生物性状基本相同、具有密切关系的微生物菌种组成属。

种:是一大群生物性状高度相似、亲缘关系非常接近、与同属其他菌种有明显差异的菌株的总称。

菌株:又称品系,指来源不同的同种微生物的纯培养物。一种微生物的每一个不同来源的纯培养物均可称为该菌种的一个菌株。具有某菌种典型的生物学特征的菌株称为标准菌株。标准菌株是菌种分类、鉴定、命名的依据,也可作为质量控制的标准。

(二)微生物的类型

根据微生物有无细胞结构、分化程度和化学组成不同,可将其分为三大类型:

1. 原核细胞型微生物 这类微生物由单细胞组成,细胞核分化程度低,无核膜、核仁,染色体为裸露的 DNA 分子,胞质中缺乏完整的细胞器。此类微生物主要有细菌、放线菌、支原体、衣原体、立克次体和螺旋体等。

2. 真核细胞型微生物 这类微生物细胞核分化程度高,有典型的核结构(核膜、核仁和染色体),胞浆内有完整的细胞器。此类微生物主要为真菌。

3. 非细胞型微生物 这类微生物无细胞结构,由单一种类的核酸(DNA 或 RNA)与蛋白质衣壳组成,有的仅由核酸或蛋白质组成。缺乏细胞器和产生能量的酶系统,必须寄生于活的易感细胞中生长繁殖。此类微生物有病毒、类病毒和朊病毒(又称朊粒)。

(三)微生物的命名

目前多采用国际通用的拉丁文双命名法,由属名和种名组成,属名在前,为名词且首写字母大写;种名在后,用形容词,全部小写。两者均用斜体字。中文译名的属名和种名的顺序与拉丁文相反。如:大肠埃希菌 *Escherichia coli/E. coli*、金黄色葡萄球菌 *Staphylococcus aureus/S. aureus*。

三、微生物的作用

早在 35 亿年前,地球上就出现微生物了,它们中的大多数是无害的,甚至对人类和

动植物的生存是必需的;但也有少部分微生物与人和动植物疾病、环境污染、物品腐败等有重要关系。微生物的主要作用有:

1. 参与自然界的物质循环　微生物代谢能力强,并能产生多种代谢产物被其他生物利用。因此,微生物在自然界的物质循环中起着十分重要的作用。以碳素循环为例,绿色植物的光合作用需要 CO_2,微生物通过新陈代谢可产生释放 CO_2 供植物利用;又如,土壤中的微生物能将环境中的蛋白质(如动、植物的尸体)转化为无机含氮化合物,以供植物生长的需要。可以说,没有微生物,植物就不能新陈代谢,而人类和动物也将无法生存。

2. 用于生产实践　在农业方面,固氮菌可将环境中氮气转化为氨以增强土壤的肥力,满足植物生长需要;人类广泛利用微生物来制备微生物饲料、微生物农药等,开辟了以菌造肥、以菌催长、以菌防病、以菌治病等农业增产新途径。在工业生产中,微生物被广泛用于食品加工、酿造以及皮革、纺织、石油、化工等领域。在医药工业上,微生物可用于生产抗生素、维生素、氨基酸、酶制剂以及疫苗等。如人类发现的首例抗生素——青霉素就是微生物的代谢产物;可预防结核病的卡介苗也是应用微生物(结核分枝杆菌)制备而成的。

3. 微生物的危害　大多数微生物对人类是有益无害的,有些还是必需的,但其中也有一部分可带来危害:①引起污染:无处不在的微生物,可污染药品、食品等使其发生变质,从而导致药源性、食源性疾病;可污染培养基等实验材料,影响细菌检验结果;可污染医院环境、医疗器械等,引发医院感染;②引起疾病:少部分微生物可引起人和动植物病害,这些具有致病作用的微生物称为病原性微生物,人类的许多传染病,如传染性很强的流感、肺炎,感染率较高的乙型肝炎,危害大、死亡率高的艾滋病等,均由微生物引起。还有些微生物正常情况下寄居于人体内,对人体无害,但当机体免疫力下降或长期滥用抗生素等,则可引起疾病。

━━■ 点 滴 积 累 ■━━━━━━━━━━━━━━━━━━━━━━━━━━━━━━━━━

1. 微生物是一类个体微小、结构简单、肉眼不能直接看见、必须借助于光学显微镜或电子显微镜才能观察到的微小生物。具有"个体小、繁殖快、适应强、易变异"等特点。

2. 微生物按其细胞结构和化学组成分为原核细胞型微生物、真核细胞型微生物、非细胞型微生物三大类。

3. 微生物与人类有密切的关系,既可有利于食品加工、药物生产、疫苗制备等生产实践活动,同时也可造成食品、药品污染以及人类疾病等。

第二节　微　生　物　学

一、微生物学的定义

微生物学是生物学的一个分支,是研究微生物的生物学性状(形态结构、生命活动及其规律、遗传变异等)、生态分布,以及微生物与人类、动植物、自然界之间相互关系的一门学科。学习、研究微生物学,有利于认识并充分利用和开发微生物资源,为人类生活生产服务;有利于控制微生物的有害作用,以避免微生物污染、预防和治疗传染病。

二、微生物学的发展及在药学中的应用

在古代,人们虽然未见过微生物,但利用微生物进行工农业生产和疾病防治却有着悠久的历史。如我国北魏《齐民要术》里就记载有酿酒、制酱、造醋等方法。民间用盐腌、糖渍、烟熏、风干等方法保存食物,其原理也是通过抑制微生物生长来防止食物变质。11世纪初,刘真人提出肺痨是由"小虫"引起;明朝《本草纲目》中有对患者穿过的衣服应进行消毒的记载;明隆庆年间(1567—1572年)我国率先开创了用人痘接种预防天花的方法,后传至俄国、朝鲜、日本、英国等。

1674年,列文虎克利用自制的显微镜从雨水、牙垢、粪便等标本中观察到了微生物,从此开启了对这一微观世界的探索。

19世纪60年代法国科学家巴斯德(Louis Pasteur)通过著名的"曲颈瓶"实验证明有机物质的腐败是由微生物引起,从而推翻了当时盛行的自然发生学说。随后,巴斯德又开始研究人、禽、畜的传染病(狂犬病、炭疽病和鸡霍乱等),并发明并使用了狂犬病疫苗。巴斯德在微生物方面的科学研究成果,促进了医学、发酵工业和农业的发展,为微生物学的发展建立了不朽的功勋,被后人誉为"微生物学之父"。

另一位为微生物学作出巨大贡献的是德国医生科赫(Robert Koch)。他的功绩主要有:①研制了固体培养基来代替液体培养基,将标本中的细菌分离成单个的菌落,从而建立了纯培养技术;②创立了细菌染色技术和实验动物感染技术,为发现传染病的病原体提供了实验手段;③提出了确定特定疾病与特定微生物相互关联的著名"科赫法则":在相同的传染病中可发现相同的病原菌,而健康机体中不存在;可在体外获得这种病原菌的纯培养物;将此病原菌接种于健康动物可引起相同的疾病,并能从患病动物体内重新分离出该病原菌。这一法则对鉴定病原菌起了重要的指导作用,也奠定了研究病原微生物致病性的基础。

1860年,英国外科医生李斯特(Joseph Lister)应用化学药物杀菌,并创立了无菌的外科手术操作方法。1897年德国学者毕希纳发现了酵母菌酒精发酵的酶促过程,将微生物生命活动与酶化学结合起来。从20世纪30年代起,人们利用微生物发酵进行乙醇、丙酮、甘油、各种有机酸、氨基酸、蛋白质、酶制剂和维生素等的工业化生产。

1910年德国化学家欧立希(Ehrlich)合成了治疗梅毒的砷剂,开创了传染性疾病的化学治疗法。1929年英国细菌学家弗莱明(Alexander Fleming)发现青霉素能抑制金黄色葡萄球菌的生长。1940年英国病理学家佛罗里(Florey)将青霉素培养液加以提纯,得到青霉素结晶纯品,并应用于临床治疗传染性疾病,取得了惊人的效果。青霉素的发现和应用极大地鼓舞了微生物学家,随后链霉素、氯霉素、头孢菌素、红霉素、庆大霉素等多种抗生素陆续被发现,广泛应用于临床,为人类健康作出了巨大贡献。

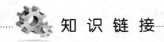 知 识 链 接

青霉素的发现

　　1928年,英国细菌学家亚历山大·弗莱明因为疏忽,导致自己培养的葡萄球菌被青霉菌污染,他发现在青霉菌的周围没有葡萄球菌生长,而在远离霉菌的地方葡萄球菌照样生长。这个偶然的发现深深吸引了他,他进行了多次试验,证明了青霉菌能分泌一种可杀死葡萄球菌、链球菌和白喉杆菌的物质,他把这种物质称为青霉素。但这一重要发现并没有引起人们的重视,直到1940年,英国病理学家佛罗里和德国生物化学家钱恩重新研究青霉素的性质和分离提纯方法,通过大量实验证明青霉素可以治疗细菌感染,并建立了提取青霉素的方法。随后他们用青霉素救治一位败血症患者,使其恢复了健康。于是青霉素成了家喻户晓、价比黄金的救命药物。当时正值二战期间,青霉素拯救了千百万伤病员,成为第二次世界大战中与原子弹、雷达并列的三大发明之一。这一造福人类的贡献使弗莱明、弗洛里和钱恩共同获得了1945年诺贝尔生理学和医学奖。

　　仅仅经过半个多世纪,抗生素已经从单一功能发展成为抗病原生物、抗肿瘤、免疫调节、酶抑制、调节细胞功能、调节动植物生长等诸多领域应用的重要药物种类。如此迅猛的发展主要归功于20世纪70年代开始发展的基因工程在微生物药物开发中的有效应用。现已实现了利用基因工程菌大量生产人工胰岛素、干扰素和生长素等贵重药物,形成了一个崭新的生物技术产业。以基因为靶标的新药将直接利用微生物或借鉴微生物发酵工程技术进行大量生产,基因工程药物、基因治疗、单克隆诊断试剂在诊治恶性肿瘤、糖尿病、血友病、多发性硬化症、囊性纤维变性和心血管等疾病中,开辟了医学预防与治疗的新领域。目前正有许多研究利用DNA重组技术改良和创建微生物新品种,在新药筛选、改进现有药物生产工艺等方面发挥重要作用。

　　由于微生物具有独特和高效的生物转化能力和产生多种多样的有用的代谢产物,已经成为现代生命科学在分子水平、基因水平、基因组水平和后基因组水平研究的基本对象和良好工具,为人类的生存和社会的发展创造极大的财富。以微生物的代谢产物和菌体本身为生产对象的微生物产业将更广泛地利用基因组学的成就,有针对性的挖掘各种生态环境的自然资源,构建出更多高效的基因工程菌,生产出各种外源基因表达产物。因此开发微生物资源,发展和促进微生物生物技术的应用,形成微生物产业化,如微生物疫苗、微生物医药制品、微生物食品、微生物保健品、生物农药、生物肥料、环保生物修复等,将是世界性的生物产业热点,会得到极大的发展。

点 滴 积 累

　　1. 微生物学的主要研究内容是微生物的生物学性状、生态分布,以及微生物与人类、动植物、自然界之间相互关系。

　　2. 学习、研究微生物学,有利于认识并充分利用和开发微生物资源,为人类生活、生产服务;有利于控制微生物的有害作用,以避免微生物污染、预防和治疗传染病。

目 标 检 测

一、选择题

(一) 单项选择题

1. 微生物的特点不包括(　　)
   A. 个体微小　　　　　　B. 容易变异　　　　　　C. 多为单细胞结构
   D. 繁殖迅速　　　　　　E. 肉眼直接可见

2. 属于原核细胞型微生物的是(　　)
   A. 细菌　　　　　　　　B. 病毒　　　　　　　　C. 青霉菌
   D. 酵母菌　　　　　　　E. 黄曲霉

3. 属于非细胞型微生物的是(　　)
   A. 细菌　　　　　　　　B. 病毒　　　　　　　　C. 真菌
   D. 螺旋体　　　　　　　E. 酵母菌

4. 首次观察到微生物的科学家是(　　)
   A. 列文虎克　　　　　　B. 科赫　　　　　　　　C. 巴斯德
   D. 李斯特　　　　　　　E. 佛罗里

5. 首例应用于临床的抗生素是(　　)
   A. 青霉素　　　　　　　B. 链霉素　　　　　　　C. 土霉素
   D. 庆大霉素　　　　　　E. 红霉素

(二) 多项选择题

1. 标准菌株(　　)
   A. 一定具有致病性　　　　　　　　　B. 具有该菌的典型生物学特征
   C. 可作为质量控制的标准　　　　　　D. 由多种杂菌组成
   E. 是指大肠埃希菌

2. 下列属于原核细胞型微生物的是(　　)
   A. 细菌　　　　　　　　B. 放线菌　　　　　　　C. 真菌
   D. 病毒　　　　　　　　E. 螺旋体

3. 微生物的特点有(　　)
   A. 结构简单　　　　　　B. 比表面积大　　　　　C. 易变异
   D. 适应强　　　　　　　E. 分布广

4. 微生物的用途有(　　)
   A. 用于酿酒　　　　　　　　　　　　B. 制备抗生素
   C. 提供人体所需的某些维生素　　　　D. 污水处理
   E. 制备疫苗

5. 有关微生物的正确描述是(　　)
   A. 微生物个体只能在显微镜下才能观察到
   B. 微生物虽然结构简单,但具有生物的所有生命特征
   C. 由于微生物繁殖能力、适应能力强,故不容易发生变异

D. 微生物的标准菌株是菌种鉴定、质量控制的参考标准

E. 微生物及其代谢产物既可用于制造食品、药品等,但也可引起人类致病

二、简答题

1. 简述微生物的特点。
2. 简述微生物的作用。
3. 简述微生物在抗生素制备中的意义。

（段巧玲）

第二章　细菌的结构与生理

细菌是属原核生物界的一种单细胞微生物,它们形体微小,结构简单,具有细胞壁和原始核质,无核仁和核膜,除核糖体外无其他细胞器。了解细菌的结构和生理活动对学习细菌的致病性和免疫性,以及鉴别细菌、诊断疾病和防治细菌性感染等均有重要的理论和实际意义。

第一节　细菌的形态与结构

一、细菌的大小、形态

(一) 细菌的大小

细菌的个体微小,肉眼不能直接观察,须用显微镜放大数百倍至上千倍才能看见。通常以微米(μm)作为细菌大小的测量单位。不同种类的细菌大小不一致,同一种细菌的大小也因菌龄和生长条件不同而有差别。大多数球菌约为 φ1μm、杆菌(2~3)μm×(0.3~0.5)μm。

(二) 细菌的形态

细菌的基本形态有球形、杆形和螺形三种,相对应的细菌称为球菌、杆菌和螺形菌(图2-1)。

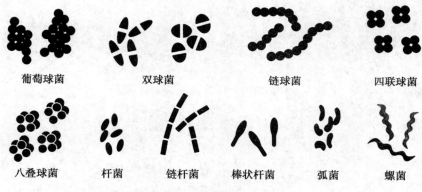

葡萄球菌	双球菌	链球菌	四联球菌
八叠球菌	杆菌	链杆菌	棒状杆菌　弧菌　螺菌

图2-1　细菌的各种形态

1. **球菌**　球菌呈球形或近似球形(肾形、矛头形等),球菌往往根据排列方式命名为双球菌、链球菌、葡萄球菌、四联球菌和八叠球菌等。

2. **杆菌**　外形呈杆状或近似杆状。其长短、粗细因细菌而异,多数杆菌散在排列,亦有呈链状、栅栏状或分枝状的排列。

3. 螺形菌 根据菌体弯曲的数目不同分为：①弧菌：菌体短，只有一个弯曲，呈弧形或逗点状；②螺菌：菌体较长，坚硬有数个弯曲。

二、细菌的结构

细菌的结构分为基本结构和特殊结构。基本结构是各种细菌共同具有的结构，包括细胞壁、细胞膜、细胞质和核质；特殊结构是某些细菌在一定条件下具有的结构，主要有荚膜、鞭毛、菌毛和芽孢等(图 2-2)。

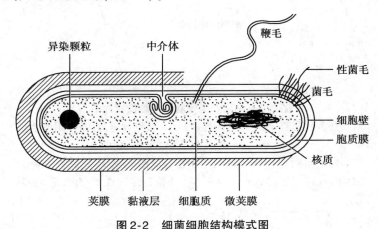

图 2-2 细菌细胞结构模式图

（一）细菌的基本结构

1. 细胞壁 是位于细菌细胞最外表、紧贴细胞膜的一层坚韧而富有弹性的膜状结构。

（1）化学组成与结构：肽聚糖（又称黏肽）是细菌细胞壁的主要成分。革兰阳性菌的肽聚糖主要由聚糖骨架、四肽侧链和五肽交联桥三部分组成。革兰阴性菌的肽聚糖仅有聚糖骨架、四肽侧链两部分。聚糖骨架由 N-乙酰胞壁酸（M）和 N-乙酰葡萄糖胺（G）交替间隔排列，经 β-1,4 糖苷键连接而或，各种细菌细胞壁的聚糖骨架相同。四肽侧链的组成和连接方式及五肽交联桥的有无，因不同种类细菌而有所不同（图 2-3）。交联桥由五个甘氨酸组成，起连接相邻聚糖骨架上四肽侧链的作用。

革兰阳性菌细胞壁除肽聚糖外还有其特有成分磷壁酸，具有黏附作用，与细菌致病性有关，是重要的抗原物质（图 2-4）。

革兰阴性菌细胞壁的特殊组分是外膜，其功能为进行物质交换，屏障作用及阻止多种大分子物质进入。外膜自内向外由脂蛋白、脂质双层和脂多糖（LPS）三层结构组成：①脂蛋白，与肽聚糖的侧链相连，使外膜和肽聚糖构成一个稳定的整体；②脂质双层，是革兰阴性菌细胞壁的主要结构，为典型的磷脂双层，中间镶嵌有一些功能蛋白质，在磷脂双层与胞质膜间有一空间，称周浆间隙，含有某些破坏抗生素的酶（如青霉素酶），与细菌耐药性有关；③脂多糖，由脂质 A、核心多糖、特异性多糖三部分组成，其中脂质 A 为革兰阴性菌内毒素的主要成分，对机体具有致热作用；核心多糖具有属的特异性；特异性多糖是革兰阴性菌的菌体抗原（O 抗原），具有种的特异性。

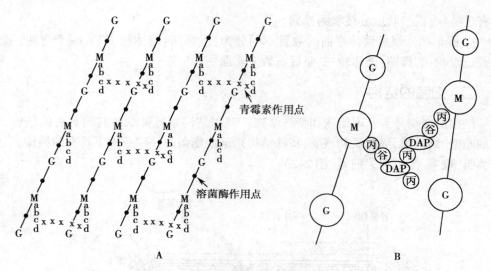

图2-3 细菌细胞壁肽聚糖结构模式图

A 金黄色葡萄球菌(革兰阳性菌);B 大肠埃希菌(革兰阴性菌)

DAP:二氨基庚二酸

a:L-丙氨酸 b:D-谷氨酸 c:L-赖氨酸 M:N-乙酰胞壁酸

d:D-丙氨酸 x:甘氨酸 ●:β-1,4 糖苷键 G:N-乙酰葡萄糖胺

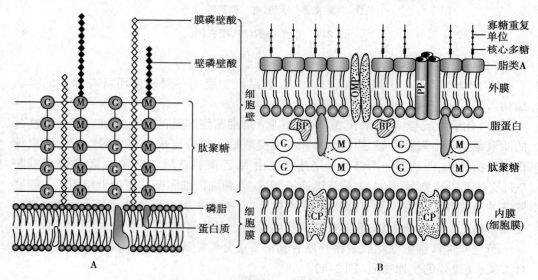

图2-4 两类细菌细胞壁结构模式图

A 革兰阳性菌;B 革兰阴性菌

革兰阳性菌和革兰阴性菌细胞壁结构显著不同(表2-1),导致这两类细菌在染色性、抗原性、致病性、对某些药物的敏感性等方面有很大差异。如革兰阳性菌一般对溶菌酶和青霉素敏感,原因是溶菌酶能破坏肽聚糖中 N-乙酰胞壁酸和 N-乙酰葡萄糖胺之间 β-1,4 糖苷键连接,青霉素能干扰五肽交联桥与四肽侧链之间连接,干扰细胞壁合成导致细菌裂解死亡;革兰阴性菌细胞壁中肽聚糖含量少,又有外膜保护,故对溶菌酶和青霉素不敏感。

表2-1　革兰阳性菌和革兰阴性菌细胞壁结构比较

细胞壁	革兰阳性菌	革兰阴性菌
厚度与强度	厚,20~80nm,较坚韧	薄,10~15nm,较疏松
肽聚糖层	由聚糖骨架、四肽侧链、五肽桥构成致密的三维空间结构	由聚糖骨架、四肽侧链构成疏松的二维平面结构
肽聚糖层数	多,15~50层	少,1~3层
肽聚糖含量	占细胞壁干重50%~80%	占细胞壁干重10%~20%
磷壁酸	有	无
外膜	无	有

（2）功能：①维持菌体固有形态；②保护细菌抵抗低渗的外环境和抗菌物质对细菌的破坏作用；③参与菌体内外物质交换；④决定菌体免疫原性；⑤与细菌的致病性有关。

　知 识 链 接

细菌 L 型的发现

1935 年英国学者 Klieneberger 在研究鼠咬热的病原体念珠状链杆菌时,意外地发现了一种肉眼可见的微小菌落,其菌体呈高度多型性,证实是该菌的一个变种,为细胞壁缺陷型。因为该变种是在 Lister 医学研究所内发现的,即以其第一个字母命名,故细胞壁缺陷型细菌称为细菌的 L 型。

2. 细胞膜　是位于细胞壁内侧、紧包在细胞质外的一层柔软而富有弹性的半渗透性生物膜。由脂质双层构成,其内镶嵌有多种蛋白质,这些蛋白质多为具有特殊作用的酶类和载体蛋白。细胞膜的功能主要有物质交换、生物合成、呼吸和分泌等作用。有些细菌细胞膜能内陷并反复折叠形成中介体,从而扩大了细胞膜的表面积,增强了细胞膜的功能。

3. 细胞质　是被细胞膜包裹的无色透明胶状物。基本成分是水、蛋白质、核酸和脂类及少量的糖和无机盐,内含多种酶系统和核糖体、质粒等结构,是细菌新陈代谢的重要场所。

（1）核糖体:是游离于细胞质中的微小颗粒,数量达数万个,由 RNA 和蛋白质组成,其沉降系数为 70S,由 30S 的小亚基和 50S 的大亚基组成,是蛋白质合成的场所。链霉素、红霉素等抗菌药物分别能与细菌核糖体的 30S 的小亚基和 50S 的大亚基结合,从而干扰了细菌蛋白质的合成,导致细菌死亡。

（2）质粒:是细菌染色体外的遗传物质,为环状闭合的双股 DNA 分子,携带某些遗传信息,控制细菌某些特定性状的产生。但质粒并非细菌生命活动所必需的遗传物质。质粒具有自我复制,传给子代、自然丢失、可从一个细菌转移到另一个细菌等特点。医学上重要的质粒有 F 质粒、R 质粒和 Col 质粒,分别决定细菌的性菌毛、耐药性和产大肠菌素等性状。

4. 核质　是由一条细长的闭合环状 DNA 分子经反复盘绕卷曲而形成,因没有核膜包裹,故称核质或拟核。核质具有细胞核的功能,即携带有遗传信息,决定细菌的遗传性状,是细菌遗传变异的物质基础。

（二）细菌的特殊结构

细菌的特殊结构不是所有细菌都具备,而是某些细菌所特有,一般都与细菌的致病性有关,同时可用于细菌的鉴定。

1. 荚膜 为某些细菌合成并分泌到细胞壁外的一层黏液物质,成分不易着色,革兰染色时在菌体周围形成一层无色的透明圈(图2-5)。主要作用为:①抗吞噬作用,保护细菌免受机体免疫系统及其他抗菌因素损伤,从而增强了细菌的侵袭能力,故荚膜与细菌的致病力有关;②黏附作用,可使细菌与宿主细胞特异结合,是引起感染的重要因素;③免疫原性,能据之鉴别细菌。

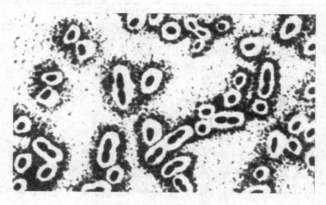

图2-5 细菌荚膜

2. 鞭毛 为细菌表面附着的细长呈波状弯曲的丝状物,经鞭毛染色可在普通显微镜下看到(图2-6)。鞭毛是细菌的运动器官,有些细菌的鞭毛与致病性有关。根据鞭毛的位置、数量等有助于鉴别细菌。

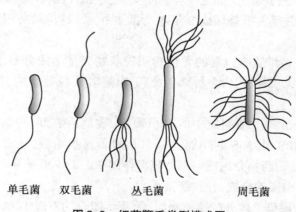

单毛菌　双毛菌　　丛毛菌　　　　周毛菌

图2-6 细菌鞭毛类型模式图

3. 菌毛 许多革兰阴性菌和少数革兰阳性菌菌体表面的一种比鞭毛更细、更短而直的丝状物,称为菌毛。需电子显微镜观察,其化学成分为蛋白质。依据功能可将菌毛分为普通菌毛和性菌毛两种:①普通菌毛,数量多,遍布于菌体表面,具有黏附作用。无菌毛的细菌则易被黏膜细胞纤毛的运动、肠蠕动或尿液冲洗而排出。故普通菌毛是细菌的重要侵袭因素,与细菌的致病性有关。②性菌毛,比普通菌毛长而粗,但比鞭毛短,每个菌体仅有1~4根,为中空管状。性菌毛由F质粒所编码,故带有性菌毛的细菌称F⁺菌或雄性菌,无性菌毛的细菌称F⁻菌或雌性菌。性菌毛能将F⁺菌的某些遗传物质转移给F⁻菌,使F⁻菌获得F⁺菌的某些性状,如性菌毛、耐药性等。

4. 芽孢 某些革兰阳性菌在一定的环境条件下,细胞质和核质脱水浓缩,在菌体内形成一个圆形或卵圆形小体,称为芽孢。芽孢是细菌的休眠状态,不是繁殖形式。芽孢的大小、形态和位置因细菌种类不同而存在差异。例如,炭疽杆菌的芽孢为卵圆形、比菌体小,位于菌体中央;破伤风杆菌芽孢正圆形、比菌体大,位于顶端,如鼓槌状。这种形态特点有助于细菌鉴别(图2-7)。芽孢具有很强的抵抗力,在自然界中可存活几年甚至几十年,能耐煮沸数小时,一旦医疗器械、敷料等污染芽孢,用一般的理化方法很难将其杀死;因此临床上医疗器械、敷料、培养基等进行灭菌时,以杀灭芽孢为标准。

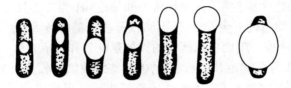

图2-7 细菌芽孢大小、形态与位置模式图

点 滴 积 累

1. 细菌的测量单位为 μm,分为球菌、杆菌和螺形菌。
2. 细菌的基本结构包括细胞壁、细胞膜、细胞质、核质。
3. 细菌特殊结构包括荚膜、鞭毛、菌毛和芽孢。
4. 细菌染色体外的遗传物质为质粒,与耐药性、致病性等有关。

第二节 细菌的生理与代谢

细菌的生理活动包括摄取和合成营养物质,进行新陈代谢及生长繁殖。整个生理活动的中心是新陈代谢,细菌的代谢活动十分活跃而且多样化,乃至繁殖迅速是其显著的特点。了解微生物的新陈代谢和生长繁殖的规律,可进一步调控各微生物的代谢,发挥其有益作用,消除其有害作用,为人类服务。

一、细菌的理化性状

细菌的化学组成与其他生物细胞相似,包括水、无机盐、蛋白质、糖类、脂类、核酸等。此外,细菌还含有一些原核细胞型微生物特有的化学成分,如肽聚糖、磷壁酸、二氨基庚二酸(DAP)、脂多糖等。

细菌不断从环境摄取营养物质和无机盐,故菌体内的渗透压高,革兰阳性菌的渗透压可高达20~25个大气压,革兰阴性菌为5~6个大气压。细菌的体积微小,但单位体积的表面积远大于其他生物细胞,这样有利于其与外界进行物质交换和能量代谢,因此细菌代谢旺盛,繁殖迅速。

二、细菌的生长繁殖

（一）细菌生长繁殖的条件

各种细菌生长繁殖所需条件不尽相同,但必须具备以下基本条件。

1. 充足的营养　细菌进行新陈代谢和生长繁殖必须有充足的营养物质,用于合成菌体成分并提供足够的能量。细菌所需营养物质主要有水、碳源、氮源、无机盐和生长因子等。

2. 适宜的温度　病原菌在长期进化过程中适应了人体环境,故最适生长温度大多数为37℃,个别细菌如鼠疫耶尔森菌最适温度为28~30℃。此外,某些病原菌在低温条件下也可生长繁殖,如金黄色葡萄球菌在5℃冰箱中可缓慢生长并释放毒素,故食用过夜冷藏食品也可引起食物中毒。

3. 合适的酸碱度　多数病原菌生长所需的最适 pH 为 7.2~7.6。个别细菌如霍乱弧菌在 pH8.4~9.2 的条件下生长最好,而结核分枝杆菌的最适 pH 为 6.5~6.8。

4. 必要的气体环境　细菌生长所需的气体是氧气和二氧化碳,大多数病原菌在代谢过程中产生的 CO_2 即可满足其生长需要,但某些细菌如脑膜炎奈瑟菌、淋病奈瑟菌在初次分离培养时需提供 5%~10% CO_2 才能较好生长。根据细菌对氧气的需求不同分为以下几类:①专性需氧菌,必须在有氧的环境中才能生长繁殖,如结核分枝杆菌;②微需氧菌,在低氧压(5%左右)环境中生长,当氧压>10%时对其生长有抑制作用,如空肠弯曲菌、幽门螺杆菌;③兼性厌氧菌,兼有需氧呼吸和无氧发酵两种功能,在有氧和无氧环境中都能生长,但以有氧时生长较好,大部分病原菌均属此类;④专性厌氧菌,必须在无氧环境中才能生长,如破伤风梭菌、产气荚膜梭菌。

（二）细菌生长繁殖的方式与速度

1. 细菌的繁殖方式　细菌以简单的二分裂方式进行繁殖。

2. 细菌的繁殖速度　在适宜条件下,大多数细菌的繁殖速度极快。一般细菌繁殖一代仅需 20~30 分钟,个别细菌繁殖速度较慢,如结核分枝杆菌繁殖一代需 18~20 小时。

（三）细菌群体生长繁殖的规律

细菌的繁殖速度极快,如大肠杆菌分裂一次需 20 分钟,照此计算,1 个细菌经 10 小时后数量可超过 10 亿,24 小时后,细菌的数量将达到难以计数的程度。但实际上,培养一段时间后,细菌的繁殖速度减慢,死菌数逐渐增多,而活菌数逐渐减少。将一定数量的细菌接种于适宜的液体培养基,定时取样进行细菌计数,以培养时间为横坐标,培养基中的活菌数为纵坐标,可绘制出一条反映细菌繁殖规律的曲线,称为生长曲线(图 2-8)。细菌的生长曲线可分为四期:

1. 迟缓期　此期是细菌对新环境的适应过程,故曲线平坦,细菌分裂迟缓,繁殖极少。此时菌体增大,代谢活跃,为细菌的分裂繁殖合成并储备充足的酶、能量和中间代谢产物。迟缓期时间因菌种、接种的菌龄和菌量、培养条件不同而异,一般为接种后的 1~4 小时。

2. 对数期　又称为指数期。此期细菌繁殖极快,活菌数量以稳定的几何级数迅速增长,可持续几小时至几天不等,一般为培养后的 8~18 小时。此期细菌的形态、大小、

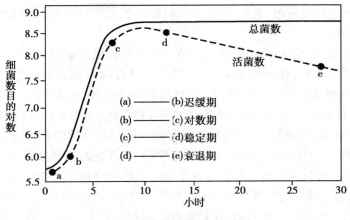

图 2-8 细菌的生长曲线

染色性以及对外界因素的敏感性等都较典型,因此,研究细菌的生物学特性、进行药物敏感试验最好选用此期的细菌。

3. 稳定期 由于培养基中营养物质的消耗、毒性代谢产物的堆积以及培养基 pH 下降,细菌的繁殖速度减慢,死亡细菌逐渐增多,繁殖数与死亡数大致平衡,活菌数保持相对稳定。此期细菌的形态、染色性、生理性状可出现改变,细菌的芽孢、外毒素、抗生素等代谢产物多在此期形成。

4. 衰亡期 细菌的繁殖速度进一步减慢,死亡细菌明显增多,并超过活菌数量。此期细菌形态明显改变,如肿胀、变形,甚至发生自溶,生理活动也趋于停滞,故陈旧培养物中的细菌难以鉴定。

细菌的生长曲线是在体外人工培养条件下观察到的,在体内或自然界的细菌因受多种环境因素或机体免疫力等影响,不会出现以上典型的生长曲线。掌握细菌生长繁殖的规律,可以有目的地研究控制病原菌的生长,更有效地利用对人类有益的细菌。

三、细菌的新陈代谢

细菌的新陈代谢是在酶控制和催化下的一系列复杂的生物化学反应过程。细菌的代谢分为分解代谢和合成代谢两个方面。细菌在分解代谢和合成代谢过程中能产生多种代谢产物,对研究细菌的致病机制、进行细菌鉴定和疾病治疗都具有重要意义。

(一) 细菌的分解代谢产物及其意义

不同细菌具有不同的代谢酶,因此对糖类、蛋白质的分解能力及产生的代谢产物也不相同,利用生物化学方法来检测细菌的各类分解代谢产物,可用于鉴别细菌,称为细菌的生化反应。

1. 细菌的分解代谢产物的主要种类

(1)糖分解产物:细菌分解糖类后,可以产生有机酸(主要为乳酸、醋酸、丙酮酸、酪酸等)、气体(主要为 CO_2、H_2 和沼气等)和醇类。

(2)蛋白分解产物:细菌应用各种蛋白酶分解蛋白质,其最后产物包括有机酸、胺类、靛基质、硫化氢、硫醇、CO_2 和氢等。

2. 糖的分解代谢产物检测项目及其意义

(1)糖发酵试验:不同细菌对各种糖类的分解能力和代谢产物不同,在培养基中加入某种鉴别用糖(如葡萄糖、乳糖、蔗糖等)和酸碱指示剂,检测细菌对糖的分解情况,可用于鉴别细菌。

(2)甲基红试验:某些细菌(如大肠杆菌)能将葡萄糖分解成大量有机酸(甲酸、乙酸、乳酸等),使培养基 pH 降至 4.4 以下,加入甲基红指示剂后显红色,为甲基红试验阳性。而另一些细菌(如产气肠杆菌)分解葡萄糖产酸少,并将酸分解生成醇、酮、醛等,培养基的 pH 在 5.4 以上,加入甲基红试剂显橘黄色,为甲基红试验阴性。

(3)VP 试验:某些细菌(如产气肠杆菌、阴沟肠杆菌)将葡萄糖分解成丙酮酸之后,能进一步使丙酮酸脱羧生成中性的乙酰甲基甲醇,后者在碱性环境中被空气中的 O_2 氧化成二乙酰,二乙酰与含胍基化合物反应生成红色的化合物,为 VP 试验阳性。

(4)枸橼酸盐利用试验:某些细菌(如产气肠杆菌等)能利用枸橼酸盐作为唯一的碳源,并利用铵盐作为唯一的氮源,在枸橼酸盐培养基上生长,产生碳酸钠和氨,使培养基变碱性,溴麝香草酚蓝指示剂由淡绿色变成深蓝色,为该试验阳性。

3. 蛋白质的分解代谢产物检测项目及其意义

(1)吲哚试验:又称靛基质试验。某些细菌(如大肠埃希菌等)能分解蛋白胨中的色氨酸产生吲哚(靛基质),能与加入的靛基质试剂(对二甲氨基苯甲醛)作用,生成红色化合物-玫瑰吲哚,为吲哚试验阳性。

(2)硫化氢试验:某些细菌(如变形杆菌)能分解培养基中含硫氨基酸(如胱氨酸、半胱氨酸等),产生硫化氢,硫化氢遇到培养基中的重金属离子如 Pb^{2+} 或 Fe^{2+} 等,形成硫化铅或硫化亚铁黑色沉淀,为硫化氢试验阳性。

(3)尿素酶试验:有些细菌(如变形杆菌)可以产生尿素酶,分解培养基中的尿素产氨,使培养基变碱,酚红指示剂显红色,为尿素酶试验阳性。

吲哚试验、甲基红试验、VP 试验、枸橼酸盐利用试验合称为 IMViC 试验,典型大肠杆菌结果为 + + - - 。

(二) 细菌的合成代谢产物及其意义

细菌通过新陈代谢不断合成自身成分,如多糖、蛋白质、细胞壁、脂类、核酸等,同时也产生一些具有重要医学意义的合成代谢产物,其中热原质、毒素和侵袭性酶与致病性有关,色素、细菌素可用于鉴别细菌,抗生素、维生素可用于疾病的防治。

1. 热原质　又称热原,是细菌合成的一种注入人体或动物体内能引起发热反应的物质。产生热原质的细菌大多是革兰阴性菌(如伤寒沙门菌、大肠埃希菌、铜绿假单胞菌)及个别革兰阳性菌(如枯草芽孢杆菌)。热原质主要是细菌细胞壁的脂多糖,为细菌内毒素的主要成分,耐高温(高压蒸汽灭菌 121℃ 20 分钟亦不被破坏),必须以 250℃ 30 分钟或 180℃ 2 小时的高温处理,或用强酸、强碱、强氧化剂煮沸半小时才可将其破坏。热原质污染是制药工业必须严格预防的问题。在制药过程中原料、药液、容器等若被细菌污染,则有可能产生热原质。注射用药液若被热原质污染,可引起输液反应。因此,在制备注射药物时,必须严格无菌操作,防止细菌污染。对液体中可能存在的热原质可用吸附剂和特殊石棉滤板过滤,蒸馏法效果更好。玻璃器皿需在 250℃ 干烤 30 分钟,以破坏热原质。

2. 毒素　毒素是致病菌产生的对机体有毒害作用的物质,可分为内毒素和外毒素两类。两者均有强烈的毒性作用,尤其外毒素为甚。外毒素是革兰阳性菌(如破伤风梭菌、白喉棒状杆菌等)及少数革兰阴性菌合成并分泌到菌体外发挥作用的蛋白质物质。内毒素是革兰阴性菌细胞壁的脂多糖,在细菌死亡或崩解后释放。

3. 侵袭性酶　是细菌合成的能损伤机体组织,促使细菌在机体内生存和扩散的一类酶,与细菌致病性有重要关系。

4. 色素　某些细菌在一定条件下(营养丰富、氧气充足、温度适宜)能产生不同颜色的色素,可用于细菌的鉴别。细菌产生的色素有两类:①水溶性色素:能扩散到培养基或周围组织,如铜绿假单胞菌产生的绿色色素能使整个培养基或感染部位的脓汁呈绿色;②脂溶性色素:不溶于水,在培养基上仅菌落有颜色,周围的培养基不变色,如金黄色葡萄球菌产生的金黄色色素。

5. 抗生素　抗生素大多由放线菌和真菌产生,细菌产生的抗生素很少,如多黏菌素、杆菌肽等。

6. 细菌素　是由某些细菌产生的一类具有抗菌作用的蛋白质,仅能杀灭与之有亲缘关系的细菌。由于细菌素的抗菌范围狭窄,因此在治疗方面的应用价值不大,但可用于细菌的分型鉴定和流行病学调查。细菌素常以产生的细菌命名,如大肠埃希菌产生的大肠菌素、铜绿假单胞菌产生的绿脓菌素、霍乱弧菌产生的弧菌素等。

7. 维生素　某些细菌在代谢过程中可合成维生素,除供自身需要外,还能分泌至菌体外,如人体肠道中的大肠埃希菌能产生维生素 B 和维生素 K,可供人体吸收利用。

四、细菌的人工培养

根据细菌生长繁殖的条件及规律,可以用人工方法提供细菌生长所需的营养物质和适宜的环境来培养细菌,对研究细菌的生物学性状和致病机制、生物制品的制备、传染病的诊断与治疗以及工农业生产等都具有重要意义。

(一) 培养基

培养基是用人工方法将适合微生物生长繁殖的各种营养物质配制而成的营养基质。一般将培养基的 pH 调整至 7.2~7.6,再经灭菌后即可使用。根据培养基的物理形状、用途等不同可分为若干类型。

按照培养基的物理性状分为:①液体培养基;②半固体培养基;③固体培养基。

按照培养基的用途分为:①基础培养基;②营养培养基;③选择培养基;④鉴别培养基;⑤厌氧培养基等。

1. 基础培养基　含有细菌生长所需的基本营养成分,可供大多数营养要求不高的细菌生长。如肉浸液(含牛肉膏或牛肉汤、蛋白胨、氯化钠、水)、蛋白胨水、普通琼脂培养基等。

2. 营养培养基　是在基础培养基中加入葡萄糖、血液、血清、酵母浸膏等营养物质,可供营养要求较高的细菌生长。如血液琼脂平板、血清肉汤等。

3. 选择培养基　根据细菌对化学物质的敏感性不同,在培养基中加入某些化学物质,使之抑制其他杂菌生长,而有利于欲分离的目的菌生长,称为选择培养基。如 SS 琼脂培养基含有胆盐、煌绿、枸橼酸盐等抑制剂,可抑制革兰阳性菌和肠道非致病菌的生长,从而使致病的沙门菌和志贺菌分离出来。

4. 鉴别培养基　用于培养和鉴别细菌的培养基称为鉴别培养基。利用各种细菌对糖类和蛋白质的分解能力及代谢产物不同,在培养基中加入特定的作用底物和指示剂,观察细菌生长后对底物的分解情况,从而鉴别细菌。如各种糖发酵培养基、克氏双糖铁培养基、伊红-美蓝琼脂等。

5. 厌氧培养基 是指专供厌氧菌分离培养和鉴别用的培养基。此类培养基营养丰富,氧化还原电势低,内部为无氧环境。如庖肉培养基、硫乙醇酸盐培养基等。

(二) 细菌在培养基中的生长现象

1. 细菌在液体培养基中的生长现象 细菌在液体培养基中生长可出现三种生长现象:均匀混浊生长、菌膜生长和沉淀生长。

(1)均匀混浊生长:大多数细菌在液体培养基中生长后呈均匀混浊状,如大肠埃希菌、葡萄球菌等。

(2)菌膜生长:需氧菌在液体培养基表面生长,形成菌膜,如枯草芽孢杆菌。

(3)沉淀生长:厌氧菌或少数呈链状的细菌在液体培养基中沉积于试管底部,如链球菌。

2. 细菌在半固体培养基中的生长现象 半固体培养基的琼脂含量少,黏度低,可用于观察细菌的动力。有鞭毛的细菌沿穿刺线向四周扩散生长,穿刺线模糊不清,呈羽毛状或云雾状,如伤寒沙门菌;无鞭毛的细菌仅沿穿刺线生长,如痢疾志贺菌。

3. 细菌在固体培养基中的生长现象 将细菌划线接种于固体培养基,划线时可将许多混杂在一起的细菌在培养基表面分散开,一般经培养后,形成由单个细菌分裂繁殖而成的肉眼可见的细菌集团,称为菌落。若多个菌落融合成片,称为菌苔。一个菌落是由一个细菌繁殖后堆积而成,挑取一个菌落再接种至另一个培养基,生长出来的细菌即为纯种,称为纯培养。不同细菌的菌落大小、形状、颜色、边缘、表面光滑度、透明度、湿润度、气味、血平板上的溶血情况等均不相同,因此观察菌落可用于细菌的初步鉴定。

(三) 细菌人工培养的意义

细菌的人工培养对感染性疾病的诊断、预防、治疗和科学研究都具有重要意义。

1. 感染性疾病的诊断和治疗 取患者有关标本进行病原菌的分离培养和鉴定,是诊断感染性疾病的最可靠依据,进一步通过药物敏感试验指导临床合理用药。

2. 细菌的鉴定和研究 研究细菌的生物学特性、遗传变异、致病性、免疫性等都需要进行细菌培养。

3. 生物制品的制备 用于疾病诊断、预防和治疗的各种生物制品,如菌液、疫苗、类毒素等均来自人工培养的细菌或其代谢产物。

4. 基因工程中的应用 把带有外源性基因的重组 DNA 转化至受体菌,使其在细菌体内表达,表达产物可通过细菌培养得到提取、纯化。现用此方法已成功制备胰岛素、干扰素、IL-2、乙肝疫苗等。

◾ 点 滴 积 累 ◾◾◾◾

1. 细菌生长繁殖所需条件 包括:充足的营养、适宜的温度、合适的酸碱度和必要的气体环境。

2. 常以细菌在新陈代谢中发生的各种生化反应来进行细菌的鉴别。

3. 细菌合成代谢产物 包括:热原质、毒素、侵袭性酶、细菌素、色素、维生素等。

4. 细菌的人工培养是微生物基础研究、临床诊疗、生物制药的重要手段。

第三节 细菌的遗传与变异

细菌同其他生物一样,都具有遗传和变异的生命特征。遗传使细菌的性状保持相对稳定,种属得以延续;而变异可使细菌产生变种和新种,利于细菌在自然界不断地进化,以适应生存的需要。

细菌的变异分为遗传型变异和非遗传型变异。遗传型变异又称基因型变异,是由于细菌的基因结构发生了改变,形成的新性状可稳定地遗传给后代,遗传性变异是不可逆的,也不受环境因素的影响。非遗传型变异又称表型变异,是由于外界环境条件作用引起的变异,而细菌的基因结构未发生改变,当影响因素去除后,变异的性状可以复原。

一、常见的变异现象

(一)形态与结构变异

1. 形态变异 细菌在适宜的环境中呈典型形态。环境改变时,其形态、大小发生改变。如鼠疫耶尔森菌在含有 30~60g/L 氯化钠的培养基中可呈现球形、棒状、丝状、哑铃形等多形态性。

2. 结构变异 细菌在特定培养条件下会出现特殊结构(荚膜、芽孢、鞭毛)发生变异的情况。如肺炎链球菌在普通培养基上连续传代之后,其荚膜变薄或丢失,其毒力也会减弱。若重新将其接种易感动物体内传代或在含血清的培养基上培养后,又可重新产生荚膜,恢复毒力。

(二)毒力变异

细菌的毒力变异可分为毒力减弱及增强两种情况。例如目前广泛应用于预防结核病的卡介苗(BCG),即是将强毒力的牛型结核杆菌培养在含有胆汁、马铃薯和甘油的培养基上连续传代 230 代而获得的一株毒力减弱的变异菌株。另一方面,不产生白喉外毒素的白喉棒状杆菌被 β 棒状杆菌噬菌体侵染,处于溶原状态时,能产生白喉外毒素,此为毒力增强的变异。

(三)抗性变异

依据其抵抗对象的不同,可分为抗药性、抗紫外线和抗噬菌体变异等。其中,抗药性变异最为重要,一方面它可使许多药物失去疗效,给临床感染性疾病的治疗带来一定困难,另一方面又可作为一种重要的选择标记,在分子遗传学、遗传育种和遗传工程中发挥重要作用。

细菌对某种抗菌药物由敏感的细菌变成耐药性的菌株,这种变异现象称为耐药性变异。自从抗菌药物在临床广泛应用以来,由于滥用抗生素和不规范用药等多种因素的影响,耐药菌株逐年增加,涉及的抗生素的种类也越来越多,包括青霉素、链霉素、利福平、四环素、红霉素等。为减少耐药菌株的出现,用药前应先做药敏试验,根据结果选择敏感药物,避免盲目用药。

(四)菌落变异

细菌的菌落主要有两种类型,即光滑型(S 型)与粗糙型(R 型)。S 型菌落表面光滑、湿润、边缘整齐;R 型菌落表面粗糙、干燥而有皱褶,边缘不整齐。细菌的菌落从光滑型变为粗糙型时,称为光滑型向粗糙型变异,即 S-R 变异。这种变异常常伴随细菌的毒力、生化反应、抗原特性等发生较广泛的改变。

除上述 4 种常见变异外还有：①在某些条件下可正常生长繁殖，而在另一条件下却无法生长繁殖的条件致死变异；②在基础培养基上不能生长繁殖，需添加一种或几种特定生长因子才能正常生长繁殖的营养缺陷型变异；③影响微生物次级代谢产物产量的产量变异。

课 堂 活 动

讨论细菌的变异将对细菌的培养、鉴定及防治带来哪些影响？如何合理利用细菌变异为人类健康服务？

二、细菌变异的实际意义

学习遗传变异的理论，对于医药工业的生产、疾病的诊断与防治以及基因工程等方面的实践工作具有重要的指导意义。

（一）医药工业生产中的应用

优良的菌种对于医药产品的发酵生产至关重要。利用微生物变异的理论，可以通过自然选育、诱变育种、杂交育种以及通过基因工程对原有菌种进行改造，从而获得产量高、发酵工艺条件好的优良菌种，以有效提高产品的产量与质量。

（二）在疾病诊断中的应用

在临床细菌检验中，可能会出现一些形态、生化反应和抗原性等生物学特征不够典型的变异菌株，应注意识别与鉴定。例如长时间使用青霉素等抗生素的患者，体内细菌常出现 L 型变异，从而给诊断带来一定困难。因此，只有了解这些变异菌株的特点，才能作出准确判断。

（三）在疾病预防中的应用

通过微生物减毒变异的原理，可以制备减毒或无毒活疫苗，用于人体的预防接种，以达到预防某些传染病的目的。如卡介苗、炭疽疫苗、鼠疫疫苗等，均已取得良好的免疫效果。

（四）在疾病治疗中的应用

随着抗菌药物的广泛应用，耐药变异菌株也越来越多。为了提高治疗效果，防止耐药菌株的扩散，应在药物敏感试验的基础上，针对性地选择抗菌药物。而对于需要长期用药的慢性患者，应考虑几种药物联合应用，主要因为理论上细菌对两种药物同时产生抗药性突变的机会比单一药物要小得多。此外，对于已有的耐药株，可以利用遗传变异的理论阐明其耐药机制，从而有助于新型抗耐药菌药物的研究与开发。

点 滴 积 累

1. 变异是细菌产生变种和新种，利于细菌在自然界不断地进化，以适应生存的需要。

2. 耐药性变异是细菌对某种抗菌药物由敏感的细菌变成耐药性的菌株。

第四节 细菌的形态检查法

光学显微镜检查细菌形态,可分为染色标本镜检和不染色标本镜检两大类。除非细胞型微生物外,原核和真核型微生物均可用光学显微镜观察到一般形态和某些特殊结构,内部超微结构及病毒则需用电子显微镜观察。

一、细菌不染色标本检查

细菌不染色标本检查是指细菌标本不经染色,直接于显微镜下观察活菌。因该法难以清楚地看到细菌的形态和结构特征,故主要用于检查细菌的动力。有动力的细菌在镜下呈活泼有方向的运动,可看到细菌自一处移至另一处,有明显的方向性位移;无动力的细菌受水分子撞击呈不规则的布朗运动,只在原地颤动而无位置的改变。常用的方法有压滴法、悬滴法等。

(一) 压滴法

用接种环取细菌液体培养物 2~3 环置于洁净载玻片的中央,用小镊子夹一盖玻片使其一边接触菌液边缘,然后缓缓放下覆盖于菌液上。注意尽量避免产生气泡,并不要让菌液外溢,静止数秒后先用低倍镜找到观察部位,再换高倍镜或油镜暗视野观察细菌的运动。

(二) 悬滴法

取洁净凹玻片及盖玻片各一张,在凹玻片的凹孔四周平面上涂少许凡士林;用接种环取菌液 2~3 环于盖玻片中央;将凹玻片的凹孔对准盖玻片中央的液滴并盖于其上,然后迅速翻转,再用小镊子轻压盖玻片,使盖玻片与凹孔边缘粘紧封闭,置低倍镜下找到悬滴的边缘,再换高倍镜暗视野观察细菌的运动。

二、细菌染色标本检查

染色标本检查法是使染色剂与细菌结合,使细菌或其结构呈现一定颜色的检查法。细菌个体微小,且无色半透明,折光性与周围环境相差不多,故需通过染色后才便于观察细菌的形态、结构与排列特点等。细菌染色标本检查又分单染色法和复染色法。

1. 单染色法　是用一种染料染色,所有的细菌均染成一种颜色。

2. 复染色法　是用两种以上的染料染色,可将细菌染成不同的颜色。临床常用的复染色法有:革兰染色法、抗酸染色法、特殊染色法等。

(1)革兰染色法:是细菌学中最常用的染色法之一。它是丹麦细菌学家 Christian Gram 于 1884 年创建。革兰染色方法是:滴加结晶紫染液初染 1 分钟;细流水冲洗后滴加卢戈碘液媒染 1 分钟;细流水冲洗,加 95% 酒精脱色 30~60 秒,或脱色流下的酒精呈淡紫色或无色时为止;细流水冲洗后滴加稀释苯酚复红(或沙黄)复染 30 秒,用细流水冲洗,吸去积水后油镜检查。被染成紫色的细菌为革兰阳性菌(G^+菌);被染成红色的细菌为革兰阴性菌(G^-菌)。

细菌对革兰染色的不同反应主要是革兰阳性菌和革兰阴性菌的细胞壁结构与化学组成不同。革兰阴性菌的细胞壁较厚,肽聚糖含量多,且交联度大,脂类含量少,经 95% 乙醇脱色时,肽聚糖层的孔径变小,通透性降低,与细胞结合的结晶紫与碘的复合物不易被脱掉,因此细胞仍保留初染时的颜色。而革兰阴性菌的细胞壁较薄,含有较多的类脂质,而肽聚糖的含量较少,乙醇脱色时溶解外层类脂质,增加了细胞壁的通透性,使初染的结晶紫和碘的复合物易于渗出,结果细胞被脱色,经复染后,又染上复染的颜色。

革兰染色法对于细菌的鉴别、指导临床选择药物、研究细菌的致病性等具有重要的实际意义。

(2)抗酸染色法:常用于分枝杆菌的染色检查。染色步骤为:苯酚复红加温初染→3%盐酸乙醇脱色→亚甲蓝复染。抗酸染色法可将细菌分为抗酸性细菌和非抗酸性细菌两大类,抗酸性细菌被染成红色(即抗酸染色阳性),非抗酸性细菌被染成蓝色(即抗酸染色阴性)

点 滴 积 累

1. 微生物显微技术是利用显微镜对细菌进行初步的分类和鉴定。

2. 微生物染色技术常用于细菌的形态、结构与排列特点等信息的采集,是目前微生物检查中最基本的技术。

目 标 检 测

一、选择题

(一)单项选择题

1. 维持细菌固有形态的结构是(　　)
   A. 细胞壁　　　　　　　B. 细胞膜　　　　　　　C. 荚膜
   D. 芽孢　　　　　　　　E. 细胞质

2. 对外界抵抗力最强的细菌结构是(　　)
   A. 细胞壁　　　　　　　B. 荚膜　　　　　　　　C. 芽孢
   D. 核质　　　　　　　　E. 鞭毛

3. 细菌实现彼此间遗传物质传递的结构是(　　)
   A. 芽孢　　　　　　　　B. 荚膜　　　　　　　　C. 性菌毛
   D. 普通菌毛　　　　　　E. 鞭毛

4. 与抗吞噬作用有关的结构是(　　)
   A. 芽孢　　　　　　　　B. 性菌毛　　　　　　　C. 鞭毛
   D. 荚膜　　　　　　　　E. 菌毛

5. 作为细菌运动器官的特殊结构是(　　)
   A. 荚膜　　　　　　　　B. 鞭毛　　　　　　　　C. 芽孢
   D. 菌毛　　　　　　　　E. 以上都是

6. 从活的生物体内吸取有机物来维持生活的营养方式叫(　　)
   A. 共生　　　　　　　　B. 腐生　　　　　　　　C. 自养
   D. 寄生　　　　　　　　E. 化能自养

7. 细菌的繁殖方式是( )
   A. 有丝分裂　　　　　　B. 二分裂　　　　　　　C. 孢子生殖
   D. 复制　　　　　　　　E. 出芽

8. 描述大肠埃希菌生长速度常用的时间单位是( )
   A. 秒　　　　　　　　　B. 分钟　　　　　　　　C. 小时
   D. 天　　　　　　　　　E. 周

9. 细菌的生物学性状最典型是在( )
   A. 迟缓期　　　　　　　B. 对数生长期　　　　　C. 稳定期
   D. 衰退期　　　　　　　E. 任何时期

10. 大多数细菌生长最适宜的 pH 是( )
    A. pH 为 2.0~3.0　　　B. pH 为 4.0~5.0　　　C. pH 为 6.5~6.8
    D. pH 为 7.2~7.6　　　E. pH 为 7.0~7.2

11. 处于对数生长期的细菌其主要的特点是( )
    A. 生长缓慢　　　　　　B. 生长最快　　　　　　C. 易形成芽孢
    D. 形态不典型　　　　　E. 细菌容易变异

12. 决定细菌抗药性的是( )
    A. F 质粒　　　　　　　B. R 质粒　　　　　　　C. Vi 质粒
    D. Col 质粒　　　　　　E. 细胞内颗粒

13. 观察微生物的基本设备是( )
    A. 电子显微镜　　　　　B. 普通光学显微镜　　　C. 50×10 倍放大镜
    D. 望远镜　　　　　　　E. 照相机

14. 最常用的染色检查方法是( )
    A. 抗酸染色　　　　　　B. 吉姆萨染色　　　　　C. 革兰染色
    D. 棉兰染色　　　　　　E. 瑞氏染色

15. 革兰染色后,革兰阳性菌呈现的颜色是( )
    A. 红色　　　　　　　　B. 黄色　　　　　　　　C. 无色
    D. 紫色　　　　　　　　E. 蓝色

(二) 多项选择题

1. 细菌细胞膜的功能包括( )
   A. 物质交换作用　　　　B. 维持细菌的外形　　　C. 呼吸作用
   D. 合成作用　　　　　　E. 分泌作用

2. 细菌芽孢主要特点是( )
   A. 有黏附作用　　　　　B. 具侵袭力　　　　　　C. 耐热
   D. 耐干燥　　　　　　　E. 抗消毒剂

3. 细菌在液体培养基中的生长现象有( )
   A. 菌落　　　　　　　　B. 菌膜　　　　　　　　C. 混浊
   D. 沉淀　　　　　　　　E. 变色

4. 用普通光学显微镜进行微生物显微检查,正确描述是( )
   A. 可观察微生物的大小、形态、排列
   B. 可观察微生物的运动

C. 经过革兰染色后,所有细胞结构均可观察到

D. 经革兰染色后微生物可分为革兰阳性和革兰阴性两大类

E. 用显微镜的油镜观察微生物

二、简答题

1. 革兰阳性和革兰阴性菌细胞壁有何异同？为什么青霉素、溶菌酶对革兰阳性菌的抗菌效果良好,但对革兰阴性菌却效果不佳？

2. 根据细菌对氧需要的不同,可将细菌分为哪几种？

3. 细菌生长繁殖的条件有哪些？

4. 何为细菌的耐药性变异？形成机制是什么？

（吕文涛）

第三章　真菌的结构与生理

　　真菌是一类具有细胞壁、不含叶绿素、不能进行光合作用的单细胞或多细胞真核细胞型微生物。真菌的细胞壁与植物不同，含有几丁质和葡聚糖。真菌靠吸收环境中的营养物质，营腐生、寄生或共生生活，通过有性或无性两种方式进行繁殖。

　　真菌在自然界分布极广、种类繁多，与人类的关系十分密切。已发现的有十万种左右，除少数可导致动植物与人类疾病或造成有机物质霉变外，绝大多数真菌对人类有益，被广泛地应用于医药、酿造、食品、化工和农业生产，产生了极大的经济价值，其中酵母菌是人类文明史中被应用最早的微生物。

> **课堂活动**
>
> 结合前面所学知识比较原核生物与真核生物细胞的特点有哪些不同？

第一节　真菌的形态与结构

　　真菌分为单细胞型真菌和多细胞真菌两大类，前者称为酵母菌和类酵母菌，后者因可形成丝状结构，故又称为丝状菌或霉菌。有些真菌因环境条件（如营养、温度、氧气等）的改变，可发生两种形式的互变，如球孢子菌、组织胞浆菌等在体内或含动物蛋白的培养基上37℃培养呈酵母菌型，在普通培养基上25℃培养呈丝状菌型，这类真菌称为二相性真菌。

一、单细胞真菌

　　单细胞真菌即酵母菌，以单细胞状态存在，喜在含糖量较高和偏酸性环境中生长，如水果、蔬菜、花蜜的表面和果园的土壤中常有酵母菌分布。

　　酵母菌的基本形态主要有球形、卵圆形、圆柱形或香肠形等，其细胞直径一般约为细菌的10倍，如酿酒酵母细胞大小为$(2.5 \sim 10)\,\mu m \times (4.5 \sim 21)\,\mu m$。有些酵母菌（如热带假丝酵母）以芽殖方式繁殖时，子细胞与母细胞没有立即分离，其间仅以极狭小的接触面相连，形成藕节状的细胞串，称为"假菌丝"。

　　酵母菌具有典型的真核生物的细胞结构，有呈球形的细胞核和多种细胞器（如线粒体、液胞、内质网、核糖体、微体等），细胞壁主要为酵母多糖（葡聚糖、甘露聚糖）以及少量类脂和几丁质，不含肽聚糖，故真菌不受青霉素或头孢菌素的作用。

二、多细胞真菌

多细胞型真菌即丝状菌或霉菌,由菌丝和孢子组成。各种真菌的菌丝和孢子形态不同,是真菌分类和鉴别的重要依据。

1. **菌丝**　菌丝是由孢子出芽形成的,适宜的条件下,真菌的孢子萌发长出芽管,逐渐延长呈丝状,为菌丝。菌丝继续生长、分支、交织成团,称为菌丝体。

真菌菌丝按其着生部位和功能不同分为三类:①营养菌丝,伸入培养基中吸收营养物质的菌丝称为营养菌丝;②气生菌丝,吸收营养后伸出培养基,延展到空中的菌丝称为气生菌丝;③生殖菌丝,气生菌丝中可产生孢子的菌丝即生殖菌丝。按菌丝有无横隔又可分成:①无隔菌丝,菌丝中无横隔分段,整条菌丝就是一个细胞,其中可含有多个细胞核;②有隔菌丝,菌丝内形成隔膜,将菌丝分隔成若干节段,每一节段就是一个细胞,每个细胞内有一个或多个细胞核。大多数致病性真菌的菌丝为有隔菌丝。

菌丝有多种形态,如螺旋状、球拍状、结节状、鹿角状和梳状等。不同种类的真菌,其菌丝形态各有差异,故菌丝形态有助于鉴别菌种(图3-1)。

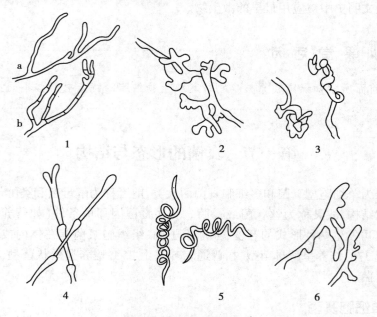

图3-1　真菌的菌丝形态
1. 普通菌丝(a. 无隔菌丝,b. 有隔菌丝);2. 鹿角菌丝;
3. 结节菌丝;4. 球拍菌丝;5. 螺旋菌丝;6. 梳状菌丝

2. **孢子**　是真菌的繁殖器官,一条菌丝可长出多个孢子,在适宜条件下,孢子又可发芽形成菌丝。真菌孢子分为无性孢子与有性孢子两类,其形态随真菌种类不同而异。

(1)无性孢子:是由菌丝上的细胞直接分化或出芽生成,彼此间不发生细胞融合。病原性真菌多形成无性孢子,分为3种(图3-2):①叶状孢子,由菌丝内细胞直接形成,包括芽生孢子(如隐球菌和假丝酵母菌)、厚膜孢子、关节孢子;②分生孢子,包括大分生孢子和小分生孢子两种,由生殖菌丝末端细胞分裂或收缩形成,也可在菌丝侧面出芽形成;③孢子囊孢子,由菌丝末端膨大生成孢子囊,内含许多孢子,孢子成熟则破囊而出(如毛霉、根霉)。

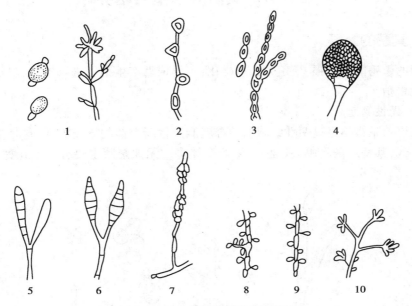

图3-2 真菌各种类型的无性孢子

1. 芽生孢子;2. 厚膜孢子;3. 关节孢子;4. 孢子囊孢子;

5~7. 大分生孢子;8~10. 小分生孢子

(2)有性孢子:是由同一菌体或不同菌体上的2个细胞融合,经减数分裂形成。它有三种形式:①接合孢子,是由菌丝生成形态相同或略有不同的配子囊接合形成的壁厚、色深的大孢子;②子囊孢子,由两个细胞结合成子囊,每个子囊内包含4~6个孢子,其形态、大小、颜色差别很大;③担孢子:是一种外生孢子,它着生在由两性细胞核配后形成的双核菌丝的顶细胞上,一个顶细胞上一般着生四个担孢子(图3-3)。

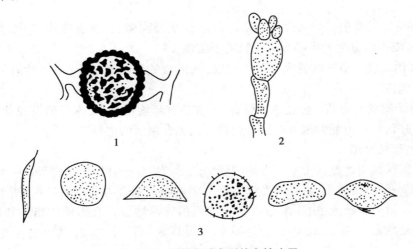

图3-3 真菌各种类型的有性孢子

1. 接合孢子;2. 担孢子;3. 子囊孢子

第二节　真菌的繁殖与培养

一、真菌的繁殖

真菌的繁殖能力极强,繁殖方式多样化,主要依靠产生孢子进行繁殖,包括无性繁殖和有性繁殖。

(一)无性繁殖

无性繁殖是指不经过两性细胞的结合就能产生新个体的繁殖方式,这是真菌繁殖的主要方式,其特点是简单、快速、产生新个体多。无性繁殖主要有以下几种形式(图3-4):

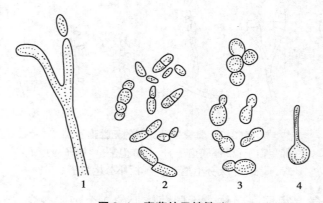

图3-4　真菌的无性繁殖
1. 芽殖　2. 裂殖　3. 菌丝断裂　4. 孢子萌发

1. **芽殖**　为酵母菌的主要繁殖方式。成熟的酵母菌先长出一个小芽,芽细胞长到一定程度时,通过出芽处缢缩而与母细胞分离,并在母细胞上留下一个芽痕。通过扫描电镜可以清晰地看到芽痕,根据芽痕的数目可确定该细胞曾产生过的芽体数。

2. **裂殖**　与细菌二分裂繁殖相似。其过程是细胞伸长,核分裂为二,细胞中央出现隔膜,将细胞横分为两个各具一个核的子细胞。

3. **菌丝断裂**　菌丝断裂成许多小片段,在适宜的环境条件下,每一片段又能发育成新的菌丝体。

4. **孢子萌发**　由菌丝分化成无性孢子,在适宜环境条件下,孢子萌发成芽管,芽管生长发育并延长形成新的菌丝。这是丝状真菌无性繁殖的主要方式。

(二)有性繁殖

有性繁殖是指通过两个不同性别细胞结合后产生新个体的繁殖过程。一般包括三个阶段:第一阶段是质配,它是两性细胞原生质体相互融合为一体的过程,两个核并不结合。第二阶段是核配,由质配带入同一细胞内的两性核融合形成二倍体核的过程。第三阶段是减数分裂,二倍体核通过减数分裂形成单倍体,发育成单倍体有性孢子(图3-5)。

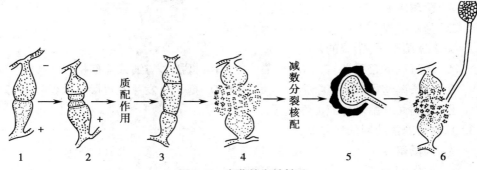

图 3-5　真菌的有性繁殖

1. 原孢子囊;2. 孢子囊;3. 幼接合孢子;4. 成熟接合孢子;5. 接合孢子萌发;6. 芽生子囊

二、真菌的培养

1. 培养条件　真菌对营养要求较低,大多数可人工培养,常用沙保培养基培养,《中国药典》(2010 年版)中用玫瑰红钠琼脂培养基用于真菌及酵母菌计数,酵母浸出粉胨葡萄糖琼脂培养基用于酵母菌计数。最适 pH 为 4.0~6.0;生长常需要较高的湿度与氧气环境;最适生长温度为 22~28℃,但深部致病性真菌则以 35℃为宜。有的真菌可在 0℃以下生长,从而引起冷藏物品腐败。真菌生长速度较慢,一般需 1~2 周长出菌落,但深部致病真菌 1~2 天即可生长。单细胞真菌形成与细菌菌落相似的酵母型菌落,有些单细胞真菌在出芽后,芽管延长形成假菌丝,并伸入培养基中,这种菌落称类酵母菌落。多细胞真菌由许多疏松的菌丝体形成丝状菌落。

2. 菌落特征　在沙保培养基上真菌可形成三种类型菌落。

(1)酵母型菌落:单细胞真菌培养后形成酵母型菌落,菌落特征与细菌相似,但比细菌菌落大而厚,表面光滑、湿润、黏稠,容易挑起,菌落质地均匀,正反面和边缘、中央部位的颜色均一,多呈乳白色,少数为红色,个别为黑色。

(2)类酵母型菌落:外观与酵母型菌落相似,但有芽生孢子与母细胞连接形成的假菌丝伸入到培养基中,如白假丝酵母的菌落。

(3)丝状菌落:是多细胞真菌的菌落形式,由菌丝体组成。丝状菌落质地较疏松,呈绒毛状、粉状、棉絮状等,菌落边缘和中心颜色深浅不一,且正反两面常呈现不同的颜色。

点 滴 积 累

1. 真菌是真核细胞型微生物,分为单细胞真菌和多细胞真菌两大类。
2. 多细胞真菌由菌丝和孢子组成,其形态特征是真菌分类和鉴别的重要依据。
3. 真菌以多种方式进行繁殖,孢子生殖是其重要的生殖方式之一。

目 标 检 测

一、选择题

(一) 单项选择题

1. 真菌的无性繁殖不包括(　　　)

A. 菌丝断裂　　　　　　B. 接合　　　　　　　C. 裂殖

D. 孢子萌发　　　　　　E. 芽殖

2. 关于真菌孢子,错误的是(　　　)

A. 是真菌的繁殖器官　　　　　　　　B. 抵抗力与细菌芽孢相似

C. 一条菌丝可形成多个孢子　　　　　D. 孢子可发芽发育形成菌丝

E. 致病性真菌多形成无性孢子

3. 真菌培养常使用的培养基为(　　　)

A. 肉汤培养基　　　　　B. SS 培养基　　　　　C. 厌氧培养基

D. 沙保培养基　　　　　E. 罗氏培养基

4. 真菌细胞壁没有的成分是(　　　)

A. 肽聚糖　　　　　　　B. 几丁质　　　　　　C. 类脂

D. 葡聚糖　　　　　　　E. 蛋白质

5. 酵母菌的主要生殖方式为(　　　)

A. 菌丝断裂　　　　　　B. 孢子生殖　　　　　C. 出芽增殖

D. 复制增殖　　　　　　E. 二分裂繁殖

(二) 多项选择题

1. 下列孢子中属于丝状真菌有性子孢子的是(　　　)

A. 孢子囊孢子　　　　　B. 子囊孢子　　　　　C. 厚膜孢子

D. 接合孢子　　　　　　E. 担孢子

2. 下列可作为真菌鉴别的依据的是(　　　)

A. 菌落颜色　　　　　　B. 孢子形态　　　　　C. 菌丝形态

D. 细胞膜组成　　　　　E. 菌落形态

二、简答题

比较真菌与细菌的不同点。

(曾令娥)

第四章　病毒的结构与生理

病毒是一类体积微小、结构简单、只含有一种核酸、必须在活细胞内才能增殖的非细胞型微生物。病毒在自然界中分布广泛，人、动物、植物、昆虫和细菌等都会有病毒寄生。病毒性疾病具有传染性强，传播迅速，流行广泛的特点。据报道，在微生物所引起的人类传染病中，约80%是由病毒引起的。除传染病外，一些非传染病如糖尿病、高血压、心肌病、肿瘤及自身免疫病的发生也与病毒感染关系密切。

与其他微生物比较，病毒的主要特征有：①个体微小：可以通过滤菌器，需用电子显微镜观察；②结构简单：无完整的细胞结构，只含有一种核酸类型（RNA 或 DNA）；③严格细胞内寄生：缺乏完整的酶系统，只能在活的易感细胞内增殖；④以复制的方式增殖；⑤抵抗力较弱，一般耐冷不耐热，对抗生素不敏感，对干扰素敏感。

第一节　病毒的形态与结构

一、病毒的大小、形态

完整成熟的具有感染性的病毒颗粒，称为病毒体，通常说的病毒指的就是病毒体。病毒个体微小，其测量单位为纳米（nm）。病毒的大小相差很远，与其他微生物大小的比较见图4-1。

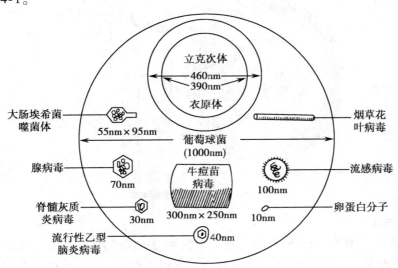

图 4-1　病毒与微生物大小的比较示意图

病毒的形态多种多样,大多数病毒呈球形或近似球形。少数病毒形态特殊,如初次分离的流感病毒呈丝状,牛痘病毒呈砖块状,狂犬病毒呈子弹状,噬菌体呈蝌蚪状(图4-2)。

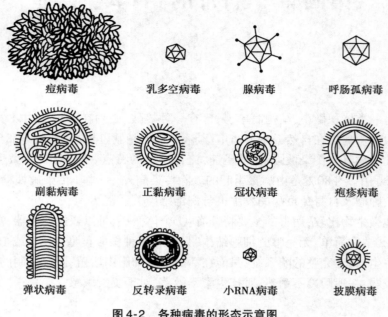

痘病毒	乳多空病毒	腺病毒	呼肠孤病毒
副黏病毒	正黏病毒	冠状病毒	疱疹病毒
弹状病毒	反转录病毒	小RNA病毒	披膜病毒

图4-2 各种病毒的形态示意图

二、病毒的结构

病毒的结构简单,由基本结构和辅助结构组成。其中基本结构由核心和衣壳组成,两者构成核衣壳即最简单的病毒颗粒,也称裸病毒。有些病毒在衣壳外面还有一层包膜,称之为包膜病毒。有些包膜表面有刺突,包膜和刺突统称为辅助结构(图4-3)。

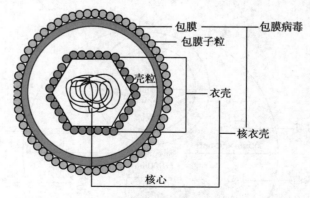

图4-3 病毒体结构模式图

(一) 核心

核心是病毒体的中心结构,由一种类型核酸(DNA 或 RNA)及少量功能性蛋白如病毒核酸多聚酶、转录酶或反转录酶等构成病毒的基因组。病毒核酸是决定病毒感染、增殖及遗传变异的物质基础。用化学方法除去病毒衣壳后,裸露核酸仍具有感染性。

感染性核酸因不受宿主细胞受体限制,故感染宿主范围更广,但由于缺乏衣壳保护,易被核酸酶破坏,所以感染性较病毒体低。

（二）衣壳

衣壳是包围在病毒核心外面的一层蛋白质结构。衣壳具有抗原性,是病毒体的主要成分。衣壳包绕着核酸,可使核酸免受环境中核酸酶和其他理化因素（如紫外线、射线等）的破坏,且能吸附在宿主细胞的特异性受体上,参与病毒感染。衣壳由一定数量的壳粒组成,根据壳粒数目和排列方式的不同,病毒衣壳呈现出 3 种对称型,可作为病毒鉴定和分类的依据。

1. 螺旋对称型　指壳粒沿着盘旋的病毒核酸链呈螺旋形对称排列。如正黏病毒、副黏病毒及弹状病毒等。

2. 20 面体立体对称型　包裹在病毒核酸外的衣壳壳粒呈 20 面体立体对称,大多数球状病毒呈此对称型,如腺病毒、脊髓灰质炎病毒等。

3. 复合对称型　结构较为复杂,是既有立体对称又有螺旋对称的病毒。如痘病毒、噬菌体等。

（三）包膜

有些病毒在衣壳外面还有一层包膜,是病毒以出芽方式从宿主细胞内释放时,穿过核膜或细胞膜时获得的,具有包膜的病毒称为包膜病毒。包膜与病毒的致病性和免疫性有关。有些病毒其包膜表面有糖蛋白组成的突起,称为包膜子粒或刺突,如流感病毒包膜上有血凝素和神经氨酸酶两种刺突。

点　滴　积　累

1. 病毒为只含有一种核酸类型,在活的易感细胞内以复制的方式增殖的非细胞型微生物。

2. 病毒由核心、衣壳和包膜组成,简单的病毒为核壳体,复杂的病毒还有包膜。

第二节　病毒的复制

以病毒基因组为模板,通过转录、翻译形成新的病毒核酸、蛋白,装配形成子代病毒体的过程称为复制。由于病毒缺少完整的酶系统和细胞器,必须借助宿主细胞内的原料、酶系统和能量等来完成病毒的复制、蛋白质合成及子代病毒装配。

一、病毒的复制过程

病毒自侵入易感细胞,经转录、翻译到子代病毒从细胞内释出称为一个复制周期。整个过程包括:吸附、穿入、脱壳、生物合成及装配释放五个步骤(图4-4)。

（一）吸附

吸附即病毒结合到宿主细胞表面的过程。病毒首先需要吸附在宿主细胞上才能进入宿主细胞进行增殖。吸附是特异的、不可逆的,这种特异性就决定了病毒嗜组织的特性。因此,有人利用消除细胞表面的病毒受体,或者利用与受体类似的物质来阻断病毒与受体的结合,以开发抗病毒药物。

（二）穿入

穿入即病毒颗粒或基因组进入宿主细胞内的过程。吸附在易感细胞上的病毒，可以通过不同的方式进入宿主细胞内，主要有胞饮、融合和直接进入3种方式。

（三）脱壳

脱壳为病毒穿入胞质后脱去衣壳蛋白质，使基因组核酸裸露的过程，这是病毒在细胞内能否进行复制的关键。脱壳必须有酶的参与，这些特异性水解病毒衣壳的蛋白酶称为脱壳酶，多数由宿主细胞提供。

（四）生物合成

病毒脱壳后利用宿主细胞提供的低分子物质及能量合成大量病毒核酸和结构蛋白等，此过程为生物合成。主要包括3个重复的过程：①病毒 mRNA 的转录；②病毒复制子代病毒核酸；③特异性 mRNA 转译子代病毒结构蛋白及功能蛋白。此期在细胞内查不到完整的病毒体，也不能用血清学方法检测出病毒抗原，故称为隐蔽期。

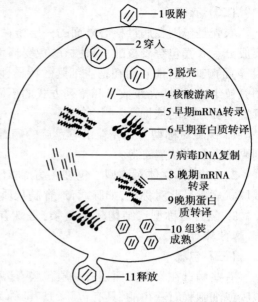

图 4-4　病毒的复制过程

病毒生物合成的方式因核酸类型而异，以 DNA 病毒为例，其生物合成过程是按照遗传中心法则进行，即 DNA→RNA→蛋白质。首先以 DNA 为模板，转录出早期 mRNA，然后在细胞核糖体上翻译早期蛋白，即病毒编码的依赖 DNA 的 DNA 多聚酶等。在此酶作用下，以亲代病毒 DNA 为模板，可复制大量子代病毒的核酸，再以子代病毒核酸为模板转录出晚期 mRNA，mRNA 结合在细胞核糖体上可翻译出大量晚期蛋白，即病毒编码的构成子代病毒衣壳蛋白和包膜表面的结构蛋白等。绝大多数 DNA 病毒是在细胞核内复制 DNA，在细胞质内合成蛋白质。如疱疹病毒、腺病毒等均按此种方式复制。

（五）装配与释放

新合成的子代病毒核酸和结构蛋白在宿主细胞内组合成病毒体的过程称为装配。病毒的种类不同，在宿主细胞内装配的部位也不同，大多数 DNA 病毒在细胞核内装配，而 RNA 病毒则多在细胞质中装配。无包膜病毒装配成核衣壳即为成熟的病毒体；有包膜病毒以出芽方式释放时还需在核衣壳外包上一层包膜才成熟。

成熟的子代病毒体脱离宿主细胞的过程称为释放。释放的方式有：①破胞释放：无包膜病毒在宿主细胞内可增殖数百至数千个子代病毒，致使宿主细胞破裂，一次性将子代病毒全部释放至细胞外；②出芽释放：包膜病毒在宿主细胞内复制时，宿主细胞膜上会出现病毒基因编码的抗原物质，其所在部位就是核衣壳出芽的位置。病毒芽生释放，细胞一般不死亡，仍能分裂。

（六）病毒的异常增殖

并非所有的病毒都能够顺利完成在宿主细胞内的增殖过程，当宿主细胞不能提供病毒增殖所需条件，或病毒自身的调控基因缺失时，病毒增殖受阻，所出现的现象称为病毒的异常增殖。可表现为以下两种：①顿挫感染：病毒进入宿主细胞后，如细胞不能为病毒增殖提供所需的酶、能量等必要条件，则不能复制出完整的具有感染性的病毒颗粒，称为顿挫感染。这种不能为病毒复制提供必要条件的细胞称为非容纳细胞。在非容纳细胞内病毒可以存在，但不完成增殖周期。②缺陷病毒：是指基因组不完整或某一基因位点改变不能进行正常增殖的病毒。当其与另一种病毒共同培养或共同感染同一个细胞时，若后者能为前者提供所缺乏的物质，则能使缺陷病毒完成正常的增殖。

二、病毒的干扰现象

（一）干扰现象

当两种病毒同时或先后感染同一细胞时，可发生一种病毒抑制另一种病毒增殖的现象，称为病毒的干扰现象。干扰现象不仅可在异种病毒之间发生，也可在同种、同型及同株病毒之间发生。常常是先进入的病毒干扰后进入的病毒，死病毒干扰活病毒，缺陷病毒干扰完整病毒。

病毒的干扰现象既能阻止发病，也可使感染终止。毒力较弱的呼吸道病毒感染后，机体在一定时间内对其他呼吸道病毒不易感，故干扰现象是机体非特异性免疫的重要部分。用干扰现象可指导疫苗的合理使用，如减毒活疫苗诱生干扰素，能阻止毒力较强的病毒感染，但在预防接种时应避免同时使用有干扰作用的两种病毒疫苗，以防止疫苗免疫效果的降低。有时病毒疫苗也可被宿主体内存在的病毒所干扰，故患病毒性疾病者应暂停接种。

（二）干扰素

干扰素（IFN）是机体受到病毒或其他干扰素诱生剂刺激产生的一种具有生物活性的糖蛋白。干扰素不能直接作用于病毒，而是通过诱导受染细胞产生多种抗病毒蛋白来抑制病毒的增殖，是产生干扰现象的最主要原因。现已知干扰素具有多种生物学活性，可以抗病毒、抗肿瘤、调节免疫功能等。

根据干扰素的抗原性不同，可将其分为 α、β 和 γ 三型。由于 α 和 β 两型的理化性状具有相似性，统称为 I 型干扰素，具有广谱抗病毒活性。γ 干扰素称为 II 型干扰素，发挥免疫调节和抗肿瘤作用；根据干扰素来源的不同，IFN-α 又称为白细胞干扰素，IFN-β 又称为成纤维细胞干扰素，IFN-γ 又称为免疫干扰素。目前临床使用的干扰素为重组干扰素（基因工程产品），国内干扰素生产多用大肠埃希菌作为干扰素基因的载体。由于干扰素的产生比特异性免疫产生早，且抗病毒作用强，故在病毒感染的早期对中断病毒感染和限制病毒扩散具有重要作用。干扰素制剂现已在临床用于治疗一些病毒性疾病，如慢性乙型肝炎、单纯疱疹性角膜炎、带状疱疹等，并已取得较好的疗效。

点 滴 积 累

1. 病毒的复制过程主要包括吸附、穿入、脱壳、生物合成及装配释放五个步骤。

2. 干扰素是机体受到病毒或其他干扰素诱生剂刺激产生的一种具有生物活性的糖蛋白，具有抗病毒、抗肿瘤、调节免疫等功能。

第三节　病毒的遗传与变异

　　病毒的遗传是指病毒在复制过程中,其子代保持与亲代病毒性状的相对稳定性。病毒的变异是指病毒在复制过程中出现某些性状的改变。由于病毒受到宿主细胞高度的选择压力,其变异发生率远高于其他微生物。而这种高频变异恰恰是新病毒产生的基础,也是减毒活疫苗形成和病毒抗药性出现的基础。常见的病毒变异包括毒力变异、耐药性变异、抗原性变异、温度敏感性变异等。

　　研究病毒遗传学规律,利用病毒遗传变异的特性,可在医学理论实践中得到广泛的应用,如病毒性疾病的诊断、治疗及预防。其中,利用病毒的变异株、基因重组株制备减毒活疫苗、基因工程疫苗、核酸疫苗、多肽疫苗等特异性疫苗是预防病毒感染性疾病最有效的措施,并在近百年的预防医学史上获得了巨大成就,如应用牛痘苗接种法预防天花使之从地球上消失就是最好的见证。

点 滴 积 累

　　病毒毒力变异会造成疾病的流行,也为制备减毒活疫苗提供了可能。病毒常见的变异有毒力变异、耐药性变异、抗原性变异等。

目 标 检 测

一、选择题

(一) 单项选择题

1. 非细胞型微生物指的是(　　　)
   A. 细菌　　　　　　　B. 真菌　　　　　　　C. 放线菌
   D. 病毒　　　　　　　E. 衣原体
2. 病毒体的基本结构是(　　　)
   A. 核心＋衣壳　　　　B. 核心＋衣壳＋包膜　　C. 核衣壳＋包膜
   D. 核心＋包膜　　　　E. 衣壳＋包膜
3. 病毒的增殖方式是(　　　)
   A. 有性繁殖　　　　　B. 无性繁殖　　　　　　C. 芽生方式
   D. 复制方式　　　　　E. 二分裂方式
4. 最适合于病毒的长期保存的是(　　　)
   A. －20℃冰箱　　　　B. －4℃冰箱　　　　　　C. －50℃冰箱
   D. －70℃冰箱　　　　E. 50％甘油盐水
5. 测量病毒大小的单位是(　　　)
   A. mm　　　　　　　　B. μm　　　　　　　　　C. nm
   D. cm　　　　　　　　E. dm
6. 病毒增殖必须在(　　　)

A. 动物细胞内   B. 易感细胞内   C. 活的细胞内

D. 活的易感细胞内   E. 任何一种细胞内

7. 在下列生命形式中,不一定含有 DNA 的是(　　)

A. 动物   B. 植物   C. 病毒

D. 细菌   E. 真菌

8. 决定病毒感染性的关键物质是(　　)

A. 壳粒   B. 核酸   C. 衣壳

D. 刺突   E. 包膜

9. 多数病毒的脱壳有赖于(　　)

A. 细胞的脱壳酶   B. 病毒的溶酶体酶   C. 病毒的蛋白酶

D. 细胞的蛋白酶   E. 细胞的核酸酶

10. 干扰素的生物学功能不包括(　　)

A. 抗病毒   B. 抗细菌   C. 抗肿瘤

D. 增强 NK 细胞活性   E. 促进吞噬细胞的分裂

(二)多项选择题

1. 病毒衣壳的对称类型有(　　)

A. 20 面体立体对称   B. 螺旋对称   C. 复合对称

D. 30 面体立体对称   E. 圆形对称

2. 病毒的干扰现象可发生在(　　)

A. 异种病毒之间   B. 同种异型病毒之间   C. 同型异株之间

D. 活病毒干扰死病毒   E. 死病毒干扰活病毒

3. 属于病毒基本特征的有(　　)

A. 只有一种核酸类型   B. 在活的易感细胞中生长

C. 以复制的方式进行繁殖   D. 在培养基中生长繁殖

E. 以二分裂的方式繁殖

4. 病毒的复制过程包括(　　)

A. 吸附与穿入   B. 脱壳   C. 病毒成分的生物合成

D. 装配与释放   E. 二分裂

5. 常见的病毒变异现象有(　　)

A. 毒力变异   B. 耐药性变异   C. 抗原性变异

D. 温度敏感性变异   E. 结构变异

二、简答题

1. 病毒与细菌比较有哪些不同的基本特征?
2. 简述病毒复制的过程,病毒异常增殖时会有哪些现象?

(燕　杰)

第二篇　微生物与药学

第五章　常见微生物

自然界的微生物种类繁多,其中绝大多数微生物对人类和动、植物是有益的,而且有些还是必需的。只有少数微生物可引起人类和动、植物疾病,这些微生物称为病原微生物,或称病原体。病原微生物是指病原性细菌、螺旋体、支原体、立克次体、衣原体、真菌、病毒、朊毒体等,这些病原体可以侵犯人体,引起人体的感染。其中以细菌、病毒和真菌对人类的危害性最大。

第一节　微生物的致病性与抗微生物药物

课堂活动

1. 病原微生物为什么会使人生病呢?
2. 细菌、病毒和真菌是通过哪些因素致病的呢?

病原微生物能产生一系列致病物质。当它们通过一定的方式和途径侵入宿主体内并在其中生长繁殖,产生、释放毒性物质,造成宿主的组织细胞损伤及生理功能紊乱的过程,称为感染。由于各种病原微生物的组成、结构和功能不同,所产生的致病物质也各不相同,以下主要介绍病原性细菌、病毒、真菌的致病性。

一、细菌的致病性

细菌引起疾病的性能称为细菌的致病性。细菌的致病性具有宿主特异性,有的细菌仅对人类致病,有的仅对某些动物致病,有的两者均可。细菌的致病性还具有种的特异性,即不同的病原体对机体可引起不同的病理过程和不同的疾病,如结核分枝杆菌能引起结核病,伤寒沙门菌能引起伤寒。细菌侵入宿主能否引起感染性疾病,与细菌的致病因素(毒力、侵入数量和侵入途径)及宿主的抵抗力和密切相关。

(一)细菌的致病因素
细菌的致病因素包括细菌的毒力、侵入数量和侵入途径。

1. 细菌的毒力　致病菌侵入人体引起感染通常需要以下条件:①黏附并定植于

人体某种组织细胞;②适应人体特定的环境进行增殖,并向其他部位侵袭或扩散;③抵抗或逃避机体的免疫防御机制;④释放毒素或诱发超敏反应,引起机体组织器官损伤。通常将①②③项统称为细菌的侵袭力。侵袭力和毒素构成了细菌的毒力。

(1)侵袭力:指病原菌突破机体的防御功能,在机体内定居、生长繁殖和扩散的能力。构成侵袭力的物质基础是菌体表面结构和侵袭性酶类。①菌体表面结构:包括荚膜和菌毛等黏附素。荚膜具有抗吞噬和抵抗体液中杀菌物质的作用,有利于病原菌在宿主体内迅速繁殖,引起疾病。病原菌引起感染首先需黏附于宿主体表或黏膜上皮细胞上,以抵御由于分泌物的冲刷、上皮细胞纤毛的摆动及肠蠕动的清除作用,继而在局部定居、繁殖、造成感染。细菌黏附于宿主细胞是由黏附素介导的。革兰阴性菌的黏附素通常为菌毛,如肠道中伤寒沙门菌、痢疾志贺菌、霍乱弧菌等菌毛;革兰阳性菌的黏附素是菌体表面的毛发样突出物,如 A 群链球菌的脂磷壁酸。②侵袭性酶类:一般对机体无毒性,但可协助细菌抗吞噬或促使细菌在体内扩散。如金黄色葡萄球菌产生的血浆凝固酶,能使纤维蛋白原变为纤维蛋白,沉积在菌体表面及病灶周围,能保护细菌不被吞噬细胞吞噬和免受体液中抗菌物质的作用;A 群链球菌产生的透明质酸酶、链激酶、链道酶均有助于细菌在组织中扩散。

(2)毒素:是细菌在代谢过程中合成的对机体组织细胞有损害作用的物质。按其来源、性质和作用等不同,分为外毒素和内毒素。内、外毒素的来源、释放方式理化性质、毒性作用及免疫性特点见表5-1。

表 5-1 细菌外毒素与内毒素的主要区别

区别	外毒素	内毒素
来源	革兰阳性菌和部分革兰阴性菌	革兰阴性菌
释放形式	多数在细菌细胞内合成并分泌至菌体外,少数在菌体裂解后释放出来	为细菌细胞壁成分,当菌体裂解后才释放出来
化学成分	蛋白质	脂多糖
稳定性	不稳定,60~80℃,30 分钟被破坏	稳定,160℃,2~4 小时才被破坏
毒性作用	强,对组织器官有选择性毒害作用,引起特殊临床表现	较弱,不同细菌来源的内毒素其毒性作用大致相同,常引起发热、白细胞反应、微循环障碍,严重时可导致内毒素性休克、弥散性血管内凝血(DIC)等
免疫原性	强,可刺激机体产生抗毒素;经甲醛处理可脱毒形成类毒素	弱,能刺激机体产生抗体,但保护作用弱;甲醛处理不能形成类毒素

2. 侵入数量 感染的发生,除了病原菌的毒力外,还要有足够的数量。一般情况下,细菌毒力愈强,引起感染所需菌数愈少,反之则需菌量大。

3. 侵入门户 具有一定毒力和足够数量的病原菌,若侵入机体的部位不适宜,仍然不能引起感染。如破伤风芽孢梭菌必须进入厌氧伤口才能引起感染;伤寒沙门菌必须进入消化道才能引起感染。但有的细菌可通过多途径引起感染,如结核分枝杆菌和炭疽杆菌,经呼吸道、消化道、皮肤创伤等都能引起感染。常见的病原菌传播方式和途

径有以下几种:

(1)经呼吸道传播:患者或带菌者通过痰液、唾沫等将病原菌散布到周围空气中,易感者通过吸入污染的空气引起感染。如肺结核、百日咳、军团病等。

(2)经消化道传播:伤寒、菌痢、霍乱、食物中毒等胃肠道传染病,一般是由患者或带菌者的排泄物污染环境,进而污染食物和水源后,经口摄入而致病,故又称粪-口途径传播。

(3)经接触传播:淋病奈瑟菌、麻风分枝杆菌等可通过直接和间接接触而传染导致淋病、麻风病。

(4)经皮肤、黏膜创伤感染:化脓性球菌如葡萄球菌、链球菌等可侵入皮肤、黏膜的破损伤口而引起化脓性感染。泥土中有破伤风梭菌、产气荚膜梭菌的芽孢存在,这些芽孢若进入深部伤口,微环境适宜时就会发芽、繁殖,产生外毒素而致病。

(5)经节肢动物叮咬传播:有些病原菌需通过节肢动物叮咬传播。如鼠蚤可传播鼠疫耶尔森菌,引起鼠疫。

(二)细菌感染的类型

病原菌侵入机体是否引起感染,取决于病原菌的致病性与机体的免疫力,两者作用力量的对比及其变化,决定着感染的发生、发展与结局,因而可出现不同的感染类型。

1. 隐性感染 当机体的抗感染免疫力较强,或侵入的病原菌毒力弱、数量少,感染后对机体造成的损害较轻,不出现明显的临床症状称隐性感染,又称亚临床感染。隐性感染后,机体常可获得特异性免疫力。

2. 显性感染 当机体的抗感染免疫力较弱,或入侵的病原菌毒力较强、数量较多,以致机体受到明显损害,导致出现一系列临床症状,称显性感染。

显性感染根据病情缓急分为:①急性感染:发病急,病程较短,只有数日至数周,病愈后病原菌即从体内消失;②慢性感染:发病慢,病程长,常持续数月至数年。

显性感染按感染部位及性质不同分为局部感染和全身感染。局部感染是病原菌侵入机体仅局限在一定部位生长繁殖,引起局部病变。全身感染是感染发生后病原微生物或其毒性产物向全身扩散引起全身症状。

常见的全身性细菌感染的类型有:①病原菌由感染局部一过性或间歇性侵入血流,但未在血流中繁殖,无明显中毒症状,称此为菌血症;②病原菌侵入血流,并在血中大量生长繁殖,产生毒性代谢产物,引起高热、皮肤和黏膜瘀斑、肝脾肿大等全身中毒症状,称为败血症;③化脓性细菌侵入血流后大量繁殖,并通过血流扩散到其他组织或器官,产生新的化脓性病灶,称为脓毒血症;④病原菌在局部生长繁殖不侵入血流,但其产生的外毒素进入血流,到达易感的组织和细胞,引起特殊的中毒症状,称为毒血症。

3. 带菌状态 在显性或隐性感染后,有时病原菌未及时消除,而在体内继续存在一段时间,与机体免疫力形成相对平衡状态,称带菌状态。处于带菌状态的人称带菌者。带菌者经常或间歇性排出病原菌,是重要的传染源之一。

二、病毒的致病性

病毒的致病机制较为复杂,其感染在致病的不同阶段起不同的作用。病毒感染具有明显的细胞和组织特异性,且致病机制复杂。

（一）病毒的致病机制

1. 病毒对宿主细胞的直接损伤作用

（1）杀细胞效应：多数杀细胞病毒编码的早期蛋白具有关闭宿主细胞 RNA 的作用，阻止其蛋白质的合成，导致细胞代谢紊乱而死亡。有些病毒在宿主细胞内复制完毕，可短时间内一次释放大量的子代病毒，使宿主细胞裂解死亡，称为杀细胞效应。杀细胞性病毒多见于无包膜、杀伤性强的病毒，如脊髓灰质炎病毒等。许多病毒在细胞内复制增殖时，由于干扰细胞的正常代谢和损伤细胞结构，引起细胞形态的变化，如细胞出现皱缩、空泡、斑块、融合、变圆或坏死等现象，此种现象称病毒的致细胞病变作用（CPE）。病毒的杀细胞效应如发生在重要器官，当达到一定程度可引起严重后果，甚至危及生命或造成严重后遗症。

（2）稳定状态感染：某些包膜病毒和宿主细胞相互作用，可引发感染细胞发生融合，形成多核巨细胞，利于病毒在细胞间扩散。病毒感染细胞后可将病毒抗原镶嵌在宿主细胞膜上，这些抗原可刺激免疫细胞对其进行免疫攻击，引发免疫病理反应。

（3）包涵体形成：病毒感染细胞后，用普通光学显微镜可观察到细胞内具有特殊染色性的圆形或椭圆形的斑块，称之为包涵体。不同病毒所形成的包涵体特征各异，可作为诊断病毒感染的依据。

（4）细胞转化：某些病毒感染细胞后，其核酸可整合在宿主细胞 DNA 中，使细胞的遗传性状发生较大改变，导致细胞转化。细胞转化与肿瘤的发生密切相关。

2. 病毒感染的免疫病理作用　病毒在感染损伤宿主的过程中，通过与免疫系统相互作用，可诱发病理性免疫应答而损伤宿主机体。如狂犬病毒、流感病毒等侵入宿主细胞后，能诱发细胞表面出现新抗原，这种抗原与特异性抗体结合后可在补体参与下发生Ⅱ型超敏反应，破坏宿主细胞。

（二）病毒的传播方式及感染途径

不同病毒通过不同途径侵入机体，在合适的靶器官或细胞内寄居、生长、繁殖并引起疾病。病毒的传播方式可分为：

1. 水平传播　病原体在人群个体间的传播，称水平传播，如病毒通过呼吸道、消化道等传播至易感机体。

2. 垂直传播　病毒通过胎盘、产道或哺乳直接由亲代传给子代的传播方式。

病毒的主要传播途径见表5-2。

表5-2　人类感染病毒的常见传播方式及感染途径

传播方式	主要感染途径	病毒种类
水平传播	经消化道	甲型肝炎病毒、脊髓灰质炎病毒、轮状病毒、埃可病毒、柯萨奇病毒、新肠道病毒
	经呼吸道	流感病毒、麻疹病毒、腮腺炎病毒、冠状病毒、鼻病毒、水痘病毒等
	经泌尿生殖道、眼结膜	人类免疫缺陷病毒、单纯疱疹病毒 1、2 型、腺病毒、乳头瘤病毒等
	经动物叮、咬	脑炎病毒、狂犬病病毒、出血热病毒

传播方式	主要感染途径	病毒种类
	经输血、注射、手术	人类免疫缺陷病毒、乙型肝炎病毒、丙型肝炎病毒、巨细胞病毒等
垂直传播	经胎盘、产道和哺乳	乙型肝炎病毒、人类免疫缺陷病毒、风疹病毒、巨细胞病毒等

（三）病毒感染的类型

根据病毒感染后，在机体内感染的过程、滞留的时间的不同，又可将病毒感染分为急性感染和持续性感染。

1. 急性感染　机体感染病毒后，潜伏期短、发病急、病程持续数日或数周。如甲型肝炎病毒、腮腺炎病毒等感染。

2. 持续性感染　病毒侵入机体可持续存在数月、数年甚至数十年。机体可出现症状或不出现症状，但向外排出病毒，是重要的传染源。根据患者的发病过程、病毒与宿主细胞的相互关系，病毒持续感染主要有下列几种类型：

（1）慢性感染：病毒感染后未从体内完全清除，持续存在于血液或组织中，病程可长达数月至数十年，并不断有病毒排出体外的慢性进行性感染。如乙型肝炎病毒、丙型肝炎病毒、巨细胞病毒和 EB 病毒等常引起慢性感染。

（2）潜伏性感染：某些病毒在感染后，病毒与机体处于平衡状态，并潜伏在某些特定的组织或器官内，但不产生有传染性的病毒颗粒。在某些条件下，病毒被激活开始增殖而急性发作，出现显性感染症状，如单纯疱疹病毒。

（3）慢发病毒感染：为慢性发展且进行性加重的病毒感染。病毒感染后的潜伏期长，可达数月、数年甚至数十年，一旦出现临床症状，则呈进行性加重，直至死亡。此类感染较为少见，但后果严重。如人类免疫缺陷病毒（HIV）引起的艾滋病（AIDS），从感染到发病大约要 10 年的时间。

（4）急性病毒感染的迟发并发症：为某些急性病毒感染后数年发生的、中枢神经系统进行性衰变的致死性并发症。如儿童期感染麻疹病毒康复后，极少数人可在 2~17 年后发生亚急性硬化性全脑炎（SSPE）。

 知 识 链 接

持续性病毒感染的形成

持续性病毒感染是否出现，受病毒和机体两方面因素的影响：①机体免疫功能较弱，无力完全清除病毒；②机体在胚胎期或初生期即感染了某种病毒，可产生对该病毒的免疫耐受；③病毒存在于受保护的部位，可逃避了机体的免疫监视作用；④病毒的免疫原性太弱，难以刺激机体发生免疫应答将其清除；⑤病毒基因整合在宿主细胞的基因组中，长期与宿主共存。

三、真菌的致病性

真菌引起机体感染同样需要具备一定的毒力，如白假丝酵母菌、烟曲霉、黄曲霉的细胞壁糖蛋白有内毒素样活性,能引起组织化脓性反应和休克,烟曲霉和黄曲霉还能致多种器官的出血和坏死;白假丝酵母菌具有黏附人体细胞的能力,随着其芽管的形成,黏附力加强;新型隐球菌的荚膜有抗吞噬作用。真菌致病主要有以下几种类型:

1. 致病性真菌感染 浅部真菌如皮肤癣菌具有嗜角质性,并能产生角蛋白酶水解角蛋白,在皮肤局部大量繁殖后通过机械刺激和代谢产物的作用,引起局部炎症和病变。深部真菌感染后不被杀死,能在吞噬细胞中生存、繁殖,引起慢性肉芽肿或组织溃疡坏死。

2. 条件致病性真菌感染 主要是由内源性真菌引起,如假丝酵母菌、曲霉、毛霉。这些真菌的致病性不强,只有在机体免疫力降低时发生,如肿瘤、糖尿病、免疫缺陷、长期应用广谱抗生素、皮质激素、放射治疗或在应用导管、手术等过程中易继发感染。

3. 真菌超敏反应性疾病 敏感患者当吸入或食入某些菌丝或孢子时可引起速发型超敏反应,如荨麻疹、过敏性鼻炎与哮喘等。

4. 真菌性中毒症 由摄入真菌或其产生的毒素而引起的急、慢性中毒称为真菌中毒症。病变特征因毒素而异,有的引起肝肾损害、有的引起血液系统变化、有的作用于神经系统引起抽搐、昏迷等症状。近年来不断发现有些真菌产物和肿瘤有关,其中研究最多的是黄曲霉毒素,黄曲霉毒素毒性很强,小剂量即有致癌作用。

四、抗微生物药物

抗微生物药是指可用于治疗病原微生物所致感染性疾病的药物,根据药物的抗菌作用机制分为以下几类:

(一)抑制细菌细胞壁合成的药物

β-内酰胺类抗生素可干扰细菌细胞壁肽聚糖的合成,使细菌细胞壁缺损,在渗透压的作用下水分渗入菌体内,导致细菌膨胀、变形、破裂而死亡。哺乳动物细胞无细胞壁,故此类药物对人体细胞几乎无毒性。抑制细菌细胞壁合成的药物主要有青霉素类和头孢菌素类。

(二)增加细胞膜通透性的药物

多肽类抗生素通过与细菌细胞膜中的磷脂结合、唑类抗真菌药通过抑制细胞膜中固醇类物质的合成,使细菌细胞膜的通透性增加,导致菌体内蛋白质、氨基酸及核苷酸等营养物质外漏,造成细菌死亡。

(三)抑制蛋白质合成的药物

药物可选择性作用于细菌核糖体,如氨基糖苷类和四环素类抗生素作用于细菌核糖体的30S亚基,大环内酯类、林可霉素类和氯霉素等抗生素作用于50S亚基,抑制细菌蛋白质合成而产生抑菌或杀菌作用。

(四)抑制核酸合成的药物

喹诺酮类抑制细菌DNA拓扑异构酶Ⅱ(又称DNA回旋酶)和拓扑异构酶Ⅳ而影响DNA复制;利福平可抑制细菌DNA依赖的RNA多聚酶而影响转录。

(五)影响叶酸代谢的药物

某些细菌不能直接利用环境中的叶酸,需要自身合成四氢叶酸供自身生长繁殖所需。磺胺类和甲氧苄啶分别抑制二氢叶酸合酶与二氢叶酸还原酶,导致敏感菌四氢叶酸合成障碍而发挥抗菌作用。

▌点 滴 积 累

1. 病原微生物通过一定的方式和途径侵入宿主体内并在其中生长繁殖,产生、释放毒性物质,造成宿主病理性损伤的过程,称为感染。

2. 病原性细菌侵入机体能否致病,主要取决于细菌的致病因素(毒力、侵入数量和侵入途径)和宿主机体的抵抗力。

3. 病毒的致病主要通过两方面来实现:一是直接损伤宿主细胞;二是诱发宿主机体产生病理性免疫应答。

4. 病原体感染宿主后,因其致病性与机体免疫力的强弱程度差异,可引起隐性感染、显性感染等不同类型。

5. 根据作用机制不同,临床常见抗菌药物分为以下几类:①抑制细菌细胞壁合成;②增加胞质膜通透性;③抑制蛋白质合成;④抑制核酸合成;⑤影响叶酸代谢。

第二节　常见病原性细菌

病原性细菌种类繁多、分布广泛,它们可以通过不同的渠道进入人体,使之产生不同的感染性疾病,以下仅介绍几种最为常见的病原性细菌。

一、金黄色葡萄球菌

金黄色葡萄球菌为葡萄球菌属中致病力最强的一种,不仅在空气、土壤、水和日常用具上广泛分布,而且在人的皮肤、毛囊、鼻咽腔及其分泌液中也有存在,常污染药物和食品。

(一) 主要生物学性状

1. 形态与染色　革兰阳性球菌,葡萄状排列,大小 0.5~1.5μm。

2. 培养特性和生化反应　营养要求不高,在普通培养基中生长良好;需氧或兼性厌氧;不同菌株可产生不同的脂溶性色素,使葡萄球菌菌落呈现不同的颜色。在血琼脂平板上的菌落较大,金黄色葡萄球菌的菌落周围可形成宽大透明的溶血环(β溶血)。触酶试验阳性,致病性菌株可产生血浆凝固酶,能分解甘露醇。

3. 分类　根据色素和生化反应不同分为金黄色葡萄球菌、表皮葡萄球菌、腐生葡萄球菌三种,其中金黄色葡萄球菌有较强的致病性。根据有关规定,外用药品和一般眼科制剂均不得检出金黄色葡萄球菌。

(二) 致病性

金黄色葡萄球菌致病性强,可产生血浆凝固酶、肠毒素、葡萄球菌溶血素等致病物质,引起多种类型的疾病:

1. 侵袭性疾病　主要有:①皮肤化脓性感染,如毛囊炎、疖、痈、伤口化脓及脓肿等;②内脏器官感染,如气管炎、肺炎、脓胸、中耳炎、脑膜炎、骨髓炎、心包炎等;③全身性感染,若皮肤的原发感染灶受挤压或机体抵抗力下降,细菌则会从局部扩散入血,引起败血症、脓毒血症。

2. 毒素性疾病　由致病葡萄球菌产生的外毒素引起:①食物中毒,进食含葡萄球菌肠毒素的食物 1~6 小时后出现症状,先有恶心、呕吐、上腹痛,继之腹泻。病情大多在 1~2 天内好转至恢复;②假膜性肠炎,正常人的肠道中有少量的金黄色葡萄球菌存在,并不致病。当长期使用广谱抗生素后,大肠杆菌等敏感菌群被大量杀死,而耐药的金黄色葡萄球菌乘机大肆繁殖,并产生肠毒素,引起呕吐、腹泻等症,其特点是肠黏膜覆盖炎性假膜。

二、链球菌

(一) 主要生物学性状

1. 形态与染色　革兰阳性,球形或卵圆形,链状排列,菌体直径 0.6~1μm,链的长短与细菌种型及生长环境有关。在液体培养基中呈长链,固体培养基中呈短链。无芽孢,无鞭毛,有菌毛样结构。

2. 培养特性与生化反应　需氧或兼性厌氧。营养要求较高,在含有葡萄糖、血清或血液、腹水的培养基中才能生长。在血琼脂平板上经 18~24 小时培养,可形成灰白色的小菌落,不同菌株有不同的溶血现象。能分解葡萄糖产酸不产气,触酶试验阴性。

3. 分类　根据链球菌在血琼脂培养基上的溶血性可分为:①甲型(α)溶血性链球菌:又称草绿色链球菌,菌落周围有草绿色溶血环。此菌为人类呼吸道正常菌群,致病力较弱,为条件致病菌。可引起亚急性细菌性心内膜炎。②乙型(β)溶血性链球菌:菌落周围形成完全透明、较宽的无色溶血环,故又称为溶血性链球菌。此菌致病力强,常引起人和动物多种疾病。③丙型(γ)链球菌:又称不溶血性链球菌,菌落周围无溶血环,曾存在于乳类和粪便中,一般无致病力,偶尔引起疾病。

此外,还可根据链球菌细胞壁多糖成分(C 抗原)的不同可将其分为 A、B、C……等 20 个血清群。对人致病的链球菌 90% 属 A 群。

(二) 致病性

对人致病的链球菌 90% 属 A 群,感染后可产生多种毒素和侵袭性酶(如透明质酸酶、链激酶、链道酶等),所致的疾病主要有:

1. 急性化脓性炎症　经皮肤伤口感染,可引起丹毒、蜂窝组织炎、痈等。化脓病灶与周围组织界限不清,脓汁稀薄、带血色。此外,细菌还可沿淋巴管扩散,引起淋巴管炎及淋巴结炎。经呼吸道感染引起咽喉炎、扁桃体炎、鼻窦炎等。当机体抵抗力低下时细菌易侵入血流引起败血症。

2. 猩红热　是急性呼吸道传染病。临床特征为发热、咽峡炎、全身弥漫性鲜红色皮疹,疹退后会有明显的脱屑。少数患者出现心肾损害。

3. 链球菌感染后引起的超敏反应性疾病　某些 A 群链球菌急性感染 2~3 周后,可发生风湿热、急性肾小球肾炎等超敏反应性疾病。

其他群链球菌在一定条件下也可致病,如甲型溶血性链球菌可引起亚急性细菌性心内膜炎;B 群链球菌可致新生儿败血症、脑膜炎;变异链球菌与龋齿关系密切。

三、肺炎链球菌

肺炎链球菌,俗称肺炎球菌。常寄居于正常人鼻咽腔中,多数不致病,仅少数有致病力,可引起大叶性肺炎、中耳炎、鼻窦炎等。

（一）主要生物学性状

1. 形态与染色　革兰阳性球菌,菌体呈矛头状,直径约 $0.5 \sim 1.5\mu m$,常成双排列,钝端相对。无鞭毛,无芽孢。

2. 培养特性　营养要求高,须在含血液或血清的培养基上才能生长。细菌可产生自溶酶,因此,培养 48 小时后的菌落常因部分自溶使中央凹陷呈脐状;在液体培养基中呈混浊生长。

（二）致病性

肺炎链球菌的致病物质主要是荚膜。荚膜有抗吞噬作用,失去荚膜,细菌就失去致病力。临床上肺炎链球菌主要引起大叶性肺炎。该菌寄生在正常人的口腔及鼻咽腔,一般不致病,当机体免疫力下降时才致病。肺炎后可继发胸膜炎、脓胸,也可引起中耳炎、乳突炎、败血症和脑膜炎等。

四、脑膜炎奈瑟菌

脑膜炎奈瑟菌俗称脑膜炎球菌,是流行性脑脊髓膜炎(流脑)的病原体。

（一）主要生物学性状

1. 形态与染色　革兰阴性球菌,菌体呈肾型,常成双排列。在患者脑脊液涂片中,多位于中性粒细胞内。新分离的菌株有荚膜和菌毛。

2. 培养特性　本菌对营养要求较高,必须在含血液、血清、腹水、卵黄和肝浸液等的培养基中生长。专性需氧,初次分离时需要环境中有 $5\% \sim 10\%$ 的 CO_2。

（二）致病性

脑膜炎奈瑟菌的致病物质主要是内毒素,菌毛、荚膜可增强侵袭力。

人是本菌的唯一易感者。细菌主要通过飞沫传播,带菌者为重要的传染源。6 个月~2 岁儿童因免疫力弱,是易感人群,发病率较高。当病原菌侵入鼻咽腔后,免疫力强者无症状或仅有轻微的呼吸道炎症而引起咽喉疼痛。免疫力低下者,细菌可侵入血流引起菌血症或败血症,患者表现为恶寒、高热、恶心、呕吐,皮肤或黏膜出现出血点或出血斑。细菌突破血-脑脊液屏障侵犯脑脊髓膜,引起化脓性炎症,即流行性脑脊髓膜炎,患者表现为剧烈头痛、喷射状呕吐、颈项强直等脑膜刺激症状。严重者有微循环障碍、弥散性血管内凝血(DIC)、肾上腺出血,甚至中毒性休克,预后不良。

五、淋病奈瑟菌

淋病奈瑟菌俗称淋球菌,是淋病的病原体。淋病是目前国内发病率最高的性传播疾病。

（一）主要生物学性状

1. 形态与染色　淋球菌的形态染色似脑膜炎奈瑟菌。急性淋病患者的细菌大多位于中性粒细胞内,而慢性患者则多在细胞外。无鞭毛、无芽孢、有菌毛,部分菌株有荚膜。

2. 培养特性　需氧,初次分离时需供给 $5\% \sim 10\%\ CO_2$;营养要求高,常用巧克力色血液琼脂培养基。

（二）致病性

人是淋球菌唯一的宿主,主要通过性接触传播,患者分泌物污染的衣物、毛巾、浴盆等亦有传染性。致病物质主要为菌毛、内毒素等。

男性感染淋球菌可发生尿道炎、前列腺炎及附睾炎,排出的尿液带有黄色而黏稠的脓汁并伴有尿痛症状。女性感染可引起阴道炎、子宫颈炎,排出黏液性、脓性分泌物,以后可发展为盆腔炎,导致不育症。当母体患有淋病时,胎儿可通过产道感染而发生淋病性眼结膜炎,俗称为脓漏眼。

六、铜绿假单胞菌

铜绿假单胞菌俗称绿脓杆菌,广泛分布于自然界及正常人皮肤、肠道、呼吸道,是一种常见的条件致病菌,也是医院内感染的重要病原菌之一。由于能产生蓝绿色水溶性色素,感染时脓汁呈蓝绿色,故得名。

(一) 主要生物学性状

1. 形态与染色　铜绿假单胞菌为革兰阴性小杆菌,常单个、成对或短链状排列。单端有 1~3 根鞭毛,运动活泼,有菌毛,无芽孢。

2. 培养特性　本菌专性需氧。在普通培养基上生长良好。本菌能产生带荧光的水溶性色素,使培养基被染成蓝绿色或黄绿色。在血琼脂平板上,菌落周围形成透明溶血环。在液体培养基表面形成菌膜,培养基澄清或微混浊,菌液上层呈蓝绿色。

(二) 致病性

铜绿假单胞菌是人体正常菌群,在长期应用激素等免疫抑制剂、化疗、放疗等导致患者免疫功能低下,以及手术后或气管切开、保留导尿管等治疗操作后易引起局部化脓性炎症和全身感染,如呼吸道感染、心内膜炎、尿路感染、创面感染、婴幼儿腹泻、败血症等。常采用喹诺酮类及氨基糖苷类抗生素联合治疗严重感染。

为防止医院内感染的发生,对烧伤病房、手术器械、敷料等应严格消毒管理,严格执行无菌操作,避免医务人员与患者之间的交叉感染。

七、大肠埃希菌

大肠埃希菌又称大肠杆菌,多为人和动物肠道内的正常菌群,随粪便排出体外。本菌在药品生产的各个环节可直接或间接污染药品,因此,被列为重要的卫生指示菌,是口服药品的常规必检项目之一。药品中若检出大肠杆菌,表明该样品已受到粪便污染。

(一) 主要生物学性状

1. 形态与染色　革兰阴性短小杆菌,多数菌株有周鞭毛,致病菌株有菌毛。

2. 培养特性与生化反应　营养要求不高,普通培养基中生长良好,形成直径 2~3mm 灰白色的菌落。生化反应活跃,能分解多种糖类,产酸产气;典型大肠埃希菌的 IMViC 结果为" + + − − "。

(二) 致病性

大多数大肠埃希菌在肠道内不致病,但如果移至肠外组织或器官时,可引起以化脓性感染为主的肠外感染。泌尿系统感染多见,常见有尿道炎、膀胱炎、肾盂肾炎。大肠杆菌的某些血清型菌株具有致病性,称为致病性大肠杆菌,可引起婴幼儿或成人腹泻等肠道感染。

八、沙门菌属

沙门菌属是一群寄生在人类和动物肠道中、生化反应和抗原结构相似的革兰阴性杆菌,其中少数可对人致病,如伤寒沙门菌、副伤寒沙门菌可引起肠热症;还有一些菌型可引起食物中毒。

（一）生物学性状

1. 形态与染色　革兰阴性杆菌,大多有周鞭毛,无芽孢,一般无荚膜,多数有菌毛。

2. 培养特性　营养要求不高,在肠道鉴别培养基上因不分解乳糖形成与志贺菌菌落相似的无色菌落,易与大肠埃希菌有色菌落区别。

（二）致病性

沙门菌有较强内毒素和一定侵袭力,个别菌株可产生肠毒素。所致疾病主要有:

1. 伤寒与副伤寒　包括伤寒沙门菌引起的伤寒,以及甲型副伤寒沙门菌、肖氏沙门菌、希氏沙门菌引起的副伤寒。伤寒和副伤寒的致病机制和临床症状基本相似,副伤寒的病情较轻,病程较短。伤寒沙门菌随食物进入消化道,若未被胃酸杀死则抵达小肠上部,通过菌毛吸附于小肠黏膜表面而后穿入黏膜上皮细胞或组织间隙,到达肠壁固有层集合淋巴结内。沙门菌是胞内寄生菌,被巨噬细胞吞噬后在细胞内繁殖,部分细菌通过淋巴液到达肠系膜淋巴结大量繁殖后,经胸导管进入血流引起第一次菌血症。患者出现发热、不适、全身疼痛等前驱症状。细菌随血流进入肝、脾、肾、胆囊等器官并在其中繁殖后,在病程的2~3周再次入血造成第二次菌血症。患者全身中毒症状明显,持续高热,出现相对缓脉,肝脾肿大,皮肤出现玫瑰疹,外周血白细胞明显下降。这一阶段,胆囊中细菌通过胆汁进入肠道,一部分随粪便排出体外,另一部分再次侵入肠壁淋巴组织,使已致敏的组织发生超敏反应,导致局部坏死和溃疡,严重时可发生肠出血或肠穿孔。肾脏中的病菌可随尿排出。若无并发症,自第3周后病情开始好转。

2. 急性胃肠炎（食物中毒）　是最常见的沙门菌感染,多为集体食物中毒,因食入被鼠伤寒沙门菌、猪霍乱沙门菌、肠炎沙门菌污染的食物引起。一般2~4天可自愈。

3. 败血症　多见于儿童或免疫功能低下的成人。以猪霍乱沙门菌、希氏沙门菌、鼠伤寒沙门菌、肠炎沙门菌等常见。症状严重,可出现高热、寒战、贫血等症,常伴脑膜炎、骨髓炎、心内膜炎、胆囊炎等,血培养常阳性。

九、志贺菌属

志贺菌是人类细菌性痢疾最常见的病原菌,俗称痢疾杆菌。细菌性痢疾是一种常见病,全世界每年发病患者数超过2亿,其中约65万患者死亡。

（一）主要生物学性状

1. 形态与染色　革兰阴性杆菌,无芽孢、无荚膜、无鞭毛,多数有菌毛。

2. 培养特性与生化反应　营养要求不高。在肠道选择培养基上形成无色半透明菌落。分解葡萄糖产酸不产气,除宋内志贺菌迟缓发酵乳糖外,均不发酵乳糖。

（二）致病性

细菌性痢疾（菌痢）是最常见的肠道传染病,一年四季均有发生,夏秋季发生较多。传染源是患者和带菌者,经消化道感染。人对志贺菌普遍易感。常见的志贺菌感染有三种类型:

1. 急性菌痢　起病急,主要有腹痛、腹泻、里急后重、黏液脓血便等典型菌痢临床表现,可伴有畏寒、发热。及时治疗,预后良好。

2. 中毒性菌痢　多见于小儿。发病急骤,突然出现高热（≥40℃）、惊厥、昏迷,病情凶险,病死率高。患儿一般体质较好,对志贺菌内毒素特别敏感,内毒素迅速吸收入血,引起严重的全身中毒症状,一般无明显消化道症状。各型志贺菌都可引起。

3. 慢性菌痢　病程迁延超过两个月。通常因起病时症状不典型误治、漏治,或急性菌痢治疗不彻底所致。

十、破伤风梭菌

破伤风梭菌是破伤风的病原菌,广泛分布于自然界,常以芽孢形式在土壤中存活数年甚至数十年。本菌经伤口感染,引起破伤风。以根茎类植物为原料的药品常可受到本菌污染,外用药特别是用于深部组织的药品若被破伤风杆菌污染,可导致患者发生以肌肉痉挛性收缩为主要症状的破伤风。因此,用于深部组织、创伤、溃疡面的外用制剂不得检出破伤风杆菌。

(一) 主要生物学性状

1. 形态与染色　本菌为革兰阳性细长杆菌,大小为 $(0.3 \sim 0.5) \mu m \times (2 \sim 5) \mu m$。芽孢呈正圆形,位于菌体顶端,直径大于菌体宽度,使细菌呈鼓槌状,为破伤风梭菌典型特征。有周鞭毛,无荚膜。

2. 分离培养　本菌为专性厌氧菌。在普通琼脂平板上可形成中心紧密、周边疏松似羽毛状的菌落;在葡萄糖庖肉培养基中生长,可使肉渣变黑,并有特殊臭味。

(二) 致病性

破伤风梭菌可由伤口侵入机体,若创口形成厌氧微环境,芽孢菌可在伤口局部发芽繁殖,产生破伤风痉挛毒素而致病。破伤风痉挛毒素是一种毒性强烈的神经毒素,可由末梢神经沿轴索从神经纤维的间隙逆行至脊髓前角,上行至脑干;也可通过淋巴液和血液到达中枢神经系统,阻止抑制性触突释放抑制性神经递质,破坏正常抑制性神经元的抑制调节作用,使骨骼肌出现强烈痉挛,导致破伤风病的发生。

本菌侵入组织细胞生长,必须有适宜的厌氧环境,伤口形成厌氧条件,即伤口窄而深;混有泥土、异物;坏死组织较多、局部组织缺血,或同时伴有需氧菌混合感染都可造成破伤风梭菌感染。

破伤风的潜伏期为数天至数周,发病的迟早与感染部位至中枢神经系统的距离有关。典型的体征是咀嚼肌痉挛所造成的牙关紧闭、苦笑面容,颈项强直,躯干及四肢肌肉痉挛致角弓反张,最终可因呼吸肌痉挛而窒息死亡。该病治疗效果差,死亡率很高。

十一、结核分枝杆菌

结核分枝杆菌俗称结核杆菌,是引起结核病的病原菌。目前,结核病至今仍是世界范围内危害最为严重的传染病之一,我国每年约有 25 万人死于结核病,为各类传染病之首。

(一) 主要生物学性状

1. 形态与染色　菌体细长略弯曲,呈分枝状。无荚膜、鞭毛和芽孢。用齐-尼抗酸染色法染色呈红色。

2. 分离培养　结核分枝杆菌为专性需氧菌,最适生长 pH 为 $6.5 \sim 6.8$,营养要求较高,生长缓慢,18 小时左右繁殖一代。分离培养常用罗氏固体培养基,接种后需培养 $3 \sim 4$ 周出现肉眼可见的菌落,典型的菌落表面干燥呈颗粒状,不透明,乳白色或淡黄色,如菜花样。液体培养基内生长呈菌膜。

3. 抵抗力 结核分枝杆菌对理化因素的抵抗力较一般无芽孢致病菌强。耐干燥，在干燥痰中的细菌可存活数周，附着在空气尘埃上的细菌可保持传染性 8~10 天；耐酸、碱，故常用 6% H_2SO_4 或 4% NaOH 处理有杂菌的标本；对 1:13 000 孔雀绿或 1:75 000 结晶紫有抵抗力，若在培养基中加入上述染料可抑制杂菌生长；对湿热、紫外线及乙醇抵抗力较弱，加热 60℃ 30 分钟、日光照射 2~7 小时或在 75% 乙醇中作用数分钟均可被杀死。

（二）致病性

结核分枝杆菌不产生毒素，也无侵袭性酶类。其致病性与菌体成分有关。传染源主要是排菌的肺结核病患者。结核分枝杆菌通过呼吸道、消化道和受损伤的皮肤等途径侵入易感机体，引起多种组织器官的结核病，临床上以肺结核最为常见。由于感染结核分枝杆菌的毒力、数量、机体免疫状态不同，肺结核有原发感染和原发后感染两种类型。

1. 原发感染 多发生于儿童，为初次感染。结核分枝杆菌通过飞沫、尘埃等经呼吸道进入肺泡，被吞噬细胞吞噬后，由于细菌胞壁的硫酸脑苷脂抑制吞噬体与溶酶体结合，使其不能发挥杀菌溶菌作用，致使结核分枝杆菌在细胞内大量生长繁殖，最终导致细胞死亡崩解，释放出的结核分枝杆菌或在细胞外繁殖侵害，或被另一巨噬细胞吞噬再重复上述过程，如此反复引起渗出性炎症病灶，称为原发灶。感染 3~6 周后，机体产生特异性细胞免疫，同时可出现迟发型超敏反应。

2. 原发后感染 多发生于成年人，为再次感染。由于机体已有特异性细胞免疫，故继发感染的特点是病灶多局限，一般不累及邻近的淋巴结。被纤维素包围的干酪样坏死可钙化而痊愈。若干酪样坏死液化，病灶可破入支气管、气管，并释放大量结核分枝杆菌至痰中，传染性强。

此外，部分患者体内的结核分枝杆菌可进入血液循环引起肺外播散，如脑、肾结核；痰菌被咽入消化道也可引起肠结核、结核性腹膜炎等。

十二、其他常见病原性细菌

病原性细菌的种类很多，表 5-3 是列举的一些其他常见病原性细菌。

表 5-3 其他常见病原性细菌

菌名	形态结构与染色	所致疾病
幽门螺杆菌	革兰阴性菌，菌体弯曲呈螺旋状、U 状 S 状，一端有 2~6 根鞭毛，运动活泼	与胃炎、胃、十二指肠溃疡、胃癌关系密切
霍乱弧菌	革兰阴性弧菌，有菌毛，菌体一端有一根单鞭毛，细菌运动非常活泼，呈穿梭或流星样	霍乱
白喉棒状杆菌	革兰阳性杆菌，菌体细长，一端或两端膨大呈棒状，美蓝染色可见异染颗粒	白喉
百日咳鲍特菌	革兰阴性小杆菌，有菌毛、荚膜	百日咳
炭疽芽孢杆菌	革兰阳性粗大杆菌，有氧条件下在菌体中央形成椭圆形芽孢	炭疽病

续表

菌名	形态结构与染色	所致疾病
产气荚膜梭菌	革兰阳性粗大杆菌,在菌体次极端有椭圆形、直径小于菌体的芽孢	气性坏疽、食物中毒、坏死性肠炎
肉毒梭菌	革兰阳性粗短杆菌,在菌体次极端有椭圆形、直径大于菌体的芽孢,细胞呈网球拍状,有鞭毛	食物中毒、创伤感染中毒

点 滴 积 累

病原菌	染色性	所致疾病
金黄色葡萄球菌	G⁺	皮肤化脓性感染、内脏器官感染、全身性感染、食物中毒和假膜性肠炎。
乙型溶血性链球菌	G⁺	急性化脓性炎症、猩红热、风湿热、肾小球肾炎
肺炎链球菌	G⁺	主要引起大叶性肺炎
脑膜炎奈瑟菌	G⁻	主要引起流行性脑脊髓膜炎
淋病奈瑟菌	G⁻	淋病
铜绿假单胞菌	G⁻	局部化脓性炎症和全身感染
大肠埃希菌	G⁻	肠道感染(肠炎)和肠外感染(常见是泌尿道感染)
沙门菌	G⁻	伤寒与副伤寒、败血症、急性胃肠炎
志贺菌	G⁻	急性菌痢、中毒性菌痢和慢性菌痢
破伤风梭菌	G⁺	破伤风
结核分枝杆菌	抗酸染色阳性	最常见是肺感染即肺结核,肺外感染包括骨结核、关节结核、肠结核、肾结核、皮肤结核、脑结核等。

注:G^+:革兰阳性;G^-:革兰阴性

第三节　常见真菌

绝大多数真菌对人类是有益的,广泛地应用于食品、酿造、医药等方面,具有极大的价值。如灵芝、茯苓、猴头菇、冬虫夏草等真菌具有药用价值,被用于治疗疾病;酵母菌被用于酿酒和食品焙制;青霉菌、头孢霉菌被用来生产青霉素、头孢霉素。

少数真菌对人类的生活和健康产生了很大的危害,如腐生性真菌可污染药物原料、制剂、工农业原料及产品、食品、药品等,导致腐败变质;病原性真菌可引起人类疾病,如常见的皮肤癣病;有的真菌还可产生真菌毒素,引起真菌中毒,对人体健康造成危害。临床上根据真菌侵犯人体组织和器官的不同,将其分为浅部感染真菌和深部感染真菌。

一、浅部感染真菌

浅部感染真菌包括皮肤感染真菌和皮下组织感染真菌。皮肤感染真菌是指寄生或腐生于表皮角质层、毛发、甲板等浅表部位的真菌,是引起各种癣的病原体。分为皮肤癣菌和角层癣菌两大类,一般不侵犯皮下和内脏等深部组织,不引起全身感染。皮下组织感染真菌是引起皮下组织感染的真菌,主要有孢子丝菌和着色真菌两类,一般由创伤部位感染皮下局部,但也可扩散到周围组织。

（一）皮肤感染真菌

1. 皮肤癣菌　皮肤癣菌是一类亲角质的真菌,是引起皮肤癣菌病的病原体。皮肤癣菌分为三个菌属,即毛癣菌属、小孢子菌属和表皮癣菌属。目前已知的皮肤癣菌大约有四十余种,十余种较常见,红毛癣菌和和须毛癣菌是最常见的,占80%以上。皮肤癣菌对营养要求不高,常用沙保培养基培养,适宜温度为28~30℃,喜湿,需氧,对酸碱度不太敏感,低pH环境生长形态学特征更明显。皮肤癣菌菌落为丝状菌落,但形态色泽各异。

毛癣菌属二十余种中有13种对人有致病作用,菌落可呈颗粒状、粉末状、绒毛状或羊毛状等,颜色可为红、黄、棕、白等色。显微镜下菌丝分隔、透明,可见细长呈棒状薄壁的大分生孢子和呈单细胞、圆形、梨形或棒状、孤立或群生呈葡萄状的小分生孢子。

小孢子菌属目前已知15个种,多数是致病菌。菌落有绒毛状、粉末状等,颜色也有灰、橘红、棕黄色等颜色。显微镜下可见分隔菌丝,以及单细胞、卵圆形到棒形不等的孤立小分生孢子和呈梭形、厚壁有脊状突起的大分生孢子。

表皮癣菌属主要是絮状表皮癣菌有致病性。菌落开始如蜡状逐渐变为羊毛状,呈绿色。显微镜下可见丰富的椭圆形壁薄的大分生孢子,成熟菌落中可见很多厚膜孢子,菌丝少。

皮肤癣菌能分泌多种蛋白酶、脂酶和核酸酶等,角蛋白酶有助于真菌分解利用角蛋白从而侵犯角层、指（趾）甲、毛发等部位。病变主要是由真菌的增殖及其代谢产物刺激宿主引起的反应。三种癣菌均可侵犯皮肤,引起手癣、足癣、股癣、体癣等。毛癣菌和表皮癣菌可侵犯指（趾）甲,引起甲癣（俗称灰指甲）。目前我国从患者分离出的皮肤癣菌50%以上为红毛癣菌,80%~90%慢性皮肤癣菌感染由红毛癣菌引起。

2. 角层癣菌　角层癣菌是指寄生于表皮角质或毛干表面,主要侵犯皮肤或毛干浅表的一些真菌,主要有糠秕马拉色菌和白吉利毛孢子菌等。糠秕马拉色菌是一种嗜脂性酵母样真菌,可侵犯颈、胸、腹、背等部位角质层,发生黄褐色的汗斑（原称花斑癣）,另外此菌可能与脂溢性皮炎有关。白吉利毛孢子菌可引起毛干感染,在毛发周围形成白色小结节。

（二）皮下感染真菌

引起皮下组织感染的真菌主要包括孢子丝菌和着色真菌两类。

1. 孢子丝菌　孢子丝菌属于腐生真菌,广泛存在于土壤、木材和植物等表面,引起致病的是申克孢子丝菌。此菌为双相真菌,组织内为酵母型,沙保培养基上为菌丝型。可因伤口接触被申克孢子丝菌污染的柴草、土壤等而引起感染,从而发生皮肤、皮下组织以及附近淋巴管的慢性炎症,典型损害是沿淋巴管发生呈串状分布的结节。申克孢子丝菌也可经呼吸道或消化道感染,经血道播散其他器官引起深部感染。

2. 着色真菌　着色真菌是引起病损皮肤颜色改变的真菌的总称,是一组菌丝和（或）孢子的壁具有黑色素样颜色的真菌,又称暗色真菌,引起的疾病称为着色真菌病。这组真菌属于有丝分裂孢子真菌,分生孢子的发生方式是主要的形态学鉴别依据。着色真菌广泛存在于土壤、腐木（草）和一些植物中。在我国引起着色真菌病主要是卡氏枝孢霉,其次为裴氏着色真菌和疣状瓶霉。着色真菌分生孢子形态有树枝型（如卡氏枝孢霉）、花瓶型（如疣状瓶霉）和剑顶型，裴氏着色真菌分生孢子三型均有。着色真菌一般经外伤侵入人体，感染多发生于皮肤暴露部位，以四肢多见。早期皮肤感染处为小丘疹，向四周扩散后逐渐形成结节如疣状，呈红色或黑色，随病情进展，旧病灶结痂后，新病灶又在周围形成，日久瘢痕广泛，甚至可发生肢体象皮肿。

二、深部感染真菌

深部感染真菌是指可侵犯人体深部组织和内脏以及引起全身感染的真菌，常能造成机体坏死、化脓、肉芽肿等慢性肉芽肿病变。下面主要介绍假丝酵母菌和新生隐球菌。

（一）假丝酵母菌

亦称念珠菌，是最常见的一类条件致病真菌，目前发现有 200 多种，其中 10% 可引起人类感染。引起人类假丝酵母菌病主要是白假丝酵母菌，占 80%~90%，其次为热带假丝酵母菌。

假丝酵母菌的主要特征是菌体细胞呈圆形或椭圆形，革兰染色阳性，但着色常常不均匀。以出芽方式繁殖，可形成假菌丝；在玉米粉琼脂培养基中可产生厚膜孢子。

白假丝酵母菌侵犯人体许多部位，可引起：①皮肤念珠菌病，好发于皮肤皱褶处（腋窝、腹股沟、乳房下、肛门周围及甲沟、指间），皮肤潮红、潮湿、发亮，有时盖上一层白色或呈破裂状物，病变周围有小水泡；②黏膜念珠菌病，以鹅口疮、口角炎、阴道炎最多见；③内脏及中枢神经念珠菌病，由黏膜皮肤等处病菌播散引起，主要有肺炎、脑膜炎、脑炎等，偶尔也可发生败血症。

（二）新生隐球菌

隐球菌属中最常见的致病菌是新生隐球菌，可感染人导致隐球菌病。

新生隐球菌圆形或卵圆形，菌体外周有一层较厚的胶质样荚膜。在沙保培养基和血琼脂培养基上，于 25℃ 和 37℃ 均能生长，形成酵母型菌落，表面黏稠，初为乳白色，后转变成橘黄色。

新生隐球菌广泛分布于自然界，鸽粪中有大量菌体存在。经呼吸道侵入人体，由肺经血道播散时可侵犯所有脏器组织，尤其易侵袭中枢神经系统，导致亚急性或慢性脑膜炎。本菌易感染细胞免疫功能低下者，如 AIDS、恶性肿瘤、糖尿病患者等。药物治疗主要为两性霉素 B 与 5-氟胞嘧啶，或其他抗真菌药物联合治疗（表5-4）。

表5-4 其他几种常见的深部感染真菌

深部感染真菌常见种类	主要生物学特点	侵害部位	主要疾病
毛霉	只有无隔菌丝，菌丝分支呈直角产生孢子囊，囊内充满孢子囊孢子，沙保培养基上丝状菌落	主要经鼻腔和呼吸道侵入人体，累及脑、肺胃肠道多个器官，可引起动脉内膜损伤	毛霉病
烟曲霉	分生孢子头呈圆柱形，分生孢子梗无色或绿色无闭囊壳，37℃ 生长，菌落呈蓝绿色或烟绿色	条件致病菌，可侵犯肺、肾、其他器官	肺曲霉病

续表

深部感染真菌常见种类	主要生物学特点	侵害部位	主要疾病
卡氏肺孢菌	有包囊(感染型)和滋养体(繁殖型)两种形态,吉姆萨染色胞质呈蓝色	肺(肺间质上皮细胞)	卡氏肺孢菌肺炎(多见于艾滋病患者)

点 滴 积 累

1. 绝大多数真菌是有益无害的,但少数真菌可感染人体,危及人类健康。

2. 浅部感染真菌主要侵犯机体皮肤、毛发和指(趾)甲,寄生和腐生于表皮、毛发和甲板的角质组织中,是癣病的病原体。

3. 深部感染真菌是指可侵犯人体深部组织和内脏以及引起全身感染的真菌,常见种类主要有假丝酵母菌和新生隐球菌。

第四节 常 见 病 毒

一、流行性感冒病毒

流行性感冒病毒简称流感病毒,分甲、乙、丙三型,可引起人类和动物的流行性感冒,简称流感。其中甲型流感病毒引起人类流感反复流行,并且可引起世界性大流行。

(一) 生物学特性

1. **形态与结构** 病毒多呈球形,直径约 80~120nm。从患者体内初次分离时常呈丝状,有时可长达 2~4μm。流感病毒核酸为分节段的单股负链 RNA,由核心和衣壳组成的核衣壳呈螺旋对称,外有包膜,表面有刺突(图5-1)。

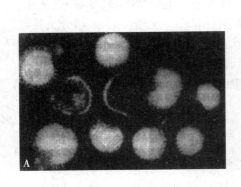
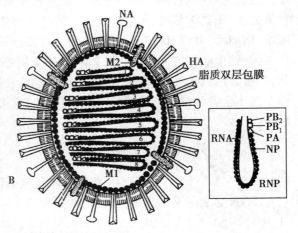

图5-1 流行性感冒病毒的结构模式图
A. 流感病毒扫描电镜照片 B. 流感病毒模拟图

(1)核心:由病毒核酸、核蛋白和 RNA 多聚酶组成。病毒核酸由 7~8 个节段组成,这一结构特点使流感病毒在复制过程中容易发生基因重组,使病毒遗传特性出现变异,导致新的病毒株出现。

(2)包膜:分为两层,内层为基质蛋白,具有保护核心及维持病毒外形的作用;外层为脂质双层,来源于宿主细胞膜。包膜上镶嵌有两种刺突,一种呈柱状的称为血凝素(HA),与病毒吸附和穿入宿主细胞有关;另一种呈蘑菇状的称为神经氨酸酶(NA),有利于成熟病毒的释放和扩散。HA 和 NA 抗原性不稳定,容易发生变异。

 课 堂 活 动

分析:①流感病毒对人类健康威胁巨大的原因;②当新的流感病毒亚型出现时,人类应该如何应对。

2. 分型与变异

(1)分型:根据核蛋白和基质蛋白抗原性的不同,可将流感病毒分为甲、乙、丙三型。甲型又可根据 HA 和 NA 抗原性的不同,分为若干亚型。目前甲型流感病毒中已鉴定出 15 个 HA 亚型(H1~H15),9 个 NA 亚型(N1~N9),近一个世纪,在人间流行的只有 H1、H2、H3 和 N1、N2 几个亚型。乙型、丙型流感病毒至今尚未发现亚型。

(2)变异:流感病毒的 HA 和 NA 容易发生变异,尤其是 HA 变得更快。变异幅度的大小,直接影响到流感流行的规模。流感病毒抗原变异有两种形式:①抗原漂移:其变异幅度小,属量变,引起局部中、小型流行;②抗原转换:变异幅度大,属质变,导致新亚型的出现,此时人群普遍缺乏对它的免疫力,往往引起较大规模的流行,甚至世界性流行。

3. 培养特性　目前最常用的分离培养流感病毒的方法是鸡胚培养,细胞培养可选用原代猴肾细胞(PMK)或狗肾传代细胞(MDCK)。人流感病毒可感染多种动物,但最易感的动物是雪貂。

(二)致病性与免疫性

流感为呼吸道传染病,传染源主要为急性期患者和隐性感染者。病毒通过飞沫或污染的手、用具等传播,传染性极强。流感发病急,呼吸道卡他症状明显,如鼻塞、流涕、咳嗽、咽痛等,并伴有畏寒、发热、头痛、肌肉酸痛等全身表现。发热可达 38~40℃,持续 1~3 天,整个病程约一星期。流感病毒感染后临床症状轻重不一,约 50% 感染者无症状,严重者可致病毒性肺炎。机体抵抗力较差的年老体弱者、婴幼儿、免疫力低下者、心肺功能不全者常继发细菌感染,使病程延长,症状加重,严重者可危及生命。

知 识 链 接

甲型流感和高致病性禽流感

2009 年 3 月从墨西哥暴发的流感,即为甲型 H1N1 流感病毒所致。截至 2010 年 1 月 10 日全球已经造成至少 13 554 人死亡。病毒主要通过飞沫或气溶胶经呼吸道传播,也可通过口腔、鼻腔、眼睛等处黏膜直接或间接接触传播。人类感染甲型 H1N1 流感的最初症状类似普通流感,但体温突然超过 39℃,肌肉酸痛感明显增强,伴随有眩晕、头疼、腹泻、呕吐等症状,可并发肺炎等,少数病例病情进展迅速,出现呼吸衰竭、多器官功能不全而死亡。

　　高致病性禽流感是由 H5N1 亚型流感病毒引起的,其发病率和死亡率都很高,危害巨大。如 2003 年,中国香港确诊 2 例 H5N1 病毒感染患者并死亡;2004 年先后在越南、泰国、印度尼西亚、柬埔寨、中国等数 10 个国家和地区相继发现 H5N1 病毒感染者,并致多人死亡。2013 年初在中国长江三角地区出现 H7N9 禽流感病毒感染人病例。

　　人类对流感病毒普遍易感,感染后可获得对同型病毒的免疫力,一般维持 1~2 年。

　　流感病毒传染性强、传播速度快,流感流行期间避免人群聚集,避免与流感患者近距离接触,必要时佩戴口罩。公共场所可用乳酸熏蒸进行空气消毒。接种与当前流行株抗原型别相同的流感病毒疫苗是预防流感最有效的方法。

　　流感尚无特效疗法,主要是对症治疗和预防继发细菌感染。金刚烷类(金刚烷胺和金刚乙胺)以及流感病毒神经氨酸酶抑制剂类(奥司他韦和扎那米韦)是目前防治流感的常用药物。此外,干扰素与中草药在治疗流感方面也有一定疗效。实验与临床研究报道,贯众、山腊梅、满山香、连翘、黄芪、黄芩等中草药和桑菊饮、银翘散、玉屏风散等方剂对流感均有防治作用。

二、肝炎病毒

　　肝炎病毒(hepatitis viruses,HV)是指以侵害肝脏为主,引起病毒性肝炎的一组病原体。病毒性肝炎传染性强、发病率高、流行范围广,是危害人类健康的严重疾病之一。目前认为肝炎病毒主要有 5 种型别,包括甲型肝炎病毒、乙型肝炎病毒、丙型肝炎病毒、丁型肝炎病毒及戊型肝炎病毒。我国病毒性肝炎的发病人数居法定管理传染病的第一位,其中乙型肝炎病毒感染者达 1.2 亿。

(一) 乙型肝炎病毒

　　乙型肝炎病毒(HBV)是乙型肝炎(简称乙肝)的病原体。

　　1. 生物学性状

　　(1)形态结构:通过电子显微镜观察,在乙肝患者血清中可存在三种形态的 HBV 相关颗粒(图 5-2):

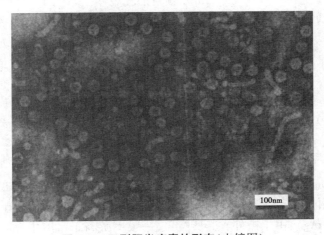

100nm

图 5-2　乙型肝炎病毒的形态(电镜图)

1)大球形颗粒:亦称 Dane 颗粒,是有感染性的完整 HBV 颗粒。病毒呈球形,直径为 42nm,具有双层衣壳(图 5-3)。外衣壳相当于病毒的包膜,其上含有 HBV 表面抗原(HBsAg);内衣壳相当于病毒的衣壳,其上含有 HBV 的核心抗原(HBcAg),用酶或去垢剂作用后,可暴露出 e 抗原(HBeAg)。病毒核心含病毒双股未闭合的环状 DNA 分子、DNA 多聚酶等。

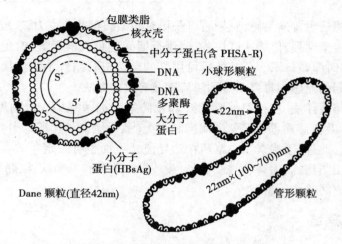

图 5-3 乙型肝炎病毒的结构模式图

2)小球形颗粒:直径为 22nm,为一种中空颗粒。是病毒在肝细胞内复制过程中产生过剩的衣壳蛋白装配而成,不含病毒 DNA 分子,故无感染性。小形球颗粒主要成分为 HBsAg,大量存在于 HBV 感染后的血液中。

3)管型颗粒:直径约 22nm,长度可在 100~500nm。由小球形颗粒聚合而成,成分与小球形颗粒相同。

 知 识 链 接

Dane 颗粒的发现

血清传播的黄疸型肝炎的记载始于 1885 年,德国医生 Lurman 报道了不莱梅造船厂因预防天花在 1289 名工人中采用淋巴液预防接种而引起黄疸流行的情况。随后不断有类似报道出现。直至 1965 年,诺贝尔奖获得者美国国立卫生研究院的 Baruch Blumberg 从一名澳大利亚土著血液中检出了一种属于病原体特有的抗原成分——澳大利亚抗原(现称为肝炎病毒表面抗原),才最终确定血清传播的黄疸型肝炎的病原体为病毒。1970 年,伦敦米德赛克斯医院 D. S. Dane 及其同事终于在电镜下找到了期待已久的肝炎病毒颗粒,按发现者的名字,此颗粒被称为 Dane 颗粒。

(2)抗原组成:①表面抗原(HBsAg):血液中检出 HBsAg 是 HBV 感染的标志。HBsAg 可刺激机体产生抗体(抗-HBs),是抗 HBV 的中和抗体,具有免疫保护作用。②核心抗原(HBcAg):由于被外衣壳所覆盖,一般不游离于血液中,故不易从患者血液中检出。但 HBcAg 抗原性强,能刺激机体产生抗体(抗-HBc),血清中查到抗-HBc 提示 HBV 正处于复制状态。③e 抗原(HBeAg):是 HBV 在肝细胞内复制过程中合成的抗原,游离存在于血液中,HBeAg 的存在可作为体内有 HBV 复制及血清具有传染性的一个指标,HBeAg 可刺激机体产生抗体(抗-Hbe),具有一定的保护作用。

HBV 抗原抗体的血清学标志与乙肝临床表现有关系,临床上常通过检测 HBV 抗原抗体系统来诊断乙肝、分析判断病情的发展与预后。ELISA 法是目前临床上最常用的方法,主要检测 HBsAg、抗-HBs、HBeAg、抗-HBe 和抗-HBc(俗称"两对半")。由于 HBV 感染的临床表现多种多样,各项检查结果也呈动态变化,临床必须对几项指标同时分析,才能进行正确判断(表5-5)。

表 5-5　HBV 抗原抗体检测结果的实际意义

HBsAg	HBeAg	抗-HBs	抗-HBe	抗-HBc	结果分析
+	−	−	−	−	HBV 感染或无症状携带者
+	+	−	−	−	急性乙肝或慢性乙肝或无症状携带者
+	+	−	−	+	急性乙肝或慢性乙肝(俗称"大三阳",传染性强)
+	−	−	+	+	急性感染趋向恢复(俗称"小三阳")
−	−	+	+	+	乙肝恢复期
−	−	+	+	−	乙肝恢复期
−	−	−	−	+	感染过 HBV
−	−	+	−	−	接种过乙肝疫苗或既往感染

(3)培养特性:黑猩猩是 HBV 的致病机制研究和疫苗效价及安全性评价的可靠动物模型。人原代肝细胞、肝癌细胞和中国地鼠卵巢细胞(CHO 细胞)等 HBV 转染细胞系主要用于抗 HBV 药物的过筛和疫苗的制备。

2. 致病性

(1)传染源:主要是乙型肝炎患者和无症状 HBV 携带者。乙型肝炎的潜伏期为30~160 天,在潜伏期、急性期或慢性活动期,患者血清均有传染性。HBV 携带者无明显临床症状,不易被察觉,故成为传染源的危害性要比患者更大。

(2)传播途径:HBV 的传染性很强,主要通过以下途径传播:①血液和血制品传播,输血、血液制品、输液、注射、针刺、拔牙、共用剃刀或牙刷等均造成传播,被污染的器械也可导致医院内传播;②垂直传播,人群中 50% 的 HBV 感染者来自母婴传播,呈明显的家族聚集倾向;③性传播及密切接触。

(3)致病性与免疫性:HBV 的致病机制迄今尚不完全清楚。大量的研究结果显示,免疫病理反应以及病毒与宿主细胞间的相互作用是肝细胞损伤的主要原因。HBV 侵入机体后,在细胞内复制的过程中产生多种抗原成分,刺激机体产生特异性体液免疫和细胞免疫。免疫反应的强弱与临床过程的轻重以及疾病的转归密切相关。

乙型肝炎的临床表现较为复杂多样,可表现为无症状病毒携带者、急性肝炎、慢性肝炎、重症肝炎等。当机体免疫反应低下或缺失时,机体既不能有效清除病毒,也不能诱发免疫病理损伤,临床表现为慢性持续性肝炎。部分慢性肝炎转为肝硬化。病毒还可引起机体产生免疫病理损伤如肾小球肾炎、关节炎等肝外损害。慢性 HBV 感染与原发性肝癌密切相关,流行病学调查显示 HBsAg 携带者发生肝癌的危险性比非携带者高200 多倍。

接种乙型肝炎疫苗是最有效的预防方法。目前常用的疫苗为乙型肝炎基因工程(酵母重组 HBsAg)疫苗。高效价抗-HBs 的人血清免疫球蛋白(HBIG)可用于乙型肝炎的紧急预防。

乙型肝炎的治疗目前尚无特效疗法,一般认为广谱抗病毒药物、调节机体免疫功能及护肝药物联合应用较好。干扰素、拉米夫定、贺普丁、利巴韦林、单磷酸阿糖腺苷及清热解毒中草药等都有一定疗效。

(二)其他几型肝炎病毒

目前认为肝炎病毒主要有 5 种型别,除了乙型肝炎病毒外,甲型肝炎病毒(HAV)、丙型肝炎病毒(HCV)、丁型肝炎病毒(HDV)及戊型肝炎病毒(HEV)较为常见(表5-6)。

表5-6 其他几型肝炎病毒

生物学性状	HAV	HCV	HDV	HEV
形态结构	球形	球形	有包膜球形	球形
核酸类型	RNA	RNA	RNA	RNA
抗原	HAVAg	HCVAg、HBsAg	HDVAg	HEVAg
传播途径	粪-口途径	输血、注射、母婴传播	输血、注射、密切接触和母婴传播	粪-口途径
致病性	隐性感染、亚临床感染、少数急性感染	慢性肝炎、肝硬化、肾小球肾炎	重症肝炎	急性戊型肝炎、重症肝炎、胆汁淤滞性肝炎,孕妇感染后发生流产或死胎
预后	较好,不转为慢性,长期携带者罕见	较差,可形成慢性肝炎、肝硬化	较差,可形成慢性肝炎、肝硬化	较好,极少转为慢性

三、人类免疫缺陷病毒

人类免疫缺陷病毒(HIV)是获得性免疫缺陷综合征(AIDS)即艾滋病的病原体。HIV 有 HIV-1 和 HIV-2 两个血清型,世界各地流行的主要是 HIV-1,HIV-2 仅流行于西非和西欧地区。我国自1985 年发现首例 AIDS 以来,感染人数逐年快速增长,受到人们的广泛关注。

(一)生物学性状

1. 形态与结构 HIV 病毒呈球形,直径约为 100~120nm。病毒内部含有两条单股正链 RNA 和包裹其外的衣壳蛋白。包膜上镶嵌有 gp120 和 gp41 两种病毒特异性糖蛋白(图5-4)。gp120 构成包膜表面的刺突,能与细胞膜上的 CD4 分子结合,与 HIV 吸附、穿入易感细胞有关。在慢性感染中 gp120 易发生变异,有利于病毒产生免疫逃逸。gp41 为跨膜蛋白,介导病毒包膜与宿主细胞膜的融合。

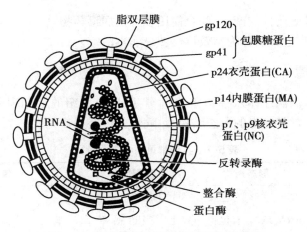

脂双层膜

gp120 ╲
　　　　}包膜糖蛋白
gp41 ╱

p24衣壳蛋白(CA)

p14内膜蛋白(MA)

RNA

p7、p9核衣壳
蛋白(NC)

反转录酶

整合酶

蛋白酶

图5-4　人类免疫缺陷病毒的结构模式图

2. 培养特性　HIV 仅感染具有 CD4 分子的细胞,因此实验室常用人 T 细胞培养病毒。恒河猴和黑猩猩可作为 HIV 感染的动物模型,但其感染过程及产生的症状与人类不同。

3. HIV 的变异　HIV 具有高度变异性。gp120 和 gp41 的变异与 HIV 的流行和逃避宿主的免疫应答密切相关,对制备疫苗和研制抗病毒药物产生了较大的影响。

（二）致病性与免疫性

1. 传染源与传播途径　AIDS 的传染源主要是 HIV 无症状携带者和 AIDS 患者,病毒主要存在于血液、精液、阴道分泌物中。HIV 的传播途径主要有:①性接触传播是 HIV 的主要传播方式,包括异性、同性间的性行为;②血液传播通过输血、血制品、器官移植、注射等方式传播,静脉药物依赖者共用污染的注射器是高危人群;③母婴垂直传播包括通过胎盘、产道、哺乳等途径传播,其中胎儿经胎盘感染最多见。

2. 临床表现　HIV 感染最重要的特征就是破坏 $CD4^+$ T 细胞和单核-巨噬细胞,引起免疫系统进行性损伤。AIDS 潜伏期长,平均 2~10 年。典型的病程演变分为 4 期:①急性感染期:可表现出类似流感样症状,如发热、头痛、咽炎、淋巴结肿大等。一般约 2~3 周,症状自行消失,进入无症状潜伏期。②无症状潜伏期:患者一般无临床症状或症状轻微,有无痛性淋巴结肿大。此期时间较长,可达 10 年左右。③艾滋病前期:主要的表现为全身不适、肌肉疼痛、淋巴结肿大、经常出现各种特殊性或复发性的非致命性感染等,症状逐渐加重。④典型 AIDS 期:此期是艾滋病病毒感染的最终阶段,患者血液中检出高水平 HIV,$CD4^+$T 细胞明显下降,引起严重的免疫缺陷,合并发生各种致命性机会性感染和恶性肿瘤。

HIV 感染者病程进展的个体差异很大,约 10% 的感染者在感染后 2~3 年就可发展成 AIDS;约 80% 的感染者在 10 年以上显示病情恶化的征象,其中 50% 最终发展成艾滋病;另有 10%~17% 的感染者十几年后病情没有很大发展,被称为长期病情不恶化者。

3. 免疫性　HIV 的感染可诱导机体产生特异性体液免疫和细胞免疫。

预防艾滋病的关键是进行健康教育及采取必要的控制措施。由于 HIV 变异性大,给疫苗的研制造成困难,迄今尚缺乏理想的特异性预防艾滋病的疫苗。目前艾滋病的治疗尚无特效药物。临床用于治疗艾滋病的药物主要有反转录酶抑制剂及蛋白酶抑制剂等。为防止病毒耐药性的产生,联合使用多种抗病毒药物,可大大延长病毒产生耐药性的时间,这一治疗方案被称为高效抗反转录病毒治疗。

四、其他病毒

人类传染性疾病病原体80%以上为病毒,除以上介绍的常见病毒外,导致人类疾病的病毒还很多。常见病毒的形态结构、致病性及传播途径见表5-7。

表 5-7 其他常见病毒主要特征

病毒名称	形态结构	致病性	传播途径
副流感病毒	RNA、球形、有包膜	上呼吸道感染	接触、飞沫传播
麻疹病毒	RNA、球形、有包膜	上呼吸道感染、眼结膜充血、麻疹、亚急性硬化性全脑炎	飞沫传播
腮腺炎病毒	RNA、球形、有包膜	腮腺炎、睾丸炎或卵巢炎导致不孕症	飞沫传播
腺病毒	DNA、球形、无包膜	呼吸道、胃肠道、尿道和眼结膜感染	飞沫传播、粪-口途径
风疹病毒	RNA、球形、有包膜	风疹、先天性风疹综合征	飞沫传播、母婴传播
冠状病毒	DNA、多形性、有包膜	肺炎、胸膜炎、腹泻、严重急性呼吸衰竭综合症(SARS)	飞沫传播、粪-口途径
脊髓灰质炎病毒	RNA、球形	脊髓灰质炎	粪-口途径
柯萨奇病毒	RNA、球形	无菌性脑膜炎、麻痹疾病、心肌炎	粪-口途径
埃可病毒	RNA、球形	呼吸道感染、心肌炎、心包炎等	粪-口途径、呼吸道传播
新型肠道病毒	RNA、球形	支气管炎、肺炎、结膜炎、手足口病、脑炎、无菌性脑膜炎、咽峡炎	粪-口途径、接触、昆虫媒介
轮状病毒	RNA、球形	胃肠炎	粪-口途径
乙型脑炎病毒	RNA、球形、有包膜	流行性乙型脑炎(乙脑)	蚊叮咬
汉坦病毒	RNA、球形或多形性、有包膜	流行性出血热	飞沫传播、粪-口途径、接触
新疆出血热病毒	RNA、球形、有包膜	新疆出血热	蜱叮咬
单纯疱疹病毒	DNA、球形、有包膜	皮肤、黏膜疱疹	飞沫传播
水痘-带状疱疹病毒	DNA、球形、有包膜	水痘、带状疱疹	飞沫传播
巨细胞病毒	DNA、球形、有包膜	先天性巨细胞包涵体病,单核细胞增多症等	唾液传播、母婴传播、输血、器官移植、性传播

续表

病毒名称	形态结构	致病性	传播途径
EB 病毒	DNA、球形、有包膜	上呼吸道感染、传染性单核细胞增多症、恶性淋巴瘤、鼻咽癌	唾液传播、输血传播
人类嗜 T 细胞病毒	RNA、球形、有包膜	T 淋巴细胞性白血病	输血、注射、性传播、母婴传播
狂犬病病毒	RNA、子弹状、有包膜	狂犬病	动物咬伤、破损的皮肤黏膜
人乳头瘤病毒	DNA	尖锐湿疣、子宫颈癌、寻常疣	接触、母婴传播

点 滴 积 累

1. 流行性感冒病毒是流行性感冒的病原体,病毒包膜表面的神经氨酸酶和血凝素易变异,是造成流感每隔一定时间就会大规模暴发的重要原因。

2. 乙型肝炎病毒引起乙型肝炎,其抗原组成复杂,临床常通过检测"两对半"抗原抗体系统来诊断乙肝。接种乙型肝炎疫苗可有效预防乙型肝炎。

3. HIV 是艾滋病的病原体,主要通过性接触途径、血液途径、母婴途径进行传播。病毒进入机体后,破坏 CD4$^+$T 细胞,进而引起免疫系统进行性损伤。

第五节 其他微生物

一、支原体

支原体是一类没有细胞壁、高度多形性、能通过滤菌器、可在无生命培养基中生长繁殖的最小的原核细胞型微生物,因可形成有分支的长丝而得名。

(一) 生物学特性

支原体体积微小,直径 0.2~0.3μm,长 1~10μm,可通过一般滤菌器。因缺乏细胞壁,呈高度多形性,有球形、丝状、环状、星状和螺旋形等。革兰染色阴性,但不易着色,Giemsa 染色呈淡紫色。支原体的营养要求比一般细菌高,培养基中必须加入10%~20%人或动物血清,培养 2~3 天后出现小的"油煎蛋"状的菌落。支原体以二分裂繁殖为主,也可见出芽、分支或由球体延伸成长丝,然后分节段成为许多球状或短杆状的颗粒。

(二) 致病性与免疫性

支原体广泛分布于自然界及人、家禽、家畜及实验动物等体内,大多不致病。对人致病的主要有肺炎支原体、溶脲脲原体、人型支原体和生殖器支原体等。

1. 致病性 肺炎支原体是人类原发性非典型肺炎的病原体,约占非细菌性肺炎的50%。本病由呼吸道传播,多发生在 5~19 岁的青年人群中,以夏末秋初多见。受染者多数无症状或出现头痛、发热、咳嗽等较轻的呼吸道症状。溶脲脲原体是非淋球菌性尿道炎(NGU)的主要病原体,检出率达13%~50%。本病主要通过性接触传播,引起尿道炎、阴道炎、盆腔炎等,甚至导致不孕。还可通过胎盘感染胎儿,引起流产、早产、死胎或新生儿呼吸道感染。

其他致病性支原体还有人型支原体和生殖器支原体,其致病性与溶脲脲原体相似,因可引起泌尿生殖道感染,均被列为性传播疾病的病原体。

2. 免疫性 支原体感染后,可诱发机体产生体液免疫和细胞免疫。分泌型 IgA 及特异性细胞免疫在防止支原体再感染上有一定作用。

肺炎支原体可以通过接种疫苗进行预防。泌尿生殖道支原体感染的预防,主要以加强宣传教育、注意性卫生、切断传播途径为主。支原体感染者可选用左氧氟沙星、氯霉素、红霉素、螺旋霉素、链霉素、四环素等药物治疗。

二、衣原体

衣原体是一类严格寄生在真核细胞内、具有独特的发育周期、能通过细菌滤器的原核细胞型微生物。衣原体的共同特征有:①大小约250~500nm,具有细胞壁,革兰染色阴性,呈圆形或椭圆形;②具有独特的发育周期,仅在活细胞内以二分裂方式繁殖;③有 DNA 和 RNA 两种类型的核酸;④含有核糖体和较复杂的酶类,但缺乏代谢所需要的能量来源,因而表现严格的细胞内寄生性;⑤对多种抗生素敏感。

(一) 生物学特性

普通光学显微镜下,在宿主细胞中可见到两种不同的衣原体颗粒结构,即原体和始体。原体是发育成熟的衣原体,为细胞外形式,具有感染性;始体又称网状体,是衣原体发育周期中的繁殖型,为细胞内形式,无感染性。

衣原体为专性细胞内寄生,大多数能在6~8天龄鸡胚或鸭胚卵黄囊中生长繁殖,并可在卵黄囊膜中找到包涵体、原体及始体颗粒。某些衣原体可用动物接种培养,如鹦鹉热衣原体经腹腔接种,性病淋巴肉芽肿经脑内接种,均可使小白鼠受感染。组织细胞培养(如 HeLa 细胞,人羊膜细胞等)衣原体生长良好。

(二) 致病性与免疫性

衣原体广泛寄生于人、哺乳动物及禽类,对人致病的主要有沙眼衣原体、肺炎衣原体和鹦鹉热衣原体。

1. 致病性 衣原体侵入机体后,借助其表面脂多糖和蛋白质吸附并侵入易感细胞内,所致疾病主要有:

(1)沙眼:由沙眼衣原体引起,主要通过眼-眼或眼-手-眼的途经传播,感染眼结膜上皮细胞引起局部炎症。发病缓慢,早期出现眼睑结膜急性或亚急性炎症,表现为流泪、有黏液脓性分泌物、结膜充血等。后期移行为慢性,出现结膜瘢痕、眼睑内翻、倒睫、角膜血管翳等引起角膜损害,以致影响视力,最后导致失明。据统计沙眼居致盲病因的首位。

(2)包涵体结膜炎:由沙眼衣原体引起,包括婴儿及成人两种。前者系婴儿经产道感染,引起急性化脓性结膜炎(亦称包涵体脓漏眼),不侵犯角膜,能自愈;后者为成人经眼-手-眼的的途径或者接触污染的游泳池水而感染,引起滤泡性结膜炎。病变类似沙眼,但不出现角膜血管翳,亦无结膜瘢痕形成,一般经数周或数月痊愈,无后遗症。

（3）泌尿生殖道感染：由沙眼衣原体引起，经性接触传播。男性多表现为非淋菌性尿道炎，未经治疗者转变成慢性感染，可合并附睾炎、前列腺炎等。女性能引起尿道炎、宫颈炎、输卵管炎、盆腔炎等，输卵管炎反复发作可引起不孕症或宫外孕等严重并发症。

（4）性病淋巴肉芽肿：由沙眼衣原体引起，主要通过性接触传播。在男性主要侵犯腹股沟淋巴结，引起化脓性淋巴结炎和慢性淋巴肉芽肿。在女性可侵犯会阴、肛门、直肠，形成肠皮肤瘘管，亦可引起会阴-肛门-直肠狭窄或梗阻。

（5）呼吸道感染：主要由肺炎衣原体和鹦鹉热衣原体引起，经飞沫或呼吸道分泌物传播，可引起肺炎、支气管炎、咽炎、鼻窦炎等。此外，沙眼衣原体还可引起婴幼儿肺炎。近年来发现，肺炎衣原体慢性感染可能是冠心病的致病因素之一。

2. 免疫性　衣原体感染后能诱导机体产生特异性细胞免疫和体液免疫，但保护性不强，维持时间短，故常表现为持续感染和反复感染。

预防沙眼关键在于做好个人卫生和服务行业的卫生管理。不使用公共毛巾和脸盆，避免直接或间接接触传染源。泌尿生殖道感染的预防应加强性病知识宣传，避免不洁性行为，积极治愈患者和带菌者。鹦鹉热衣原体感染的预防主要避免与病鸟的接触。

沙眼治疗常用的药物有磺胺醋酰钠液、利福平、酞丁胺液或新霉素液等。泌尿生殖道感染与其他性病的预防相同，治疗可选用利福平、诺氟沙星、多西环素（强力霉素）、四环素及红霉素等。

三、螺旋体

螺旋体是一类细长、柔软、弯曲呈螺旋状、运动活泼的原核细胞型微生物。其基本结构及生物学性状与细菌相似，其运动依靠位于外膜与肽聚糖层之间的有"内鞭毛"之称的轴丝。

螺旋体分布广泛，种类繁多，其中对人致病的主要有钩端螺旋体和梅毒螺旋体。

（一）钩端螺旋体

钩端螺旋体简称钩体，能引起人和动物的钩端螺旋体病，简称钩体病，是在世界各地都广泛流行的一种人畜共患传染病，我国绝大多数地区都有不同程度的流行，尤以南方各省最为严重，对人体健康危害很大，是我国重点防治的传染病之一。

1. 生物学特性　钩端螺旋体菌体细长呈丝状，螺旋盘绕，细密规则，一端或两端呈钩状，常使菌体呈 C、S 或 8 字形。革兰染色阴性，但不易着色。常用 Fontana 镀银染色法，菌体被染成棕褐色。钩端螺旋体是唯一可用人工培养基培养的螺旋体。营养要求复杂，常用柯索夫（Korthoff）培养基培养。生长缓慢，接种 3~4 天后开始繁殖，1~2 周后在液体培养基中呈半透明云雾状混浊生长。

2. 致病性与免疫性

（1）致病性：钩端螺旋体病是一种人畜共患传染病，以鼠类和猪为主要传染源和储存宿主，带菌率高且长期排菌，黑线姬鼠终生带菌。钩端螺旋体随动物尿排出，污染水源和土壤等周围环境，当人类与污染的水或土壤接触时被感染，出现高热、乏力、全身酸痛、眼结膜充血、腓肠肌压痛、表浅淋巴结肿大等典型临床表现。钩端螺旋体在血中存在约一个月左右，随后侵入肝、脾、肾、肺、心、淋巴结和中枢神经系统等，引起相应脏器和组织的损害。

（2）免疫性：钩端螺旋体隐性感染或病后可获得对同型钩端螺旋体的持久免疫力，以体液免疫为主。

预防钩端螺旋体病应做好防鼠、灭鼠工作，加强对带菌家畜的管理。保护好水源，避免或减少与疫水接触。对易感人群进行钩端螺旋体多价疫苗的接种。钩端螺旋体对多种抗生素敏感，但以青霉素效果最好，过敏者可用庆大霉素、多西环素或金霉素等。

（二）梅毒螺旋体

梅毒螺旋体是引起梅毒的病原体，因其透明，不易着色，故又称苍白螺旋体。梅毒是一种广泛流行的性病，近几年在我国发病率又有所升高。

1. 生物学特性　梅毒螺旋体细长，平均 8~14 个致密规则的螺旋，两端尖直，运动活泼。普通染料不易着色，Fontana 镀银染色法染成棕褐色。梅毒螺旋体的人工培养至今尚未成功，近年研究证明，有些梅毒螺旋体株能在家兔睾丸或眼前房内缓慢生长，但培养条件高，难于推广。

2. 致病性与免疫性

（1）致病性：人是梅毒的唯一传染源，因其感染方式不同可分先天性梅毒和后天性梅毒。

1）先天性梅毒：又称胎传梅毒，是梅毒螺旋体经胎盘进入胎儿血循环，引起胎儿全身感染，造成流产或死胎，或出生后出现皮肤梅毒瘤、骨膜炎、锯齿形牙、神经性耳聋等症状。

2）后天性梅毒：又称获得性梅毒，是出生后感染的，其中 95% 是由性接触感染，少数通过输血等间接途径感染。临床表现复杂，依其传染过程可分为三期：①一期（初期）梅毒：表现为局部的无痛性硬结及溃疡，称硬性下疳，多发生于外生殖器，其溃疡渗出物含有大量梅毒螺旋体，传染性极强。下疳常可自然愈合，约 2~3 个月无症状的潜伏期后进入第二期。②二期梅毒：主要表现为全身皮肤黏膜出现梅毒疹，全身淋巴结肿大，有时亦累及骨、关节、眼及其他器官。一般可在 3 周~3 个月后自然消退，若因治疗不当，经过 5 年或更久的反复发作而进入三期。③三期（晚期）梅毒：主要表现为皮肤黏膜的溃疡性损害或内脏器官的肉芽肿样病变（梅毒瘤），严重者在经过 10~15 年后引起心血管及中枢神经系统损害，导致动脉瘤、脊髓痨及全身麻痹等。

一、二期梅毒又统称为早期梅毒，此期传染性强而破坏性小。三期梅毒又称为晚期梅毒，该期传染性小，病程长，破坏性大。

（2）免疫性：抗梅毒的免疫是传染性免疫，以细胞免疫为主。

预防梅毒的主要措施是加强卫生宣传教育和社会管理，目前尚无有效疫苗。对患者应早期诊断、早期治疗，现多采用青霉素治疗 3 个月~1 年，以血清中抗体转阴为治愈指标。其他药物如红霉素、四环素、砷剂等也较敏感。

四、立克次体

立克次体是一类以节肢动物为传播媒介、严格细胞内寄生的原核细胞型微生物。

（一）生物学特性

立克次体的共同生物学特性是：①大小介于细菌和病毒之间，具有多种形态，主要为球杆状,革兰染色阴性;②含有 DNA 和 RNA 两类核酸;③专性活细胞内寄生,以二分裂方式繁殖;④以节肢动物(寄生宿主或储存宿主)为传播媒介;⑤大多为人畜共患病的病原体;⑥对多种抗生素敏感。

(二) 致病性与免疫性

1. 致病性　由立克次体引起的疾病统称为立克次体病,多数是自然疫源性疾病,且人畜共患。主要通过节肢动物如人虱、鼠蚤、蜱或螨的叮咬或含有立克次体的粪便引起伤口污染而传播。早期病变主要由内毒素引起,晚期病变主要由免疫病理造成。所致疾病如下:

(1)流行性斑疹伤寒:由普氏立克次体引起,人虱为媒介,在人与人之间传播,冬春季流行。除高热、头痛、皮疹外,可伴有神经系统、心血管系统的损伤。特异性的外斐氏反应可用于确诊此病。

(2)地方性斑疹伤寒:由斑疹伤寒立克次体引起,以鼠蚤为媒介由鼠传给人。病情极轻,且很少累及神经系统和心血管系统。

(3)恙虫病:由恙虫病立克次体引起,以恙螨为传播媒介。主要特征是先出现红色丘疹,再变成水疱并破裂,溃疡中央呈黑色结痂。

(4)Q 热:由 Q 热柯克斯体引起,在动物间传播媒介是蜱,感染动物的尿、粪便污染环境后,可经呼吸道或消化道使人受染,患者出现发热、头痛、腰痛等临床症状。

2. 免疫性　立克次体感染后,机体一般可获得较强的免疫力。抗感染免疫以细胞免疫为主,体液免疫为辅。

预防立克次体病的重点是灭虱、灭蚤、灭鼠、灭螨、防止节肢动物叮咬及注意个人卫生。特异性预防多采用灭活疫苗,如预防斑疹伤寒的鼠肺疫苗、鸡胚疫苗等。治疗采用氯霉素、四环素类抗生素[包括多西环素(强力霉素)],磺胺类药物不能抑制立克次体生长,反而可促进其繁殖。

 知 识 链 接

放线菌的基因改造

近十年来,科研人员通过对红霉素、螺旋霉素、阿维菌素等聚酮类抗生素生物合成基因的深入研究,不但初步搞清了放线菌次级代谢产物的生物合成过程,更重要的是可以借助人为改变其生物合成基因结构的方法来合成新的活性物质。在这方面突出的成果就是杂合抗生素的生物合成,如将天蓝色链霉菌的放线紫红素基因克隆到产生美达霉素的链霉菌 AM716 后,生成了杂合抗生素-美达紫红素;将两个控制产生利福霉素的地中海诺卡菌株的基因进行重组可以产生新的利福霉素。

五、放线菌

放线菌是一类呈菌丝状生长、主要以无性孢子繁殖的单细胞原核细胞型微生物,因菌丝体呈放射状而得名。放线菌在自然界分布极广,尤以中性或偏碱性、含水量低、有机物丰富的土壤中数量最多,大多为需氧性腐生菌。土壤特有的泥腥味,主要是放线菌的代谢产物。

放线菌与人类生产和生活的关系极为密切，在医药工业上有重要意义。目前广泛应用的抗生素约80%是由各种放线菌产生的。一些种类的放线菌还能产生各种酶（如蛋白酶、淀粉酶、纤维素酶等）、维生素 B_{12}、有机酸等。此外，放线菌还可用于甾体转化、烃类发酵、石油脱蜡、污水处理等方面。少数放线菌也会对人类构成危害，如寄生类型的放线菌一般都具有致病性。

（一）生物学特性

为革兰染色阳性、非抗酸性丝状菌，菌丝细长无分隔，有分支。菌丝在培养24小时后，断裂成链球或链杆状。放线菌培养较困难，厌氧或微需氧，初次分离时需加入5% CO_2 才能促进其生长。在血琼脂平板上，37℃培养4~6天后，可形成灰白色或淡黄色的粗糙型小菌落（直径＜1mm），无溶血现象。

在患者的病灶组织和脓样物质中，可找到肉眼可见的黄色小颗粒，称"硫黄样颗粒"，它是放线菌在病变部位形成的菌落。将硫黄颗粒制成压片或做组织切片，在显微镜下可见颗粒呈菊花状，由棒状长丝按放射状排列组成。硫黄样颗粒核心由分支菌丝交织而成，周围部分长丝排列呈放射状。革兰染色，核心部分为革兰染色阳性，周围部分多为革兰染色阴性。

（二）致病性

致病性放线菌主要是厌氧放线菌属中的衣氏放线菌和需氧诺卡菌属中的少数放线菌。衣氏放线菌存在于正常人口腔、齿龈、扁桃体与咽部，为条件致病菌。当机体抵抗力减弱或拔牙、口腔黏膜损伤时，可引起内源性感染，导致软组织慢性化脓性炎症。疾病多发生于面颈部，也可引起胸肺部、盆腔及中枢神经系统等感染，病变部位常形成瘘管，排出硫黄颗粒。近年来，临床大量使用广谱抗生素、皮质激素、免疫抑制剂或进行大剂量放疗，造成机体菌群失调，使放线菌引起的二重感染发病率急剧上升。

少数诺卡菌如星形诺卡菌和巴西诺卡菌可经呼吸道或伤口侵入人体，引起肺部化脓性炎症及坏死，或皮下慢性化脓性肉芽肿，尤其在 AIDS、肿瘤及其他免疫力低下患者，易通过血道播散引起脑膜炎、脑脓肿等并发症。星形诺卡菌可以侵入肺部，引起肺炎、肺脓肿，慢性患者症状类似肺结核，被称为分枝菌病。

预防放线菌性疾病应注意口腔卫生，及时治疗口腔疾病，患者的脓肿和瘘管应充分引流，进行清创处理，切除坏死组织。治疗可使用大剂量青霉素，也可用红霉素、克林达霉素、林可霉素、甲氧苄啶、磺胺甲基异噁唑等，一般治疗时间不少于6周。

点 滴 积 累

1. "四体"中的支原体是无细胞壁、能在无生命培养基中生长繁殖的最小微生物；衣原体具有独特的生活周期，与立克次体同属专性活细胞内寄生的微生物；螺旋体的生物学特性介于细菌和原虫之间，其中梅毒螺旋体是梅毒的病原体。

2. 放线菌为原核细胞型微生物，在医药工业上有重要意义，目前广泛应用的抗生素约80%是由各种放线菌产生的。

目 标 检 测

一、选择题

（一）单项选择题

1. 细菌致病性强弱主要取决于细菌的（　　）
   A. 基本结构　　　　　　B. 特殊结构　　　　　　C. 分解产物
   D. 侵入途径　　　　　　E. 毒力

2. 与细菌致病性无关的细菌结构是（　　）
   A. 荚膜　　　　　　　　B. 普通菌毛　　　　　　C. 芽孢
   D. 脂多糖　　　　　　　E. 磷壁酸

3. 可促进病原菌在体内扩散的物质是（　　）
   A. 血浆凝固酶　　　　　B. 菌毛　　　　　　　　C. 芽孢
   D. 透明质酸酶　　　　　E. 鞭毛

4. 关于细菌外毒素描述错误的是（　　）
   A. 多数由革兰阳性菌产生　　　　B. 毒性强
   C. 对组织有选择性毒性作用　　　D. 无抗原性
   E. 可脱毒形成类毒素

5. 内毒素不具有的毒性作用是（　　）
   A. 食物中毒　　　　　　B. 发热　　　　　　　　C. 休克
   D. DIC　　　　　　　　E. 白细胞反应

6. 不属于细菌致病因素的是（　　）
   A. 细菌的毒素　　　　　B. 细菌侵入的数量　　　C. 细菌侵入的门户
   D. 细菌的侵袭力　　　　E. 机体的免疫力

7. 下列细菌结构中,与细菌侵袭力有关的是（　　）
   A. 芽孢　　　　　　　　B. 荚膜　　　　　　　　C. 细胞膜
   D. 中介体　　　　　　　E. 核糖体

8. 与细菌侵袭力无关的物质是（　　）
   A. 侵袭性酶　　　　　　B. 菌毛　　　　　　　　C. 质粒
   D. 荚膜　　　　　　　　E. 黏附因子

9. 细菌在局部繁殖,产生的毒素入血引发中毒症状称（　　）
   A. 菌血症　　　　　　　B. 脓毒血症　　　　　　C. 内毒素血症
   D. 毒血症　　　　　　　E. 败血症

10. 病原菌侵入血流,但不在其中繁殖的全身感染称为（　　）
    A. 菌血症　　　　　　　B. 毒血症　　　　　　　C. 内毒素血症
    D. 脓毒血症　　　　　　E. 败血症

11. 破伤风梭菌感染的重要条件是（　　）
    A. 创口有芽孢污染　　　B. 菌群失调　　　　　　C. 伤口厌氧微环境
    D. 创口有异物　　　　　E. 机体无免疫力

12. 白色念珠菌感染属于( )
     A. 真菌性中毒 　　　　　B. 真菌毒素致癌 　　　　　C. 真菌性超敏反应性疾病
     D. 浅部真菌感染 　　　　E. 条件致病性真菌感染

13. 我国最常见的皮肤感染真菌是( )
     A. 糠秕马拉色菌 　　　　B. 须毛癣菌 　　　　　　　C. 红毛癣菌
     D. 絮状表皮癣菌 　　　　E. 小孢子癣菌

14. 下列真菌中最易侵犯脑组织的是( )
     A. 红色毛癣菌 　　　　　B. 黄曲霉菌 　　　　　　　C. 许兰毛癣菌
     D. 新型隐球菌 　　　　　E. 申克孢子丝菌

15. 流行性感冒的病原体是( )
     A. 流行性感冒杆菌 　　　B. 流行性感冒病毒 　　　　C. 副流感病毒
     D. 呼吸道合胞病毒 　　　E. 鼻病毒

16. 流感病毒的衣壳为( )
     A. 裸露二十面体立体对称型 　　　　　B. 有包膜二十面体对称型
     C. 裸露螺旋对称型 　　　　　　　　　D. 有包膜螺旋对称型
     E. 复合对称型

17. 甲型流感病毒最容易发生变异的成分是( )
     A. 包膜脂类 　　　　　　　　　　　　B. 神经氨酸酶和血凝素
     C. 衣壳蛋白 　　　　　　　　　　　　D. 基质蛋白
     E. 核蛋白

18. 甲肝病毒的主要传播途径是( )
     A. 消化道 　　　　　　　B. 呼吸道 　　　　　　　　C. 血液
     D. 胎盘 　　　　　　　　E. 皮肤

19. 标志乙肝病毒大量复制的抗原是( )
     A. HBsAg 　　　　　　　B. HBcAg 　　　　　　　　C. HBeAg
     D. HAVAg 　　　　　　　E. HCVAg

20. 某护士在给一位 HBV 携带者注射时,不慎被患者用过的针头刺伤手指。为预防乙型肝炎病毒感染,应首先采取的措施是( )
     A. 注射抗生素 　　　　　　　　　　　B. 注射丙种球蛋白
     C. 注射乙肝疫苗 　　　　　　　　　　D. 注射乙肝免疫球蛋白 HBIg
     E. 注射 α-干扰素

21. HIV 攻击的靶细胞是( )
     A. B 细胞 　　　　　　　B. NK 细胞 　　　　　　　 C. $CD4^+T$ 细胞
     D. $CD8^+T$ 细胞 　　　　E. 嗜酸性粒细胞

22. 感染后可引起典型"恐水症"的病毒是( )
     A. 人类嗜 T 细胞病毒 　 B. 狂犬病毒 　　　　　　　C. EB 病毒
     D. 人乳头瘤病毒 　　　　E. 巨细胞病毒

23. 引起亚急性硬化性全脑炎的病原体是( )
     A. 脊髓灰质炎病毒 　　　B. 麻疹病毒 　　　　　　　C. 风疹病毒
     D. 脑膜炎病毒 　　　　　E. 出血热病毒

24. 乙脑的病原体是( )
    A. 森林脑炎病毒   B. 乙型脑炎病毒   C. 风疹病毒
    D. EB 病毒   E. 巨细胞病毒

25. 人类原发性非典型肺炎的病原体是( )
    A. 衣原体   B. 支原体   C. 螺旋体
    D. 立克次体   E. 放线菌

26. 沙眼的病原体是( )
    A. 衣原体   B. 支原体   C. 螺旋体
    D. 立克次体   E. 放线菌

27. 梅毒的病原体是( )
    A. 衣原体   B. 支原体   C. 螺旋体
    D. 立克次体   E. 放线菌

28. 斑疹伤寒的病原体是( )
    A. 衣原体   B. 支原体   C. 螺旋体
    D. 立克次体   E. 放线菌

29. 外斐反应用于诊断( )
    A. 钩体病   B. 流行性出血热   C. 梅毒
    D. 斑疹伤寒   E. 伤寒、副伤寒

(二) 多项选择题

1. 病毒对宿主细胞的直接损伤作用包括( )
    A. 杀细胞效应   B. 包涵体形成   C. 稳定状态感染
    D. 细胞转化   E. 细胞凋亡

2. 持续性病毒感染包括( )
    A. 慢性感染   B. 稳定状态感染   C. 潜伏感染
    D. 垂直感染   E. 慢发病毒感染

3. 属于呼吸道病毒的是( )
    A. 流行性感冒病毒   B. 麻疹病毒   C. 风疹病毒
    D. 乙脑病毒   E. 鼻病毒

4. 属于消化道病毒的是( )
    A. 甲肝病毒   B. 脊髓灰质炎病毒   C. 乙肝病毒
    D. 柯萨奇病毒   E. 埃可病毒

5. 属于 HBV 相关的颗粒结构有( )
    A. 质粒   B. 大球形颗粒   C. 胞浆颗粒
    D. 小球形颗粒   E. 管形颗粒

6. 用来诊断乙肝的"两对半"包括( )
    A. HBsAg   B. HBcAg   C. HBeAg
    D. 抗-HBc   E. 抗-HBs

7. HIV 的传播途径有( )
    A. 气溶胶传播   B. 血液传播   C. 破损的皮肤黏膜
    D. 性传播   E. 母婴垂直传播

二、简答题

1. 简述细菌的致病因素。
2. 为什么甲型流感病毒会引起世界性的大流行？
3. 乙型肝炎病毒的"两对半"是指什么，对它的检测有何临床意义？
4. 试比较"四体"与病毒的异同。
5. 试述放线菌的形态特征及致病性。

（杨朝晖 曾令娥 燕 杰）

第六章 药物的微生物污染及控制

微生物广泛分布在自然界中,很容易使药物制剂受到污染。在合适的条件下,这些微生物生长繁殖,导致药物发生变质,不但导致药物质量降低甚至丧失疗效,而且还可引起患者不良反应、继发性感染甚至危及生命。因此,在药物生产、贮存和运输过程中要注意防止微生物污染,重视微生物引起的药物变质问题。

第一节 药物中微生物污染

一、微生物的分布

无论是自然环境还是动物机体,微生物几乎无处不在。了解微生物分布,一方面有助于开发微生物资源,为人类生活、生产服务,另一方面也有助于在药物生产与储存、医学实践等活动中建立无菌观念、严格无菌操作、正确使用消毒灭菌方法,从而在防止传染病、药源性感染的发生等方面起到十分重要的作用。

(一) 微生物在自然界的分布

1. 土壤中的微生物 土壤具备微生物生长繁殖所需要水分、无机盐、有机物等营养物质,以及适宜的 pH 与气体等条件,是微生物生长繁殖的良好环境,因此土壤中存在着数量众多、种类庞杂的微生物。土壤中的微生物主要分布于距地表 10~20cm 耕作层,多为非致病菌,它们在自然界的物质循环等方面发挥重要作用,其中的放线菌、真菌是抗生素的重要产生菌。

土壤中也有来自患者和患病动物的排泄物及其尸体的致病菌。其中一些能形成芽孢的细菌如破伤风梭菌、炭疽芽孢杆菌等,可在土壤中存活几年甚至几十年,并可通过感染伤口等途径引起疾病。

药用植物易受土壤中的微生物污染,采集后若没有及时采取防腐措施,就会因为微生物的繁殖而发生变质腐败,失去药用价值。

2. 水中的微生物 水中的微生物一般来源于土壤、人畜排泄物、生活污水等。正常情况下,水体因物理、化学或生物学因素而产生自净作用,如果某些原因打破了水体的生态平衡,超出水的自净能力,水中的微生物,尤其是病原菌则可生长繁殖,引起水域污染,甚至引起传染病的流行。因此,保护水源、加强水源和粪便的管理、注意饮水卫生,是控制和消灭消化道传染病的重要措施。

水对人类生活和生产是必不可少的,因此水源的微生物监测非常重要。直接从水中检出致病菌比较困难,因为致病菌在水中数量少、分散、易死亡,因此进行水的卫生微生物学检验时,一般通过检测细菌总数和大肠菌群数,来判断水被污染的程度。目前我国规定生活饮用水的标准是1ml水中的细菌总数不超过100cfu,100ml水中不得检出大肠菌群。

对于药物生产行业而言,制药和配药都离不开水,因而必须重视用水质量,不同生产环节所用的水必须符合标准,才能避免或减少微生物污染,保证药品质量。

3. 空气中的微生物 空气中缺少营养成分和水,且受日光等自然因素的影响,不利于微生物生存和生长繁殖,故空气中微生物的种类和数量都较少。空气中微生物主要来源于土壤尘埃、人和动物呼吸道飞沫,常见有葡萄球菌、结核分枝杆菌等,可引起伤口感染或呼吸道传染病。空气中的微生物的数量因不同环境而异,在人口密集的公共场所,微生物的数量较多;医院病房和门诊等处,致病性微生物的数量显著增多。

空气中的微生物多以气溶胶的形式存在。微生物气溶胶无色无味、难以察觉,能长期漂浮于空气中,并可远距离传播,是人类传染病尤其是呼吸道传染病传播的重要途径。因此,对手术室、制剂室、病房、微生物实验室等应经常进行空气消毒,防止疾病传播和药源性感染。

药物制剂、生物制品的生产中,常因空气中微生物的污染,造成药品报废,导致经济损失。所以,了解空气中微生物的存在、来源和危害,加强空气的消毒灭菌工作,对于保证药品生产的顺利进行、保证药品质量,均有重要意义。

(二) 微生物在正常人体的分布

人类与自然环境接触密切,因此,正常情况下,人体的体表以及与外界相通的腔道(如上呼吸道、口腔、泌尿生殖道等)都有一定种类和数量的微生物寄生(表6-1),这些微生物通常对人体是无害的,甚至有益,故称为正常微生物群或正常菌群。

表 6-1　人体各部位的常见微生物

部位	常见微生物
皮肤	葡萄球菌、链球菌、铜绿假单胞菌、痤疮丙酸杆菌、类白喉棒状杆菌、白假丝酵母菌等
眼结膜	葡萄球菌、链球菌、结膜干燥棒状杆菌、不动杆菌、奈瑟菌等
口腔	甲型链球菌、丙型链球菌、葡萄球菌、卡他布兰汉菌、乳酸杆菌、梭杆菌、类杆菌、白假丝酵母菌、螺旋体、支原体等
鼻咽腔	链球菌、葡萄球菌、卡他布兰汉菌、类白喉棒状杆菌、肺炎链球菌、类杆菌、嗜血杆菌等
肠道	大肠埃希菌、类杆菌、双歧杆菌、乳酸杆菌、产气肠杆菌、变形杆菌、铜绿假单胞菌、芽孢杆菌、葡萄球菌、粪肠球菌、消化链球菌、真杆菌、韦荣球菌、八叠球菌、白假丝酵母菌、腺病毒、ECHO病毒等
泌尿生殖道	大肠埃希菌、双歧杆菌、葡萄球菌、棒状杆菌、分枝杆菌、乳酸杆菌、拟杆菌、不动杆菌、奈瑟菌、类杆菌、白假丝酵母菌、支原体等

正常条件下,正常菌群与人体之间、正常菌群内各种微生物之间既相互制约,又相互依存,保持着相对稳定的生态平衡。此时,正常菌群对人体起着重要作用。

1. 生物拮抗作用　正常菌群可构成一个生物屏障,阻止外来致病菌的入侵;还可以通过夺取营养、产生酸性物质等机制来抑制致病菌的生长,或阻止致病菌的定居。正常菌群的这种拮抗作用是机体抵御致病菌感染的重要防线。

2. 营养作用　正常菌群能够参与人体的部分营养物质(如蛋白质、糖类、脂类)的代谢,促进营养物质的消化和吸收;可合成维生素等产物供人体利用,如肠道内的大肠埃希菌和脆弱类杆菌可以合成 B 族维生素和维生素 K、乳酸杆菌和双歧杆菌等可合成叶酸、B 族维生素等。

3. 免疫作用　正常菌群可刺激机体免疫系统的发育和成熟,以维持机体正常免疫状态。

4. 抑癌作用　正常菌群可使致癌物质转化为非致癌物质,从而抑制肿瘤生长。

此外,正常菌群还有利于宿主的生长、发育,某些正常菌群具有抗衰老作用。

正常菌群与人体之间的平衡是相对的,这种平衡可因某种原因被打破,使原来不致病的正常菌群也能引起疾病。在正常情况下不致病,但在特定条件下能引起疾病的菌群称为条件致病菌或机会致病菌,其致病的特定条件主要有:①细菌寄居部位改变:正常菌群在人体内往往有特定的寄生部位,若寄生部位发生了变化,则可能致病,如寄生于肠道内的大肠埃希菌由于手术、外伤、留置导尿管等原因进入腹腔、血液或泌尿生殖道等,可引起腹膜炎、败血症或泌尿道感染;②机体免疫功能下降:慢性消耗性疾病、过度疲劳、恶性肿瘤、使用免疫抑制剂、大面积烧伤等原因,均使机体免疫力下降,破坏正常菌群与机体的平衡关系,导致机会感染发生,如糖尿病、艾滋病、严重烧伤患者常伴有白色假丝酵母菌、铜绿假单胞菌感染;③菌群失调:是指宿主某部位正常菌群中各菌种之间的比例发生了大幅度的改变,由生理性组合转变为病理性组合的状态,进而引起疾病。如长期使用广谱抗生素治疗的患者,体内敏感菌株受药物作用被抑制,而对抗生素不敏感的菌株如白假丝酵母菌、葡萄球菌等乘机大量繁殖成为优势菌,导致白假丝酵母菌性肺炎、假膜性肠炎等疾病。

二、药物中微生物污染的来源

(一) 药物原材料
天然来源的药物原材料(如中药材、淀粉、明胶、胰脏等),通常带有一定数量的微生物,若处理不当,则可能在生产时带入药物制剂中。化学合成原料,由于生产工艺中多用有机溶剂处理,加之这类药缺少微生物繁殖的营养物,故含菌数量少。但有些化学合成原料,如乳酸钙、磷酸钙等也容易受到微生物污染,储存时应注意保持低温、干燥,以抑制微生物生长。

(二) 制药用水
水是制药工业中不可缺少的材料,药物的配制、中药材的炮制、物品的洗涤等,均需要选用适合的水。水中含有的微生物,是引起药物污染的重要来源。因此用于制药的各种水都必须定期进行水质检查,保证用水符合卫生标准,以防止污染药物。

(三) 空气
空气虽不是微生物生长繁殖良好环境,但是在空气中仍存在很多微生物。空气中微生物的数量、种类随环境条件而变化。一般人类活动环境的空气中,微生物数量约

$10^2 \sim 10^4$ 个/m³,严重污染的室内空气中微生物可达 10^6 个/m³ 以上。若环境中有开动的机器、活动的人群、工作人员的谈话、咳嗽、打喷嚏等,都会增加空气中的微生物数量。制药车间若不采取适当的控制措施,微生物就可能进入药品,使其被污染。

 知 识 链 接

GMP 洁净度标准

洁净度级别	尘粒最大允许数、立方米		微生物最大允许数	
	粒径≥0.5μm	粒径≥5μm	浮游菌/立方米	沉降菌/皿
100 级	3500	0	5	1
1 万级	350 000	2000	100	3
10 万级	3 500 000	20 000	500	10
30 万级	10 500 000	60 000	1000	15

为防止微生物污染,药品生产的不同环节和内容,应在相应洁净度级别内的洁净室进行:①一般生产区:无洁净度要求。成品检漏、灯检等在此区域进行。②控制区:洁净度要求 30 万~10 万级。原料的称量、精制、压片、包装等,在此区进行。③洁净区:洁净度要求 1 万级。灭菌、安瓿的存放、封口等,在此区进行。④无菌区:洁净度要求 100 级。水针、粉针、输液、冻干制剂的灌封,需在此区进行。

(四) 制药设备与包装材料

药物生产所用容器、生产工具、设备等可能有微生物滞留或滋生,特别是设备中不易清洗的死角,是微生物繁殖的场所,在生产过程中药物接触了这些器材就可能被污染,因此,设备的设计、选型、安装等应符合生产要求,易于清洗、消毒或灭菌;与药品直接接触的设备应光滑、平整、耐腐蚀及易清洗消毒。

包装材料,尤其是直接接触药品的容器是药品微生物污染的又一重要因素。如玻璃容器特别是那些在纸箱内运输的,常常检出青霉菌、曲霉等微生物;硬纸板常发现有青霉、曲霉以及微球菌等。因此药品包装物使用前应彻底清洁或消毒处理。若使用新型无菌包装材料,进行合理封装,可减少微生物污染。

(五) 操作人员

人体带有多种微生物,在生产的各个阶段都有可能直接或间接地污染药品。因此,为了保证药物制剂的质量,要求操作人员无传染病,保持良好的个人卫生习惯,操作前按要求清洗或消毒手,穿专用的工作服、戴工作帽及口罩,操作时减少流动与说话,生产过程中须严格按操作规程进行。

三、微生物污染对药物的影响

药品中常常含有表面活性剂、赋形剂、保湿剂、矫味剂以及其他适合微生物生长繁殖的成分,若环境温度、pH 适合,则污染药物的微生物可生长繁殖,致使受污染的药物发生一系列理化改变,最终导致药物变质。因此在药品生产及管理中,必须按照国家药品标准,严格地进行微生物检查,以确保药物制剂达到卫生标准。

（一）药物被微生物污染后的变化

药物被微生物污染后，其理化性状可发生变化，而具体的变化与药物本身的物理性质、化学结构，以及受微生物污染的程度有关。

1. 物理性质的改变　微生物污染药物使其变质后，会表现出药物外观及物理性状的变化。如糖浆剂可形成聚合性黏丝；乳剂出现团块或砂粒；片剂、丸剂等固体制剂表面可出现变色、黏滑、斑点等；表面出现外形、颜色、硬度、黏性、澄清度等物理性状的改变。如受到微生物污染后，原本澄清透明的液体制剂可出现混浊、沉淀或膜状物。

2. 化学性质的改变　几乎所有的有机物均可被微生物降解。因此，微生物污染药物后，可通过降解作用而引起药物化学性质的改变，如出现泥腥味、苦味、酸味、芳香味等异常气味；一些微生物在代谢过程中可产生气体，使塑料包装膨胀甚至引起玻璃容器爆炸。

（二）药物变质的判断依据

微生物污染后，不同药物制剂发生的变化不尽相同。通常以出现下述现象，即可判断药物已经被微生物污染：①从规定灭菌药物中检出微生物；②从非规定灭菌药物（如口服药、外用药等）中检出的微生物总数超过限度标准；③从药物中检出病原微生物或不应存在的特定种类微生物；④药物中无活的微生物，但检出微生物的毒性代谢产物，如热原质、真菌毒素等；⑤药物出现理化性状的改变。

（三）变质药物对人体的危害

药物制剂受微生物污染后，除了产生上述理化性质改变而引起药物失效外，药物中的微生物及其代谢产物可对人体造成严重危害。

1. 引起药源性感染　如规定灭菌制剂（如注射剂、输液）若被微生物污染，输入机体后，根据污染程度或给药途径的不同，可引起局部感染或败血症。如受铜绿假单胞菌污染的滴眼剂、眼药膏，可引起严重的眼部感染甚至角膜溃疡、穿孔致盲；被污染的软膏和乳剂可引起皮肤病患者和烧伤患者的感染；消毒不彻底的冲洗液可引起尿路感染等。

2. 产生毒性　微生物污染药物后，可利用药物成分进行代谢活动，产生一些有毒的代谢产物。如注射剂、输液剂若被革兰阴性菌污染，其产生的热原质进入人体后，可使患者发热，严重者可导致休克、死亡。

3. 降低疗效或增加不良反应　药物理化性质改变后，可导致药效降低或毒副作用增加。如青霉素被产酶细菌降解后，失去药理作用的同时大大增加致敏性。

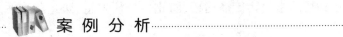 案 例 分 析

案例

某医院几名患者使用了某制药厂生产的某注射液后，不同程度地出现腹泻、寒战、高热不退、恶心呕吐、大小便失禁等不良反应，其中有 3 例死亡。经调查发现，该批注射液在流通环节发生外包装及部分药瓶破损，后又被雨水浸泡。请结合所学微生物知识，试分析造成此次事故的可能原因。

分析

该药物因外包装、药瓶破损，后又被雨水浸泡，可能受到环境及雨水中的微生物污染而变质。

四、防止微生物污染药物的措施

1. 加强药品生产的管理　　目前我国和世界上一些较先进的国家都已实施药品GMP(药品生产质量管理规范)制度,旨在通过严格的科学管理,把微生物污染的可能性降至最低程度,保证药品质量。如药厂必须环境整洁;生产车间的建筑结构、装饰和生产设备应便于清洗和消毒,尽量减少微生物污染的机会;控制原料和生产用水的质量,对其进行必要的消毒、灭菌;按标准操作规程进行生产;按不同药物种类的要求进行包装和贮存等。

2. 严格进行微生物学检验　　在生产过程中,应按规定不断进行各项微生物学指标检验。如对规定灭菌制剂进行无菌检查、对非规定灭菌制剂进行细菌和真菌的活菌数测定和控制菌检查、对注射剂作热原质测定等。通过各项测定来评价药物被微生物污染与损害的程度,控制药品的卫生质量。

3. 合理使用防腐剂　　一些非规定灭菌制剂,如口服剂不需要严格无菌,但按药典规定其中微生物总数须在一定限量以内且不得含有致病菌。为了抑制药品中微生物的生长繁殖,减少微生物对药物的损坏作用,可添加合适的防腐剂。一种理想的防腐剂应有良好的抗菌活性,对人没有毒性或刺激性,具有良好的稳定性,不受处方其他成分的影响。常用的防腐剂有尼泊金、苯甲酸、山梨酸、季铵盐、氯己定等。

点 滴 积 累

1. 微生物广泛分布与自然界和正常人体内,是引起药物污染的重要来源。
2. 药物受微生物污染发生变质后,可在物理性状、化学性质等方面发生改变。
3. 变质药物对人体有较大危害,制药工业中应通过加强生产管理、严格进行微生物学检验、合理使用防腐剂等措施,来防止微生物污染药物。

第二节　微生物的控制

微生物的控制就是采取不利于微生物生长繁殖,甚至可导致其死亡的条件与方法,来抑制或杀死细菌,从而达到切断微生物传播途径、防止传染病发生、防止药物污染等目的。

一、基本概念及意义

(一) 与微生物控制有关的基本概念

1. 消毒　　消毒是指杀死物体上病原微生物但不一定能杀死细菌芽孢的方法。用于消毒的化学药物称为消毒剂,一般消毒剂在常用浓度下只对细菌的繁殖体有效。

2. 灭菌　　是指杀死物体上所有微生物,包括芽孢与繁殖体,病原菌与非病原菌的方法。

3. 防腐　　抑制或防止微生物的生长繁殖的方法称为防腐。用于防腐的化学药品为防腐剂。某些化学药物在高浓度时,具有杀菌作用,可作消毒剂,在低浓度时,仅能抑制细菌生长繁殖,可用作防腐剂。

4. 无菌和无菌操作　无菌是指没有活的微生物存在。防止微生物进入机体或其他操作对象的方法称为无菌操作。在进行微生物实验、外科手术、制备无菌制剂时,必须严格无菌操作以防止微生物的侵入。

（二）微生物控制的意义

控制微生物的意义体现在以下三个方面:

1. 防止疾病的发生、发展和传播　许多微生物控制方法有助于阻止微生物进入人体或阻断可能导致疾病发生的环节,从而防治传染病。

2. 防止微生物污染　人类生活的周围环境都存在微生物,控制微生物能够保证公共卫生和人体健康。例如水的净化,牛奶的消毒,食物和药物的保存等过程都需要采取控制微生物的措施,防止微生物污染。

3. 防止微生物引起的药物、药材变质和腐败　控制微生物可以减少药物、许多宝贵的材料变质腐败,避免使药物失效,减少对人类健康的危害,同时使生产企业免受经济损失。

二、物理控制法

一些物理因素,如高温、干燥、紫外线等,可对微生物产生致死作用,因此实践中常利用这些因素,通过一定的方法来对物品或环境进行消毒灭菌。

（一）热力灭菌法

即利用高温加热方法对物品进行消毒灭菌。高温可使细菌蛋白质及酶类变性凝固、核酸结构被破坏,从而导致细菌死亡。微生物对热的耐受力随其种类而异,多数无芽孢细菌在 55~60℃经 30~60 分钟后死亡,在 100℃时数分钟内死亡;细菌芽孢耐高温,如炭疽杆菌芽孢可耐受 5~10 分钟煮沸,破伤风梭菌芽孢煮沸 1 小时才被破坏。

热力灭菌法又分湿热灭菌法与干热灭菌法,二者虽然都是利用热的作用灭菌,但其传导介质以及杀菌的能力等有所不同,在实践中应根据具体情况加以选择。

1. 干热灭菌法　以热空气为导热介质,提高物品温度,以达到灭菌目的。

（1）焚烧法:直接点燃或在焚烧炉内焚烧。是一种彻底的灭菌方法,但仅适用于无经济价值的物品,如废弃的污染物品、有传染性的动物尸体等。

（2）烧灼法:将待灭菌的物品放于火焰中灼烧,适用于微生物学实验室用的接种环、试管口、瓶口等的灭菌。

（3）干烤法:在密闭的专用干烤箱中,通电后利用高热空气灭菌的一种方法。灭菌时一般需加温至 160~170℃,维持 2 小时后。灭菌结束后,应关闭电源,待温度慢慢降至 60℃左右时再开启箱门,以免高温度器皿的玻璃因骤冷而破裂。本法适用于耐高温的物品,如某些粉剂药物、玻璃器皿、金属制品等。

2. 湿热灭菌法　以高温的水或水蒸气为导热介质,提高物品温度,以达到灭菌目的。在相同温度下,湿热灭菌比干热灭菌的效果好,因为:①湿热的穿透力比干热强,可使被灭菌的物品均匀受热,温度迅速上升;②蛋白质在有水分的环境中更易发生变性和凝固,从而易使细菌死亡;③湿热蒸汽与物品接触时凝集成水可放出潜热,使被灭菌物品温度迅速提高。

（1）高压蒸气灭菌法:此法是目前实验室和生产中最常采用、最有效的灭菌方法,适用于培养基、生理盐水、敷料、玻璃器皿等能耐高温的物品。灭菌原理是:在密闭的高压蒸汽灭菌器内进行,在蒸汽不外逸的情况下,随着灭菌器内压力的增高,温度也逐渐升高。在 1.05kg/cm² (103.4kPa)的压力时,温度达 121.3℃,维持 15~30 分钟可杀死所有微生物的繁殖体和细菌芽孢。

(2)流通蒸汽消毒法:将待灭菌物品置于阿诺蒸锅或普通蒸锅内,100℃维持 15~30 分钟,可杀死细菌繁殖体,但对芽孢作用不大。适用于食品、食具以及其他一些不耐高温物品的消毒。

(3)间歇灭菌法:间歇灭菌法是利用多次流通蒸汽间歇加热的方式以达到灭菌目的。方法是将待灭菌的物品于 100℃加热 30 分钟,杀死细菌繁殖体(但芽孢未被杀死),然后取出物品置于 37℃温箱使芽孢发育成繁殖体;次日再按上述方法加热 30 分钟,连续三次可达到灭菌的目的。本法适用于一些不耐高温的物品的灭菌,如含糖、鸡蛋或含血清的培养基。

(4)巴氏消毒法:此法由"微生物之父"巴斯德创立而得名,是采用较低的温度来杀死病原菌或特定微生物。消毒方法有两种,一种是于 61.1~62.8℃加热 30 分钟,另一种是于 71.7℃加热 15~30 秒。此法在杀死病原菌的同时又不破坏其中的营养成分,多用于牛奶、酒类、干酪、糖浆等消毒。

(5)煮沸法:将消毒物品浸于水中,加热至沸腾(100℃),经 5~10 分钟,可杀死一般细菌的繁殖体,但对芽孢无影响。本法适用于饮水、食具、注射器和手术器械等的消毒。若在水中加入 2% 碳酸钠可提高沸点至 105℃,既可促进芽孢死亡,又可防止金属器材生锈。

(二)辐射杀菌法

辐射灭菌是利用电磁辐射产生的电磁波杀死大多数物质上微生物的一种有效方法。用于灭菌的电磁波有紫外线(UV)、X 射线和 γ 射线等。

1. 紫外线 紫外线的杀菌作用与其波长有关,当波长在 265~266nm 时最易被细菌 DNA 吸收,因而杀菌作用最强。其杀菌机制是细菌 DNA 吸收紫外线后,同一股 DNA 上相邻的胸腺嘧啶通过共价键结合成二聚体,改变了 DNA 的分子构型,从而干扰 DNA 的复制,导致细菌变异甚至死亡。

紫外线穿透力弱,普通玻璃或纸张、空气中的尘埃、水蒸气等均可阻挡紫外线,因此,紫外线只适用于手术室、无菌制剂生产室、微生物实验室等室内空气的消毒,或一些物品的表面消毒。紫外线对眼睛和皮肤有损伤作用,使用时应注意防护。

日光中因含有紫外线,因而也具有一定的杀菌作用。如将衣服、被褥放在日光下暴晒 2 小时以上,可杀死其中大部分细菌。

2. 电离辐射 α-射线、β-射线、γ-射线和 X-射线等,这些射线使微生物细胞内的水分被电离成 H^+ 和 OH^-,这些游离基是强烈的氧化剂和还原剂,可破坏核酸、酶和蛋白质,对微生物产生致死效应。电离辐射对人体具有同样的损害效应,因而在常规的消毒工作中很少应用,主要用于塑料注射器、导管、中草药等不耐热物品的消毒。

(三)过滤除菌法

过滤除菌是利用滤菌器等过滤装置,机械地滤去空气或液体中的微生物。滤菌器是利用孔径为 0.22~0.45μm 的微孔滤膜进行过滤,目前常用的是硝酸纤维素或乙酸纤维素制成的滤膜,其缺点是不能滤去比细菌小的如病毒、支原体等微生物。此法适用于不耐热、也不能以化学方法处理的液体和气体的除菌,如抗生素、血清、维生素、酶等溶液。

（四）其他物理方法

1. 超声波　频率高于 20 000Hz 的声波为超声波,可引起微生物的细胞壁破裂,内含物外溢,是破碎细胞的常用方法,但不是理想的灭菌方法。

2. 干燥　干燥可使细菌脱水,菌体蛋白变性和盐类浓缩,从而妨碍细菌代谢、生长繁殖,产生抑菌杀菌作用。实践中常将中药材、粮食等用烘干、晒干等方法除去水分,抑制微生物的生长,以防止变质。

 知 识 链 接

手术消毒的创立

早在 19 世纪,医生们就能够对患者进行外科手术了,但术后死亡率非常高。常常是手术很成功,但伤口却发红发肿,化脓溃烂,最后患者痛苦地死去。英国外科医生李斯特首先提出缺乏消毒是手术后发生感染的主要原因,并于 1865 年为一位断腿患者实施手术时,选用苯酚作为消毒剂,同时实行了一系列的改进措施,包括:医生穿白大衣、手术器具的高温处理、手术前医生和护士洗手、患者的伤口消毒后绑上绷带等。结果这位患者很快痊愈且未发生手术感染,从此开创了外科手术消毒技术。

1880 年德国医生纽伯首次将高压蒸汽灭菌法运用于手术室器械的消毒处理,这种方法远比用苯酚浸泡的杀菌效果好。至此,手术室中开始使用无菌器械,使术后感染的发生率大大降低。

三、化学控制法

许多化学药物都具有抑菌、杀菌的作用,化学控制法就是运用适宜种类和浓度的化学药物(即消毒剂)来处理物品,从而杀死或抑制细菌等微生物,达到消毒灭菌效果。消毒剂不仅能杀死病原体,对人体细胞也有损害作用,所以消毒剂只能外用,主要用于物体表面、环境、人体表面(皮肤、黏膜、浅表伤口),制药工业中也常用于设备、工作台面等的消毒处理。

理想消毒剂应是:①杀灭微生物范围广、作用快;②易溶于水、性质稳定、易保存;③无毒性,对物品和机体组织损伤程度小。

（一）化学消毒剂的常用种类

消毒剂种类多,用途各异,在实际应用中应酌情选用。常用消毒剂种类、用途见表6-2。

表6-2　常用消毒剂的种类、性质及用途

类别	名称	常用浓度	主要用途	备注
重金属盐类	红汞	2%	皮肤、黏膜小创伤消毒	作用小但无刺激性
	升汞	0.05%～0.10%	非金属器皿浸泡消毒	腐蚀金属,遇肥皂和蛋白质作用减弱

续表

类别	名称	常用浓度	主要用途	备注
	硝酸银	1%	新生儿滴眼预防淋球菌感染	
酚类	甲酚皂（来苏儿）	1%~5%	地面、器具表面及皮肤消毒	刺激性强，消毒皮肤的浓度不能超过2%
氧化剂	高锰酸钾	0.1%	皮肤、尿道消毒和蔬果等消毒	久置失效，随用随配
	过氧化氢	3%	皮肤、黏膜创口消毒	不稳定
	过氧乙酸	0.2%~0.5%	塑料、玻璃器皿浸泡消毒，皮肤消毒（洗手）	
醇类	乙醇	70%~75%	皮肤、体温表等的消毒	
卤素及其化合物	氯	0.2~0.5ppm	饮用水及游泳池水消毒	
	"84"消毒液	1:200	手术器械、导管、蔬果等	
	碘酒	2.5%	皮肤消毒	不能与红汞同用；刺激皮肤，涂后用酒精拭净
	二氯异氰尿酸钠（优氯净）	0.05%	餐具消毒	杀菌作用强于漂白粉
		2.5%~5.0%	地面、厕所及排泄物消毒	
		4ppm	饮用水、游泳池消毒	
表面活性剂	苯扎溴铵（新洁尔灭）	0.05%~0.10%	手术前洗手，皮肤黏膜消毒，手术器械浸泡消毒	遇肥皂或其他洗涤剂作用减弱
	杜灭芬	0.05%~0.10%	皮肤创伤冲洗	
烷化剂	洗必泰	0.02%~0.05%	手术前洗手	
染料	甲紫（龙胆紫）	2%~4%	浅表创伤消毒	
酸碱类	醋酸	5~10ml/m³	加等量水加热蒸发消毒空气	
	氧化钙（生石灰）	按1:4~1:8配成糊状	排泄物及地面消毒	腐蚀性大、新鲜配制
烷基化合物	环氧乙烷	50~100mg/L	手术器械、敷料及手术用品等的消毒和灭菌	易燃、易爆、有毒，用塑料袋法或环氧乙烷灭菌柜消毒

（二）化学消毒剂作用机制

化学消毒剂的种类繁多,作用机制不尽相同,归纳起来主要有以下三方面。①使菌体蛋白质变性或凝固:如重金属类与蛋白质的巯基结合而使之失活、醇类使蛋白质变性凝固、醛类与蛋白质的氨基反应使蛋白质变性等;②干扰微生物的酶系统和代谢:如苯扎溴铵(新洁尔灭)可改变细胞的渗透性使菌体破裂,同时使酶蛋白变性;③损伤细胞膜或改变细胞膜的通透性:如酚类、醇类、表面活性剂等能破坏细胞壁或细胞膜的表面结构,使胞质内的成分渗漏出细胞外而造成细菌的死亡。一种化学消毒剂对细胞的影响常以其中一个方面为主,兼有其他方面的作用。

（三）影响消毒剂作用的因素

消毒剂的杀菌效果受多种因素的影响,掌握并利用这些因素可提高消毒灭菌的效果,否则会削弱消毒灭菌的效果。影响消毒灭菌效果的主要因素有以下几种:

1. 消毒剂　消毒剂的性质、浓度和作用时间不同,对细菌的作用效果也有所差异。例如表面活性剂对革兰阳性菌的杀菌效果强于革兰阴性菌;甲紫对葡萄球菌作用效果较好。同一种消毒剂的浓度不同,消毒效果也不一致,通常消毒剂的浓度越大,杀菌效果越强(乙醇例外,以 70%~75% 的浓度消毒效果最好)。消毒剂在一定浓度下,消毒效果的强弱与作用时间的长短呈正比。

2. 微生物的种类和数量　不同种类的微生物对消毒剂的敏感性不同,因此同一种消毒剂对不同微生物的杀菌效果各不同。如一般消毒剂对结核分枝杆菌的作用较其他细菌繁殖体差;5% 苯酚 5 分钟可杀死沙门菌,而杀死金黄色葡萄球菌则需 10~15 分钟;70% 乙醇可杀死一般细菌繁殖体,但不能杀灭细菌的芽孢。此外,微生物的污染程度越严重(即数量越多),由于彼此重叠,加强了机械保护作用,因而消毒就越困难,消毒所需的时间越长。

3. 温度与酸碱度　消毒剂的杀菌过程基本上是一种化学过程,化学反应的速度随温度的升高而加快。因此,一般而言,温度越高消毒剂的作用效果越佳。如金黄色葡萄球菌在苯酚溶液中被杀死的时间在 20℃ 时比 10℃ 大约快五倍;2% 戊二醛杀灭每毫升含 10^4 个炭疽芽孢杆菌的芽孢,20℃ 时需 15 分钟,40℃ 时需 2 分钟,56℃ 时仅需 1 分钟。此外,消毒剂的杀菌作用还受酸碱度的影响,如季铵盐类化合物在碱性环境中杀灭微生物效果较好;酚类则在酸性条件下杀灭微生物的作用较强。

4. 环境中化学拮抗物质的存在　一般情况下病原菌常与血清、脓汁等有机物混在一起,这些有机物中的蛋白质、油脂类物质包围在菌体外面可妨碍消毒剂的穿透,从而对细菌产生保护作用。此外拮抗物还可通过与消毒剂的有效成分结合,或对消毒剂产生中和作用,从而降低其杀菌效果,因此消毒皮肤及器械时应先清洁再消毒。

　　■ 点 滴 积 累 ■

1. 实践中可利用对微生物有致死作用的物理、化学因素来处理物品,达到消毒灭菌的目的。

2. 常用物理控制法有热力灭菌法、辐射杀菌法、过滤除菌法等,其中高压蒸汽灭菌法杀菌最彻底、效果最好,在实践中广为使用。

3. 化学控制法是利用消毒剂来进行杀菌。影响消毒剂使用效果的因素主要有:消毒剂的种类、浓度、作用时间;微生物种类与数量;环境温度、酸碱度,以及化学拮抗物质等。

目 标 检 测

一、选择题

(一) 单项选择题

1. 自然界中微生物数量最多的环境是(　　)
   A. 空气　　　　　B. 土壤　　　　　C. 自来水　　　　D. 地壳深层　　E. 蒸馏水

2. 正常菌群对机体不具备的作用是(　　)
   A. 生物拮抗作用　　　　　B. 免疫调节作用　　　　　C. 营养作用
   D. 抑癌作用　　　　　　　E. 治疗传染病作用

3. 常用的最有效的灭菌方法是(　　)
   A. 煮沸法　　　　　　　　B. 间歇灭菌法　　　　　　C. 流通蒸汽法
   D. 高压蒸汽灭菌法　　　　E. 紫外线照射法

4. 用于消毒的酒精最适宜的浓度(　　)
   A. 100%　　　　B. 95%　　　　C. 75%　　　　D. 50%　　　　E. 25%

5. 输液、注射剂等药物制剂的灌装、封口,应在何种洁净度级别的环境中进行(　　)
   A. 100 级　　　B. 1000 级　　C. 1 万级　　　D. 10 万级　　E. 100 万级

6. 制药用水的灭菌多采用(　　)
   A. 煮沸法　　　　　　　　B. 高压蒸汽灭菌法　　　　C. 化学消毒法
   D. 过滤除菌法　　　　　　E. 紫外线照射法

7. 血清、抗毒素等宜用的除菌方法是(　　)
   A. 巴氏消毒法　　　　　　B. 过滤除菌法　　　　　　C. 间歇灭菌法
   D. 流通蒸汽法　　　　　　E. 高压蒸汽灭菌法

8. 关于紫外线,下列说法错误的是(　　)
   A. 波长为 265~266nm 时杀菌作用最强　　B. 常用于室内空气的消毒
   C. 穿透力强　　　　　　　　　　　　　　D. 可干扰 DNA 合成
   E. 对皮肤和眼睛有刺激性

(二) 多项选择题

1. 人体有正常菌群寄生的部位是(　　)
   A. 体表皮肤　　B. 口腔　　　　C. 血液　　　　D. 肝脏　　　　E. 肠道

2. 消毒剂的杀菌原理是(　　)
   A. 引起菌体蛋白质变性　　B. 破坏微生物细胞结构　　C. 破坏酶活性
   D. 干扰微生物细胞代谢　　E. 改变细胞通透性

3. 药物生产中,微生物污染的来源主要有(　　)
   A. 制药用水　　　　　　　B. 药物原料　　　　　　　C. 环境空气
   D. 生产人员　　　　　　　E. 包装材料

4. 药物被微生物污染而变质的判断依据是(　　)
   A. 检出致病菌　　　　　　B. 无菌制剂中检出热原质　　C. 产生异味或变色
   D. 口服药中检出细菌　　　E. 药物体积缩小

5. 变质药物对人体的危害是(   )
   A. 引起感染　　　　　B. 引起过敏反应　　　　C. 产生毒性
   D. 引起不良反应　　　E. 疗效增强
6. 影响化学消毒剂作用效果的因素包括(   )
   A. 微生物的数量　　　B. 消毒剂的种类　　　　C. 环境温度
   D. 微生物细胞大小　　E. 消毒剂浓度
7. 高压蒸汽灭菌法适用灭菌对象包括(   )
   A. 安瓿　　　　　　　B. 制药用水　　　　　　C. 敷料
   D. 血清　　　　　　　E. 生理盐水

二、简答题

1. 简述微生物的分布与药物污染的关系。
2. 微生物污染药物后,可导致药物发生什么变化?
3. 简述药物生产过程中如何防止微生物污染。

（段巧玲）

第七章　药物制剂的微生物检查

所谓药物制剂,从狭义上讲,就是药物的剂型,如针剂、片剂、膏剂、汤剂等。根据给药途径及使用要求不同,药物制剂分为规定无菌制剂和非规定无菌制剂,前者要求不得检出活菌,后者一般不要求绝对无菌,但限制染菌的种类与数量。

第一节　药物制剂的无菌检查

一、无菌制剂

无菌制剂是指直接注入体内或直接接触创面、黏膜等的一类制剂,由于无菌制剂直接作用于人体血液系统或敏感器官,使用前必须保证处于无菌状态,否则将导致严重后果。因此,无菌制剂制成后必须进行严格的微生物学检查,证明绝对无菌才为合格。

无菌制剂主要包括:①注射用制剂,如注射剂、输液剂、注射粉针等;②眼用制剂,如滴眼剂、眼用膜剂、软膏剂、凝胶剂等;③植入型制剂,如植入片等;④创面用制剂,如溃疡、烧伤及外伤用溶液、软膏剂、气雾剂等;⑤手术用制剂,如止血海绵剂和骨蜡等。

二、无菌制剂的微生物学检查

无菌制剂的微生物学检查是以无菌操作方法取一定量制剂分别接种于适合各种微生物生长的不同培养基中,置于适宜温度下培养一定时间,观察有无微生物生长,以判断被检药品是否符合规定。

(一) 微生物学检查基本原则

1. 严格进行无菌操作　无菌检查的全部过程都必须严格遵守无菌操作,防止因微生物污染而影响检查结果。

2. 正确进行样品采集　无菌检查是根据整体中部分样品的检查结果,推断整体的无菌或染菌情况。在对一批药物制剂做无菌检查时,取样数量越少,检出染菌的几率越小;取样越多,检出染菌的几率越大,检查结果越能反映该批药物制剂的真实情况。因此,被检样品的取样及程序必须按国家药典标准。

(二) 微生物学检查方法

微生物学检查方法包括薄膜过滤法和直接接种法。只要被检药品性状允许,应采用薄膜过滤法。

1. 薄膜过滤法　取一定量被检药品的水溶液直接过滤,或混合至含适量稀释液的无菌容器内,混匀,立即过滤。如被检药品具有抑菌作用或含防腐剂,须用冲洗液冲洗滤膜,冲洗次数一般不少于三次。冲洗后,如用封闭式薄膜过滤器,分别将 100ml 硫乙醇酸盐流体培养基及改良马丁培养基加入相应的滤筒内。如采用一般薄膜过滤器,取出滤膜,置于含 50ml 硫乙醇酸盐流体培养基及改良马丁培养基容器中培养。同时,还须做相应的阴、阳性对照试验。《中国药典》(2010 年版)规定,分别以金黄色葡萄球菌 CMCC(B)26003、大肠埃希菌 CMCC(B)44102、生孢梭状芽孢杆菌 CMCC(B)64941、白色念珠菌 CMCC(F)98001 作为无抑菌作用及抗革兰阳性菌、抗革兰阴性菌、抗厌氧菌、抗真菌为主的被检药品的阳性对照菌,取相应溶剂和稀释液、冲洗液同法操作,作为阴性对照。

非水溶液制剂按以下方法处理:①可溶于水的固体制剂加适宜的稀释液溶解或按标签说明复溶后过滤。②非水溶性制剂直接过滤或溶于含聚山梨酯 80 或其他适宜乳化剂的稀释液中,充分混合,立即过滤。用含 0.1%~1.0% 聚山梨酯 80 的冲洗液冲洗滤膜。③可溶于十四烷酸异丙酯的膏剂和黏性油剂,混合至适量的无菌十四烷酸异丙酯中,剧烈振摇,使其充分溶解,必要时适当加热,趁热迅速过滤。仍无法过滤的可加入适量稀释液,充分振摇萃取,静置,取下层水相作为被检药品过滤。④无菌气(喷)雾剂应置 −20℃ 以下冷冻约 1 小时,无菌开启容器,并将被检药品转移至无菌容器中,过滤。⑤β- 内酰胺类抗生素按水溶液或固体制剂的方法处理,立即过滤,用冲洗液冲洗滤膜,再用含适量 β- 内酰胺酶的冲洗液清除残留在滤筒、滤膜上的抗生素后接种培养基,必要时将滤膜直接接种至含适量 β- 内酰胺酶的培养基中。接种培养基均按水溶液被检药品项下的方法操作。

2. 直接接种法　取一定量被检药品分别接种至含硫乙醇酸盐流体培养基和改良马丁培养基的容器中。如被检药品为水溶液,可直接接种于培养基内;若是固体粉剂可直接接种,或加入适宜的溶剂溶解,或按标签说明复溶后接种至培养基;有抑菌活性的制剂应加入适量的无菌中和剂或灭活剂后接种,或直接接种入含适量中和剂或灭活剂的培养基中;非水溶性制剂应加入适量的聚山梨酯 80 或其他适宜的乳化剂及稀释剂使其乳化后接种,或直接接种至含聚山梨酯 80 或其他适宜乳化剂的培养基中;放射性药物应取 1 瓶(支),接种于 7.5ml 的培养基中。阴、阳性对照的设立同薄膜过滤法。

(1)培养及观察:上述培养物在适宜温度下(细菌培养温度为 30~35℃,真菌、酵母菌培养温度为 23~28℃)培养 14 天。培养期间应逐日观察并记录是否有菌生长。如在加入被检药品后或在培养过程中,培养基出现浑浊,培养 14 天后,不能从外观上判断有无微生物生长,可取该培养液适量转种至同种新鲜培养基中,细菌培养 2 天、真菌培养 3 天,观察接种的同种新鲜培养基是否再出现浑浊;或取培养液涂片、染色、镜检,判断是否有菌。

(2)结果判断:阴性对照管不得有菌生长,阳性对照管应生长良好。若被检药品管均澄清,或虽显浑浊但经确证无菌生长,判被检药品符合规定;若被检药品管中任何一管显浑浊并确证有菌生长,判被检药品不符合规定。

三、热原检查

热原污染是制药工业必须严格预防的问题,在制药过程中原料、药液、容器等若被细菌污染,则有可能产生热原,注入体内可引起热原反应,使体温升高,严重时可出现生命危险。

由于家兔对热原的反应与人体相同,《中国药典》规定热原检查仍用家兔试验法,而细菌内毒素检查用鲎试验法。

1. 家兔试验法　将一定剂量的被检药品,静脉注入家兔体内,在规定时间内,观察家兔体温升高的情况,以判定被检药品中所含热原的限度是否符合规定,具体检查方法详见《中国药典》。

2. 鲎试验法　本法系利用鲎试剂来检测或量化由革兰阴性菌产生的细菌内毒素,以判断供试品中细菌内毒素的限量是否符合规定的一种方法,包括凝胶法和光度测定法。检测时,可使用其中任何一种方法进行试验。当测定结果有争议时,除另有规定外,以凝胶法结果为准。

鲎试验法特别适用于某些不能用家兔试验法进行检测的制剂,如放射性制剂、肿瘤抑制剂等,但由于该方法对革兰阴性菌以外的热原不够灵敏,故尚不能取代家兔试验法。与家兔试验法相比,鲎试验法具有快速、灵敏、重现性好、简便易操作等优点,并更利于热原检查标准化。

点　滴　积　累

1. 无菌制剂制成后必须进行严格的微生物学检查,证明绝对无菌才为合格。

2. 无菌制剂的微生物学检查方法包括薄膜过滤法和直接接种法。只要被检药品性状允许,应采用薄膜过滤法。

第二节　药物制剂的微生物限度检查

微生物限度检查法系检查非规定无菌制剂及其原料、辅料受微生物污染程度的方法。检查项目包括:①染菌数量检查:即对细菌总数、真菌总数及酵母菌总数进行测定,以检查这几类微生物对制剂的污染程度;②控制菌检查:《中国药典》规定控制菌检查包括大肠埃希菌、沙门菌、金黄色葡萄球菌、铜绿假单胞菌、梭菌、白色念珠菌等的检查。不同药物制剂检查的控制菌种类不同。

一、微生物限度检查的基本原则

1. 为使检验结果具有代表性,被检药品的采样应有一定数量。一般每个批号的药品至少随机抽样 2 瓶(盒)以上。从各瓶(盒)被检药品中的采样量一般为 10g 或 10ml,蜜丸应采 4 丸以上共 10g,膜剂为 100cm^2,不得少于 4 片。贵重或微量包装的药品采样量可酌减。

2. 被检药品在检查前,应保持原包装状态,不得开启,以免污染,应放置阴凉干燥处,防止微生物繁殖而影响检查结果。

3. 检查的全部过程应严格无菌操作。被检药品一旦稀释后,必须在 1～2 小时内操作完毕,以防微生物继续繁殖或死亡。

4. 为排除制剂中所含防腐剂或抑菌成分对试验结果的干扰,应同时利用已知阳性对照菌设立阳性对照。

二、微生物限度检查法

(一) 细菌、真菌及酵母菌总数的测定

分别测定单位重量或体积(g 或 ml)的被检药品中所含活的细菌总数(实际是活的需氧菌总数)、真菌总数和酵母菌总数,以检查这几类微生物对药品的污染程度。一般而言,染菌数量越多,药品受致病菌污染的可能性越大。常采用平皿法和薄膜过滤法进行测定。

1. 平皿法　取一定量的被检药品,将其稀释成不同浓度的稀释液(如 1:10、1:100、1:1000……),吸取不同稀释度的稀释液各 1ml,分别注入直径 90mm 无菌平皿中(每一浓度的稀释液至少做 2 个平皿),再在每一平皿中倾注 15~20ml 45℃左右的琼脂培养基,混匀,凝固后于适宜温度下培养至规定时间(细菌培养 3 天,真菌、酵母菌培养 5 天;必要时,可适当延长培养时间至 7 天)。同时以试验用的稀释液 1ml 做阴性对照。

阴性对照试验不得有菌生长,被检药品在培养基上生长的菌落数如超过规定的限量则认为不合格。

所用培养基应适合待测微生物的生长繁殖。细菌计数用营养琼脂培养基,真菌计数用玫瑰红钠琼脂培养基,酵母菌计数用酵母浸出粉胨葡萄糖琼脂培养基。

2. 薄膜过滤法　取相当于每张滤膜含 1g、1ml 或 10cm² 被检药品,加至适量的稀释液中,混匀,过滤。用 pH7.0 无菌氯化钠-蛋白胨缓冲液或其他适宜的冲洗液冲洗滤膜,冲洗后取出滤膜,菌面朝上贴于平板培养基培养。同时取试验用的稀释液做阴性对照。

培养条件同平皿法,阴性对照不得有菌生长,被检药品在培养基上生长的菌落数如超过规定的限量则认为不合格。

(二) 控制菌检查

不同类型的药物制剂,要求不得检出的控制菌的种类不同,《中国药典》按不同药物制剂制定了微生物限度标准(表 7-1)。

表 7-1　部分制剂微生物限度标准(单位:个/g 或 ml)

编号	剂型	细菌数	真菌数	大肠埃希菌	金黄色葡萄球菌	铜绿假单胞菌
1	片剂					
	不含原药材粉	10^3	10^2	−		
	含原药材粉	10^4	10^2	−		
2	酊剂	10^2	10^2			
	外用	10^2	10^2	−	−	−
3	栓剂	10^2	10^2		−	−
4	胶囊剂					
	不含原药材粉	10^3	10^2	−		
	含原药材粉	10^4	10^2	−		

续表

编号	剂型	细菌数	真菌数	大肠埃希菌	金黄色葡萄球菌	铜绿假单胞菌
5	软膏剂	10^2	10^2		–	–
6	一般眼膏剂	10^2	–			–
7	丸剂(滴丸、糖丸等)	10^3	10^2	–		
8	一般滴眼剂	10^2	–			–
9	气雾剂、喷雾剂	10^2	10		–	–
10	糖浆剂	10^2	10^2	–		
11	膜剂	10^2	10	–	–	
12	颗粒剂					
	不含原药材粉	10^3	10^2			
	含原药材粉	10^4	10^2			
13	口服溶液剂、混悬剂、乳剂	10^2	10^2	–		
14	散剂	10^3	10^2	–		
15	外用散剂	10^2	10^2		–	–
16	滴耳剂	10^2	10		–	–
17	鼻用制剂	10^2	10		–	–
18	洗剂	10^2	10^2			–
19	搽剂					
	不含原药材粉	10^2	10^2		–	–
	含原药材粉	10^3	10^2			
	不含糖	10^4	10^2			
	含糖	10^3	10^2	–		
20	油剂	10^2	10^2			–
21	凝胶剂	10^2	10^2			
22	合剂	10^2	10^2			

注:①" – "为1g或1ml中不得检出;②含动物组织来源的制剂(包括提取物)还不得检出沙门菌;③抗细菌的口服抗生素制剂应检查霉菌,每1g中不得超过100个;④抗真菌的口服抗生素制剂应检查细菌,每1g中不得超过100个;⑤创伤、溃疡、止血、深部组织及阴道用含原药材粉的制剂,还不得检出破伤风梭菌;⑥发霉、长螨者,以不合格论

控制菌的形态和培养特征的观察是鉴别的基本要求,对生化反应、血清学反应等项目的要求因菌而异,各有其侧重点;被检药品检出控制菌或其他致病菌时,按一次检出结果为准,不再复试。

控制菌检验的基本程序:药物的准备或预处理→增菌培养→分离培养→染色镜检→生化试验、血清学试验、动物试验等→控制菌鉴定→结果报告。

1. 大肠埃希菌的检查 大肠埃希菌是口服药物的常规必检项目之一。药品中的大肠埃希菌来源于人和温血动物的粪便。被检药品中检出大肠埃希菌表明该被检药品可能被粪便污染,患者服用后,有被粪便中可能存在的其他肠道致病菌和寄生虫卵等病原体感染的危险。因此,口服药品中不得检出大肠埃希菌。

(1)增菌培养:取被检药品(相当于被检药品 1g、1ml、10cm^2),直接或处理后接种于胆盐乳糖增菌液中,培养 18~24 小时,必要时可延长至 48 小时。

(2)分离培养:将增菌培养物 0.2ml 接种于伊红亚甲蓝琼脂或麦康凯琼脂等肠道鉴别培养基,经培养后,大肠埃希菌呈乳糖发酵型有色菌落。

(3)染色镜检:挑取可疑菌落作革兰染色,镜检:大肠埃希菌应呈革兰阴性短小无芽孢杆菌。

(4)生化反应:利用 IMViC 试验加以鉴定。

大肠埃希菌的主要鉴定依据是:①革兰阴性短小无芽孢杆菌;②在麦康凯琼脂培养基上菌落为红色,在伊红美蓝琼脂上菌落为紫黑色,并有金属光泽;③分解乳糖产酸产气,IMViC 试验结果为 ＋＋－－。

2. 沙门菌的检查 沙门菌可引起伤寒、副伤寒、急性肠胃炎及败血症等多种疾病。该群细菌主要寄生在人和动物肠道内,因此以动物脏器为原料制成的药物,被污染的几率较高。药典规定以动物脏器为原料制成的药物除不得检出大肠埃希菌外,亦不得检出沙门菌。

(1)增菌培养:将被检药品接种于四硫磺酸钠增菌液中,培养 18~24 小时。

(2)分离培养:将增菌培养物接种于 SS 琼脂平板上,经培养后,沙门菌呈无色透明(或半透明)细小菌落,产 H_2S 的沙门菌菌落中心呈黑褐色。

(3)染色镜检:为革兰阴性短小无芽孢杆菌。

(4)生化反应:主要生化特性见表 7-2。

表 7-2 沙门菌属的主要生化反应

葡萄糖	乳糖	麦芽糖	甘露醇	蔗糖	吲哚	V-P	H_2S	尿素酶	氰化钾	赖氨酸脱羧酶	动力
＋	－	＋	＋	－	－	－	＋	－	－	＋	＋

(5)血清学鉴定:取被检细菌与沙门菌 A～F 多价 O 诊断血清作玻片凝集试验,若发生凝集则可判断为沙门菌。

沙门菌的主要鉴定依据为:①革兰阴性短小无芽孢杆菌;②SS 琼脂平板上的菌落为无色、透明或半透明,或中心呈黑褐色;③生化反应结果应符合表 7-2;④可与沙门菌 A～F 多价 O 诊断血清发生凝集。

3. 铜绿假单胞菌的检查 铜绿假单胞菌是条件致病菌,特别在大面积烧伤、烫伤患者,眼科疾病和其他外伤后,常因感染铜绿假单胞菌后病情加重,造成患者伤处化脓,严重的可引起败血症,眼角膜溃疡甚至失明。因此,一般眼科制剂和外伤用药中不得检出铜绿假单胞菌。

（1）增菌培养：将被检药品接种于肉汤培养基中，培养18~24小时。铜绿假单胞菌繁殖后，可在液体表面形成菌膜。

（2）分离培养：挑取菌膜划线接种于十六烷三甲基溴化铵琼脂平板，培养18~24小时。

（3）染色镜检：为革兰阴性短小无芽孢杆菌。

（4）生化反应：以氧化酶试验、绿脓菌素试验、硝酸盐还原试验、明胶液化试验、42℃生长试验等加以鉴定。

铜绿假单胞菌的主要鉴定依据为：①革兰阴性短小无芽孢杆菌；②十六烷三甲基溴化铵琼脂平板上铜绿假单胞菌呈扁平湿润、边缘不整齐、绿色带荧光的菌落，因产生水溶性绿色色素，故扩散至培养基中使之呈绿色；③氧化酶试验、绿脓菌素试验、硝酸盐还原试验、明胶液化试验、42℃生长试验均呈阳性。

4. 金黄色葡萄球菌的检查　金黄色葡萄球菌是葡萄球菌属中致病力最强的一种细菌，若经皮肤、黏膜感染人体，可引起人体局部化脓感染，严重者可导致败血症。因此，凡外用药和眼科制剂不得检出金黄色葡萄球菌。

（1）增菌培养：将被检药品接种于亚碲酸钠肉汤培养基作增菌培养18~24小时。

（2）分离培养：取增菌培养物划线接种于卵黄高盐琼脂平板或甘露醇高盐琼脂平板或血液琼脂平板，培养24~72小时。

（3）染色镜检：为革兰阳性葡萄状排列的球菌。

（4）生化反应：以触酶试验、甘露醇分解试验、血浆凝固酶试验加以鉴定。

金黄色葡萄球菌的主要鉴定依据是：①革兰阳性葡萄球菌；②在高盐培养基上能生长并形成金黄色菌落，血液琼脂平板上菌落呈金黄色，周围有透明溶血环；③血浆凝固酶试验为阳性。

5. 梭菌的检查　梭菌广泛分布于自然界，特别是土壤中，多经深部创伤感染。以植物的根、茎为原料的被检药品，常可受到梭菌的污染。因此，用于深部组织、创伤和溃疡面的外用制剂不得检出梭菌。

（1）增菌培养：将被检药品加入梭菌增菌培养基中，置于厌氧环境下培养48小时。

（2）分离培养：将上述培养物涂抹接种于含庆大霉素的哥伦比亚琼脂培养基平板上，厌氧培养48~72小时。

（3）染色镜检：为革兰阳性梭菌，有或无卵圆形或球形的芽孢。

（4）生化反应：过氧化氢酶试验加以鉴定。

梭菌的主要鉴定依据是：①革兰阳性梭菌，有或无卵圆形或球形的芽孢；②过氧化氢酶试验阴性。

点滴积累

1. 微生物限度检查法系检查非规定无菌制剂及其原料、辅料受微生物污染程度的方法。

2. 微生物限度检查法检查项目包括：①染菌数量检查：常采用平皿法和薄膜过滤法测定药物制剂中细菌总数、真菌总数及酵母菌总数，以检查这几类微生物对药物制剂的污染程度;②控制菌检查:包括大肠埃希菌、沙门菌、金黄色葡萄球菌、铜绿假单胞菌、梭菌、白色念珠菌等的检查。不同药物制剂检查的控制菌种类不同,《中国药典》按不同药物制剂制定了微生物限度标准。

第三节　药物体外抗菌试验

药物体外抗菌试验是在体外测定微生物对药物敏感程度的试验,是筛选抗菌药物或测试新药抗菌性能的重要环节,现已广泛地应用于科研、生产和临床,如抗菌药物的筛选、抗菌谱的测定、药物含量的测定、药物血液浓度测定、指导临床用药的药敏试验等。药物体外抗菌试验包括抑菌试验、杀菌试验、联合抗菌试验。

一、药物体外抑菌试验

药物体外抑菌试验是常用的抗菌试验方法,其中最常用的是琼脂扩散法和连续稀释法。

(一) 琼脂扩散法

是利用药物在琼脂培养基中扩散,并在一定浓度范围内抑制细菌生长的原理设计的。主要方法包括纸片法、挖沟法、管碟法等。纸片法主要用于新药抗菌能力、抑菌范围研究,抗生素发酵过程中效价单位测定,也用于检测体内的血液药浓度或其他体液药物浓度;管碟法和挖沟法用于抗生素、中药等新药研究。

1. 纸片法　又称 Bauer-Kirby(K-B)法,是目前应用最广泛的药敏试验方法。该法是将含有定量抗菌药物纸片(药敏纸片)贴在已接种细菌的琼脂平板表面特定部位,纸片中所含的药物在吸收琼脂中的水分溶解后,不断向纸片周围区域扩散,形成了逐渐减少的梯度浓度。在纸片周围抑菌浓度范围内形成透明的抑菌圈。抑菌圈的大小反映药物抗菌作用的强弱,并与该药物对细菌的最低抑菌浓度(MIC)呈负相关,即抑菌圈越大,MIC 越小。

用灭菌的接种环挑取适量细菌培养物,以划线方式将细菌涂布到平皿培养基的表面。也可挑取细菌于少量生理盐水中制成细菌混悬液,用无菌棉拭子蘸取菌液,在琼脂表面均匀涂抹 3 次,每次平板旋转 60°,最后沿平板内缘涂抹 1 周。将镊子于酒精灯火焰灭菌后取药敏纸片贴到平皿培养基表面,用镊尖轻压纸片,使其与琼脂紧贴。每张纸片间距不小于 24mm,纸片中心距平板边缘不小于 15mm。将平板培养基置于 37℃ 温箱中培养 18~24 小时。测量抑菌圈直径,根据临床和实验室标准机构(CLSI)提供的最低抑菌浓度标准,判断细菌对被测药物敏感程度。

2. 挖沟法　先制备琼脂平板,在平板上挖沟取出琼脂条,沟两边垂直划线接种各种试验菌,再在沟内加入药液。培养后根据沟和菌苔间的抑菌距离的长短判断药物对细菌的抗菌效力。该法适用于在一个平板上试验一种药物对几种试验菌的抗菌作用。

3. 管碟法　将管状小杯放置平皿菌层上,加入一定量药液(药液与杯面平为准)。置 37℃ 温箱中培养 18~24 小时后,测定抑菌圈直径的大小,判断细菌对药物的敏感程度。该法常用于测定体液中药物浓度或体内组织中药物浓度。

（二）连续稀释法

包括液体培养基连续稀释法和固体培养基连续稀释法两种。这两种方法都可以用来测定药物的最低抑菌浓度（MIC），通常用 μg/ml 或 U/ml 表示。

1. 液体培养基连续稀释法 在一系列试管中，用液体培养基对抗菌药物进行倍比稀释，获得药物浓度递减的系列试管，然后在每一管中加入定量的试验菌，经培养一定时间后，肉眼观察试管混浊情况，记录能抑制试验菌生长的 MIC（图 7-1）。此种方法由于细菌与药液接触，比其他方法更为敏感，结果更具有精确性和可重复性。

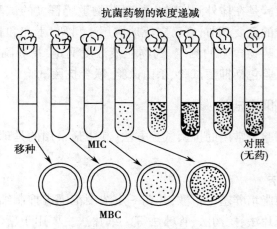

抗菌药物的浓度递减

移种　　　　MIC　　　　　　　　　　　　　对照（无药）

MBC

图 7-1　液体培养基连续稀释法示意图

2. 固体培养基连续稀释法 先按连续稀释法配制药物，将不同系列浓度、定量的药物分别混入固体培养基，制成一批药物浓度呈系列递减的平板。然后将含有一定细胞数的试验菌液（通常为 10^4 左右）以点种法接种于平板上，可以逐个点种，也可采用多点接种器接种；同时设无药空白平板对照。培养后测定各菌对该药的 MIC。该法在一组平板中可测定多种试验菌的 MIC，不受药物颜色及浑浊度的影响。

二、药物体外杀菌试验

杀菌试验是用来评价药物对微生物的致死活性的。

（一）最低杀菌浓度的测定

最低杀菌浓度（MBC）指该药物能杀死细菌的最低浓度。按液体培养基连续稀释法的操作方法测量药物的 MIC，然后把未长出细菌的各个试管培养液分别移种到无菌平板上，培养后平板上无细菌生长的药物最低浓度就是 MBC。

（二）活菌计数法

在一定浓度的定量药物内加入定量的试验菌，作用一定时间后，取定量混合液混入琼脂培养基，倾注成平板，培养后计数长出的菌落数。也可用微孔滤膜过滤药物与试验菌的混合液，洗净药液，将滤膜放在平板上培养后计数长出的菌落数。从存活的细菌数量计算出药物对细菌的致死率，从而判断药物的杀菌能力。

（三）苯酚系数测定法

又称酚系数测定法，是以苯酚为标准，在一定条件、一定时间内被测试化学消毒剂杀死全部试验菌的最高稀释度与达到同样效果苯酚最高稀释度的比值。苯酚系数越大,表明该消毒剂杀菌力越强。由于各种化学消毒剂杀菌原理各不相同,因而该法仅仅适用于酚类消毒剂杀菌效力的测定。

苯酚系数 = 消毒剂的杀菌稀释度/苯酚的杀菌稀释度。苯酚系数大于或等于 2 为合格。

三、联合抗菌试验

联合抗菌试验可用于预测任何两种抗菌药物联合应用时的相互影响,联合抗菌试验可出现 4 种结果(图 7-2):①协同作用:两种药物联合作用的活性显著大于单独作用的总和;②拮抗作用:两种药物联合作用的活性显著低于单独抗菌活性;③相加作用:两种药物联合作用的活性等于单独抗菌活性之和;④无关作用:两种药物联合作用的活性等于其单独活性。

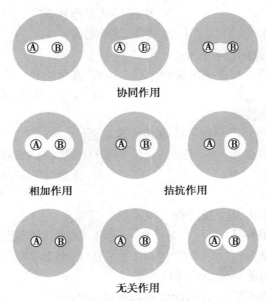

图 7-2　单纸片搭桥法联合抗菌试验结果示意图

联合抗菌试验意义:①扩大抗菌谱,治疗混合感染;②预防或推迟细菌耐药性的产生;③联合用药可以减少剂量,以避免达到毒性剂量;④对某些耐药细菌引起的严重感染,联合用药比单一用药效果更好。故联合抗菌试验可指导临床选择最佳治疗方案,提高治疗效果。

点 滴 积 累

1. 药物体外抗菌试验是在体外测定微生物对药物敏感程度的试验,包括抑菌试验、杀菌试验、联合抗菌试验。

2. 药物体外抑菌试验常用琼脂扩散法和连续稀释法;药物体外杀菌试验常用活菌计数法和苯酚系数测定法;联合抗菌试验可用于预测任何两种抗菌药物联合应用时的相互影响,联合抗菌试验可出现协同作用、拮抗作用、累加作用、无关作用 4 种不同结果。

目 标 检 测

一、选择题

（一）单项选择题

1. 只要被检药品性状允许,无菌制剂的微生物学检查应采用(　　)
   A. 薄膜过滤法　　　　　　　B. 直接接种法　　　　　　　C. 平皿法
   D. 挖沟法　　　　　　　　　E. 纸条法

2. 《中国药典》规定,无菌制剂微生物检查中作为抗革兰阳性菌药物的阳性对照菌是(　　)
   A. 链球菌　　　　　　　　　B. 生孢梭状芽孢杆菌　　　　C. 金黄色葡萄球菌
   D. 白色念珠菌　　　　　　　E. 铜绿假单胞菌

3. 微生物限度检查的内容包括(　　)
   A. 染菌数量检查和控制菌检查　　　　B. 真菌检查
   C. 沙门菌检查　　　　　　　　　　　D. 金黄色葡萄球菌检查
   E. 大肠埃希菌检查

4. 《中国药典》规定,用于细菌计数的培养基是(　　)
   A. 营养琼脂培养基　　　　　　　　　B. 玫瑰红钠琼脂培养基
   C. 肉汤培养基　　　　　　　　　　　D. 选择性培养基
   E. 庖肉培养基

5. 《中国药典》规定,用于酵母菌计数的培养基是(　　)
   A. 营养琼脂培养基　　　　　　　　　B. 玫瑰红钠琼脂培养基
   C. 肉汤培养基　　　　　　　　　　　D. 庖肉培养基
   E. 酵母浸出粉胨葡萄糖琼脂培养基

6. 《中国药典》规定,用于真菌计数的培养基是(　　)
   A. 营养琼脂培养基　　　　　　　　　B. 玫瑰红钠琼脂培养基
   C. 肉汤培养基　　　　　　　　　　　D. 选择性培养基
   E. 庖肉培养基

7. 直接接种法进行无菌制剂的微生物学检查,培养时间一般为(　　)
   A. 8 天　　　　B. 14 天　　　　C. 10 天　　　　D. 7 天　　　　E. 12 天

8. 热原检查灵敏度最大的方法是(　　)
   A. 家兔试验法　　　　　　　B. 鲎试验法　　　　　　　　C. 锡克试验
   D. 结核菌素试验　　　　　　E. 毒力试验

（二）多项选择题

1. 常用平皿法进行菌落计数的微生物包括(　　)
   A. 细菌　　　　　　　　　　B. 真菌　　　　　　　　　　C. 酵母菌
   D. 螺旋体　　　　　　　　　E. 病毒

2. 药物制剂的微生物限度检查的控制菌包括(　　)
   A. 大肠埃希菌　　　　　　　B. 沙门菌　　　　　　　　　C. 金黄色葡萄球菌

  D. 梭菌   E. 铜绿假单胞菌

3. 需进行无菌检查的药物制剂有(　　　)

  A. 注射剂   B. 输液剂   C. 植入片

  D. 创面用制剂   E. 止血海绵剂

二、简答题

1. 无菌制剂的微生物学检查方法有哪些？

2. 药物制剂的微生物限度检查包括哪些项目？控制菌检查包括哪些项目？

（戴翠萍）

第三篇 免 疫 学

第八章 免疫学概述

免疫学是研究机体免疫系统的结构和功能的学科。随着医学科学的发展，人类对免疫的认识逐渐深入，免疫学已成为生命科学的前沿学科。

第一节 免 疫

一、免疫的概念

免疫是机体识别和排除抗原性异物，维持自身生理平衡和稳定的功能。

二、免疫的功能

机体的免疫功能主要表现在三个方面：

1. 免疫防御 是指机体识别和清除病原生物等抗原性异物的能力。此功能低下或缺如时机体易反复发生感染及免疫缺陷病。免疫防御功能过高时则会引起超敏反应。

2. 免疫自稳 是机体免疫系统维持内环境相对稳定的一种生理功能。正常时机体可及时清除体内损伤、衰老、死亡细胞和抗原-抗体复合物等。若此功能失调时，可发生生理功能紊乱或自身免疫性疾病。

3. 免疫监视 是机体免疫系统及时识别、清除体内突变细胞的一种生理性保护功能。此功能低下时机体易患肿瘤。

三、免疫的类型

机体有两种免疫类型：一是固有性免疫，又称非特异性免疫；二是适应性免疫，又称特异性免疫。

固有性免疫是机体的第一道免疫防线，也是特异性免疫的基础，其特征是：①无特异性，作用广泛；②可通过遗传获得；③初次与抗原接触即能发挥效应，但无记忆性；④个体间差异不大。

适应性免疫包括细胞免疫与体液免疫，其特征是：①特异性：即 T、B 淋巴细胞仅能针对相应抗原表位发生免疫应答；②获得性：是指个体出生后受特定抗原刺激而获得的免疫;③记忆性:即再次遇到相同抗原刺激时,存在于体内的记忆细胞可产生免疫效应,出现迅速而增强的应答。

■■■ 点 滴 积 累 ■■■

1. 免疫是机体识别和排除抗原性异物,维持自身生理平衡和稳定的功能。

2. 免疫的功能有:免疫防御、免疫自稳、免疫监视。

3. 机体有两种免疫类型:一是固有性免疫,又称为非特异性免疫;二是适应性免疫,又称为特异性免疫。

第二节 免 疫 学

一、免疫学概念

免疫学是研究人体免疫系统结构功能及其与疾病关系的学科。免疫学的发展及其向医学各学科的渗透,产生了许多免疫学分支学科和交叉学科,如免疫病理学、免疫遗传学、免疫药理学、免疫毒理学、神经免疫学、肿瘤免疫学、移植免疫学、生殖免疫学、临床免疫学等。这些分支学科的研究极大地促进了现代生物学和医学的发展。免疫学的发展必将在恶性肿瘤的防治、器官移植、传染病的防治、自身免疫性疾病的防治、生殖的控制,以及延缓衰老等方面推动医学的进步。

二、免疫学在药学中的应用与展望

免疫学在药学中应用广泛,免疫学理论和技术应用于药学的研究,其相关产品可应用于诊断、预防和治疗三方面,随着免疫学理论的进步,推动着药学研究的发展和产品的更新。

(一) 免疫学在药学中的应用

1796 年英国医生 Jenner 开始采用接种牛痘的方法来预防天花,从而使人类免受天花病毒的侵害,充分证明了疫苗这种生物制品可以预防传染性疾病,这使得对免疫学知识处于懵懂状态的人类开始了免疫学及相关生物制品的研究。牛痘是人类发明的第一个生物制品。随着免疫学研究的进展,抗体的发现促使用于治疗的生物制品——免疫血清的出现,并开始研究体外抗原、抗体反应,并应用于疾病的诊断。随着免疫学理论的进展,新技术、新产品不断出现,目前免疫学在药学研究、生产中应用主要有:

1. 诊断方面 免疫学的诊断技术广泛应用于临床和科学研究,诊断试剂的开发是生物制品开发最活跃的领域之一。特别是单克隆抗体技术出现后,大批特异性高的诊断试剂大量上市,为临床提供了快速、高效、准确的诊断方法,为患者得到及时正确的治疗提供了保证。

2. 治疗方面 人类很早就应用免疫血清进行传染病的治疗,这种治疗技术为保障人类健康作出了一定贡献,目前仍在临床使用的药品除人免疫球蛋白外,还有精制破伤风抗毒素血清、白喉抗毒素血清、霍乱抗毒素血清等。自 20 世纪 90 年代开始,我国批准了除免疫血清外的大量治疗用生物制品上市,如:干扰素、白细胞介素、肿瘤坏死因子、集落刺激因子、促红细胞生成素、血小板生长因子等。

3. 预防方面　人类研究开发的生物制品以疫苗为最多,目前有百余种产品在临床使用。20 世纪 50 年代全国普种牛痘苗,之后开展了卡介苗、白百破三联疫苗的接种,先后研制成功口服脊髓灰质炎减毒活疫苗和麻疹减毒活疫苗、甲型肝炎减毒活疫苗、乙型肝炎病毒基因工程疫苗等三十余种疫苗。

(二) 免疫学在药学中应用的展望

应用基因工程开发免疫学制品,使之得以大规模生产并在临床广泛应用,免疫学与药学结合为临床提供了更多的疾病诊断、治疗和预防手段。而且免疫学在药学研究、生产中的应用必将更广阔、更深入,今后将快速发展的除了诊断试剂外还有:

1. 新型疫苗的研究　随着免疫学和现代医学技术的发展,疫苗的研究也步入了新的时代,如亚单位疫苗、结合疫苗、合成肽疫苗、基因工程疫苗等。新型疫苗的研究将成为今后研究热点。人们通过研究证实了口服疫苗在预防自身免疫病、过敏性疾病及传染病方面的作用。由于给药途径简单、患者痛苦程度低、受试者顺应性好等优点,口服疫苗成为免疫学研究的热点之一,也必将加入未来的疫苗类生物制品的行列。

2. 基因工程制备重组细胞因子　应用大肠埃希菌、酵母菌、昆虫细胞等生产基因重组人细胞因子,广泛应用于生物制药工业。如干扰素、促红细胞生成素、集落刺激因子等临床应用取得了显著效果,更多的细胞因子还处在临床试验阶段。

回顾免疫学的发展历史,可以清楚地看到,免疫学每一步重要进展都推动着生物技术的发展。20 世纪末 21 世纪初,免疫学在抗感染方面的巨大成功,促进了生物制品产业的发展。人工主动免疫和被动免疫的应用,有力地控制了多种传染病的传播。在过去 30 年中,免疫学的巨大进展在更深的层次和更广阔的范围内,推动了生物高技术产业的发展。应用细胞工程大量生产的单克隆抗体,应用基因工程技术研制生产的细胞因子为临床医学提供了一大类具有免疫调节作用的新型药物。这些新型药物主要着重于调节机体的免疫功能,且副作用较少,因而在多种疾病的治疗上具有传统药物所不可替代的作用。目前,以细胞因子和单克隆抗体为主要产品的生物高技术产业,已成为具有巨大市场潜力的新兴产业。

点　滴　积　累

1. 免疫学是研究人体免疫系统结构功能及其与疾病关系的学科。
2. 免疫学在药学研究、生产中的应用主要有:诊断、治疗、预防等方面。

目 标 检 测

一、选择题

1. 免疫的正确概念是机体(　　)

　　A. 对病原微生物的防御能力

　　B. 清除突变细胞的能力

C. 识别和排除抗原性异物的功能

D. 清除自身衰老和死亡细胞的功能

E. 机体抗感染的防御功能

2. 机体免疫防御功能可以(　　)

A. 识别和清除病原生物等抗原性异物　　B. 维持内环境相对稳定

C. 识别、清除体内突变细胞　　　　　　D. 抗肿瘤

E. 抗过敏

3. 机体免疫防御功能过高可导致(　　)

A. 严重感染　　　　　　B. 免疫缺陷　　　　　　C. 超敏反应

D. 自身免疫病　　　　　E. 易患肿瘤

4. 机体清除自身突变细胞,防止肿瘤发生的免疫功能是(　　)

A. 免疫防御功能　　　　B. 免疫监视功能　　　　C. 免疫自稳功能

D. 以上都是　　　　　　E. 以上都不是

5. 免疫自稳功能异常时表现为(　　)

A. 超敏反应　　　　　　B. 免疫缺陷　　　　　　C. 自身免疫病

D. 肿瘤　　　　　　　　E. 严重感染

6. 创用牛痘苗预防天花的学者是(　　)

A. Pasteur　　　　　　B. Koch　　　　　　　　C. Ehrlich

D. Jenner　　　　　　E. Owen

7. 免疫对机体的作用(　　)

A. 有利　　　　　　　　B. 有害　　　　　　　　C. 有利又有害

D. 无利也无害　　　　　E. 正常情况下有利,某些条件下有害

8. 机体清除体内衰老和死亡细胞的功能是(　　)

A. 免疫防御功能　　　　B. 免疫自稳功能　　　　C. 免疫监视功能

D. 自身免疫性现象　　　E. 以上都是

9. 机体抵抗病原微生物感染的功能称为(　　)

A. 免疫监视　　　　　　B. 免疫自稳　　　　　　C. 免疫耐受

D. 免疫防御　　　　　　E. 免疫识别

10. 免疫防御功能低下的机体易发生(　　)

A. 肿瘤　　　　　　　　B. 超敏反应　　　　　　C. 移植排斥反应

D. 反复感染　　　　　　E. 自身免疫性疾病

二、简答题

举例说明免疫的三大功能及功能异常的表现。

(曹元应)

第九章 抗 原

在免疫学发展早期,人们应用细菌或其外毒素给动物注射,经一段时间后,血清中会产生一种能与细菌或外毒素特异性结合的物质。经过研究,将血清中这种具有特异性反应的物质称为抗体,而刺激机体产生抗体的物质如细菌或外毒素则称为抗原。

第一节 抗原的概念与分类

一、抗原的概念和特性

(一)抗原的概念

抗原(Ag)是一类能刺激机体产生抗体或致敏淋巴细胞,并能与相应抗体或致敏淋巴细胞在体内外发生特异性结合的物质。

抗原具有两种基本特性:①免疫原性,指抗原能刺激特定的免疫细胞,使免疫细胞活化、增殖、分化,最终产生免疫效应物质(抗体或致敏淋巴细胞)的特性;②免疫反应性,指抗原与相应的免疫效应物质(抗体或致敏淋巴细胞)特异性结合而产生免疫反应的特性。

(二)抗原的异物性和特异性

1. 异物性 正常情况下,机体的免疫系统具有精确识别"自己"和"非己"物质的能力,机体对"自己"物质不发生免疫应答,而对"非己"物质则加以排斥。凡与宿主自身成分相异或胚胎期未与自身淋巴细胞接触过的物质均为"非己"物质,抗原就是"非己"的物质,"非己性"即为异物性。异物性是抗原对某一机体具有免疫原性的第一要素。一般情况下,异物性越强,则免疫原性也越强。抗原分子量越大、化学组成和结构越复杂、与机体的种系关系越远,抗原的异物性就越强。比如说鸡卵蛋白对鸭的免疫原性较弱,而对马则是强抗原;明胶分子主要为直链氨基酸组成,缺乏苯环氨基酸,故免疫原性弱,如果在明胶分子中引入少量酪氨酸,其免疫原性可显著增强。

> **课 堂 活 动**
>
> 通过分析氯化钠、卵蛋白、自体皮肤,哪个对人来说具有免疫原性,总结决定免疫原性的条件。

2. 特异性　特异性是指物质间相互作用的针对性、专一性。抗原的特异性表现在免疫原性和免疫反应性两个方面：①免疫原性的特异性：某一特定抗原刺激机体，使其产生只针对该抗原的特异性抗体或致敏淋巴细胞；②免疫反应性的特异性：某一特定抗原只能与其相对应的特异性抗体或致敏淋巴细胞发生特异性结合反应。抗原的特异性是免疫应答中最重要的特点，也是免疫学诊断和免疫学防治的理论依据。

抗原特异性的物质基础是抗原决定簇。抗原决定簇又称表位，是存在于抗原分子表面的特殊化学基团，一般由 5~8 个氨基酸残基、多糖残基或核苷酸组成。抗原决定簇的性质、数目和空间结构决定着抗原的特异性，抗原通过表位与相应淋巴细胞表面的抗原受体（BCR/TCR）结合，激活淋巴细胞引起免疫应答；抗原也通过表位与相应抗体发生特异性结合。因此，抗原决定簇是被免疫细胞识别的标志和免疫反应具有特异性的物质基础。

天然抗原表面常带有多种不同的抗原决定簇，不同的抗原有各自特殊的抗原决定簇，也有相同的抗原决定簇。不同抗原分子上若存在相同或相似的抗原决定簇，则互称为共同抗原。在具有共同抗原的条件下，一种抗原刺激机体产生的抗体可与另一种抗原发生反应，这种现象称为交叉反应。例如伤寒沙门菌有菌体抗原 9 和 12，乙型副伤寒沙门菌有菌体抗原 4 和 12，两者具有相同的菌体抗原 12（图 9-1）。因此，伤寒沙门菌的抗体就可以和乙型副伤寒沙门菌发生交叉反应。

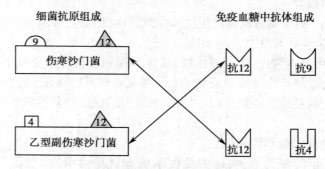

图 9-1　细菌共同抗原与交叉反应示意图

二、抗原的分类

抗原的分类方法不一，一般有以下几种分类方法。

（一）根据抗原的基本性能分类

1. 完全抗原　同时具有免疫原性和免疫反应性的物质，称为完全抗原。一般为一些复杂的有机分子，如病原生物、异种动物血清等。

2. 半抗原　只具有免疫反应性而不具有免疫原性的物质，称为半抗原或不完全抗原。半抗原只能与相应抗体特异性结合，而不能诱导机体产生特异性抗体。半抗原一般分子量较小，如大多数多糖、磷脂、糖脂、核酸、某些化学药物等。半抗原与载体（蛋白质、细胞等）结合后可获得免疫原性。

（二）根据抗原与机体的亲缘关系分类

可分为异种抗原、同种异型抗原、自身抗原、异嗜性抗原等。

（三）根据诱导抗体产生是否需要 T 细胞参与分类

1. 胸腺依赖性抗原(TD- Ag) 此类抗原在刺激 B 细胞产生抗体的过程中需 T 淋巴细胞的协助和参与。此类抗原特点是：分子量大,结构复杂；既能诱导体液免疫,又能引起细胞免疫。

2. 胸腺非依赖性抗原(TI- Ag) 此类抗原在刺激 B 细胞产生抗体的过程中不需要 T 淋巴细胞的参与。这类抗原比较少,如细菌脂多糖、荚膜多糖、聚合鞭毛素等均属 TI 抗原。此类抗原特点是：结构简单,表位相同并重复排列；只能诱导体液免疫,不能激发细胞免疫。

（四）其他分类方法

根据抗原的化学性质不同可分为蛋白抗原、多糖抗原和核酸抗原等；根据抗原的物理性状不同可分为可溶性抗原和颗粒性抗原；根据抗原获得方式不同可分为天然抗原、人工合成抗原、应用分子生物学技术制备的重组抗原等；诱导产生免疫耐受的抗原称之为耐受原,引起超敏反应的抗原称之为变应原。

点 滴 积 累

1. 抗原是一类能刺激机体产生抗体或致敏淋巴细胞,并能与相应抗体或致敏淋巴细胞在体内外发生特异性结合的物质。

2. 抗原具有两种基本特性：免疫原性和免疫反应性。

3. 抗原是"非己"物质,具有异物性；抗原的特异性既指抗原引发免疫效应物质产生的特异性,也指和免疫效应物质结合的专一性。

4. 根据诱导抗体产生是否需要 T 细胞参与,可将抗原分为胸腺依赖性抗原和胸腺非依赖性抗原。

第二节 医学上重要的抗原物质

一、病原生物

各种病原生物如真菌、细菌、病毒、寄生虫等都是医学上重要的抗原。微生物虽结构简单,但化学组成相当复杂。各种微生物都含有多种不同的蛋白质及与蛋白质结合的特异多糖、类脂等,因此,微生物是一个含有多种抗原决定簇的天然抗原复合物。以大肠埃希菌为例,就具有菌体(O)抗原、鞭毛(H)抗原、表面(K)抗原以及菌毛抗原等,这些抗原成分均可作为大肠杆菌鉴定、分型的依据。人体寄生虫也含有多种抗原成分,寄生虫在人体内生活的不同发育期,如幼虫、成虫的体表及其分泌排泄物都是医学上重要的抗原。研究寄生虫抗原中的特异性组分和结构,可用于制备诊断试剂和人体寄生虫的分子疫苗。

二、细菌的外毒素和类毒素

外毒素是某些细菌向菌体外分泌的合成代谢产物,化学成分为蛋白质,具有很强的免疫原性,能刺激机体产生相应的抗体即抗毒素。抗毒素可中和外毒素的毒性作用。

外毒素经 0.3%~0.4% 甲醛处理后,可失去毒性而保留免疫原性,称为类毒素。类毒素可作为疫苗,用于人工预防接种,例如白喉类毒素和破伤风类毒素可预防白喉及破伤风的发生。

三、动物免疫血清

用类毒素免疫动物(如马、羊等)后,动物血清中可产生大量的抗毒素,即动物免疫血清。临床上动物免疫血清常用于疾病的特异性治疗和紧急预防。对人而言这种动物免疫血清具有抗毒素、抗原双重性,可引起免疫应答,故注射前应做皮肤过敏试验,以防超敏反应的发生。

四、同种异型抗原

同种异型抗原是指在同一种属不同个体间存在的特异性抗原。人类重要的同种异型抗原包括血型抗原和白细胞抗原。

(一)血型抗原

是存在于红细胞表面的抗原物质,由此确定人类的血型,主要有 ABO 血型抗原和 Rh 血型抗原。

1. ABO 血型抗原　按照人红细胞表面是否存在 A 抗原或 B 抗原,将人类血型分为 A、B、AB、O 四种血型。人类血清中存在有 ABO 血型抗原的天然抗体,因此,输血前供血者与受血者之间必须进行严格的配血试验。

2. Rh 血型抗原　多数人体内的红细胞和恒河猴红细胞膜具有相同的抗原成分,此抗原称为 Rh 抗原(主要是 D 抗原),红细胞表面有 D 抗原的为 Rh 阳性,缺乏 D 抗原的为 Rh 阴性。正常情况下人类血清中不存在 Rh 抗原的天然抗体。Rh 阳性血型在我国汉族人中约占 99.7%。

(二)白细胞抗原

人类白细胞抗原(HLA)存在于白细胞、巨核细胞等各种有核细胞表面,尤以淋巴细胞表面密度最高。此类抗原参与免疫应答、免疫调节、移植排斥反应及与某些疾病的发生相关,是反映个体特异性和遗传的标志。

 知 识 链 接

器官移植与 HLA

HLA 也称为人类主要组织相容性抗原。组织相容性是指不同个体间进行器官或组织移植时供者与受者相互接受的程度,如果供者和受者的 HLA 不相同,即组织不相容,那么移植物就会被排斥而死亡,器官移植也就失败。目前,限制器官移植发展的最大阻力是受、供体的 HLA 不同而导致的排异反应,而在人群中,除同卵双胎外,很难在无关群体中找到 HLA 完全相同的两个个体。因此,HLA 就好似人类个体的条形码一样,反映出个体高度的特异性。

五、异嗜性抗原

异嗜性抗原是指一类存在于不同种系生物间的共同抗原。Forssman 最早发现豚鼠的肝、脾等与绵羊红细胞有共同抗原,因此异嗜性抗原也称为 Forssman 抗原。异嗜性抗原可造成交叉反应,可导致某些疾病的发生,也可用于临床诊断。例如 A 群溶血性链球菌与人类肾小球基底膜有共同抗原,感染该菌可引发急性肾小球肾炎;某些变形杆菌菌株与立克次体有共同抗原,立克次体不易体外培养,因此,可利用变形杆菌做抗原查患者血清中的立克次体抗体水平,辅助诊断斑疹伤寒。

六、其他抗原

1. 肿瘤抗原　是在细胞癌变过程中出现的具有免疫原性的大分子物质。据其特异性可分为肿瘤特异性抗原和肿瘤相关抗原。肿瘤特异性抗原是肿瘤细胞表面特有的抗原,在正常细胞或其他肿瘤细胞表面均不存在,如黑色素瘤、结肠癌、乳腺癌等肿瘤细胞表面可检测到此类抗原。肿瘤相关抗原是肿瘤非特异性抗原,在正常细胞或其他肿瘤细胞表面也存在,只是在肿瘤发生时有明显的量的差异,如原发性肝癌患者血清中出现的高滴度的甲胎蛋白(AFP)。

2. 耐受原　能诱导免疫耐受的抗原为耐受原。一般情况下,小分子、可溶性、非聚合性抗原(如血清白蛋白、多糖等)易成为耐受原。在器官移植中,如果移植物是一种耐受原,则不会引起排异反应。

3. 自身抗原　能引起自身免疫应答的自体成分称为自身抗原。主要见于两种情况:①隐蔽自身抗原的释放:有些自身抗原从胚胎发生时就借助屏障终身与免疫系统隔离,如眼晶状体蛋白、甲状腺球蛋白、精子等,若屏障被破坏,这些物质进入血流,就会引起自身免疫应答;②修饰的自身抗原:化学药物、病原生物感染可使自身成分的分子结构发生改变,出现新的抗原决定簇而成为自身抗原。

▌点 滴 积 累

1. 医学上重要的抗原包括病原生物、细菌外毒素和类毒素、动物免疫血清、同种异型抗原、异嗜性抗原等。

2. 同种异型抗原指同一种属中的不同个体间存在的特异性抗原。人类重要的同种异型抗原包括血型抗原和白细胞抗原。

3. 异嗜性抗原是指一类存在于不同种系生物间的共同抗原。异嗜性抗原可造成交叉反应,导致某些疾病的发生。

第三节　佐　　剂

一、佐剂的概念和分类

(一) 佐剂的概念

佐剂是指同抗原一起或预先注入机体,能非特异性增强机体对该抗原的免疫应答或改变其免疫应答类型的物质,是一种非特异免疫刺激剂。佐剂是疫苗研究过程中的重要组成部分。

(二)佐剂的分类

佐剂的种类很多,主要包括以下几类:

1. 生物性佐剂　主要包括微生物及其代谢产物,如分枝杆菌、百日咳杆菌、脂多糖等。

2. 无机佐剂　如氢氧化铝、明矾、磷酸铝等。

3. 合成佐剂　如人工合成的双链多聚核苷酸、胞壁酰二肽等。

4. 油剂　最常用的是弗氏佐剂,包括弗氏完全佐剂(FCA)和弗氏不完全佐剂(FIA)。该佐剂只用于实验目的的免疫研究,不适合用于制备疫苗。

5. 新型佐剂　如 QuickAntibody 免疫佐剂,用于小鼠单克隆抗体/多克隆抗体的制备。

二、佐剂在药学中的应用

佐剂通过改变抗原的物理性状,延长抗原在体内的存留时间,增强了抗原提呈细胞对抗原的处理和提呈能力,刺激淋巴细胞增殖分化,从而增强和扩大免疫应答。由于佐剂具有增强机体免疫应答的作用,故应用范围广泛,例如制备动物免疫血清在免疫动物时加用佐剂可获得高效价的抗体;接种疫苗时加用佐剂可增强疫苗的免疫效果;佐剂也可作为免疫增强剂直接用于肿瘤、慢性感染、过敏性疾病的辅助治疗等。

点 滴 积 累

1. 佐剂是能非特异性增强免疫应答的物质。
2. 弗氏佐剂能强烈的刺激机体产生免疫应答,但副作用明显,只能用于实验研究。
3. 疫苗加用佐剂可增强疫苗的免疫效果。

目 标 检 测

一、选择题

(一)单项选择题

1. 抗原分子的免疫反应性是指(　　)

　　A. 诱导机体免疫应答的特性　　　　　B. 与免疫应答产物结合的特性

　　C. 与大分子载体结合的特性　　　　　D. 诱导机体发生耐受的特性

　　E. 诱导机体产生免疫应答产物的特性

2. 胸腺依赖性抗原是指(　　)

　　A. 在胸腺中被识别　　　　　　　　　B. 不能引起体液免疫应答

　　C. 可刺激胸腺细胞产生抗体　　　　　D. 在 T 细胞辅助下才能激活 B 细胞

　　E. 不需要 T 细胞辅助就能激活 B 细胞

3. 引起移植排斥反应的属于(　　)

    A. 异种抗原　　　　　　B. 自身抗原　　　　　　C. 同种异型抗原

    D. 异嗜性抗原　　　　　E. 肿瘤抗原

4. 抗原表面与抗体结合的特殊化学基团称为(　　　)

    A. 抗原识别受体　　　　B. 类属抗原　　　　　　C. 半抗原

    D. 抗原决定簇　　　　　E. 共同抗原

5. 异嗜性抗原(　　　)

    A. 与种属密切相关　　　　　　　　　B. 不引起交叉反应的发生

    C. 血型抗原属于异嗜性抗原　　　　　D. 是一种共同抗原

    E. 眼晶状体蛋白属于异嗜性抗原

6. 肿瘤相关性抗原(　　　)

    A. 为肿瘤细胞所特有的抗原

    B. 瘤细胞与正常细胞都高表达的抗原

    C. 正常组织细胞高表达的抗原

    D. 正常细胞表面没有的抗原

    E. 肿瘤细胞高表达正常细胞少量表达的抗原

7. 对人体为半抗原的是(　　　)

    A. 马血清　　　　　　　B. 外毒素　　　　　　　C. 异体器官

    D. 青霉素　　　　　　　E. 大肠埃希菌

8. 两种蛋白都能与同一抗体发生结合反应,这两种物质相互称为(　　　)

    A. 半抗原　　　　　　　B. 共同抗原　　　　　　C. 完全抗原

    D. 胸腺依赖抗原　　　　E. 异种抗原

9. 佐剂(　　　)

    A. 能特异性增强机体对该抗原的免疫应答

    B. 弗氏佐剂是常用于人类的免疫佐剂

    C. 是非特异性的免疫刺激剂

    D. 可减弱机体对抗原的免疫应答

    E. 不能改变抗原的物理性状

10. 入血可成为自身抗原诱导自身免疫的是(　　　)

    A. 血小板　　　　　　　B. 红细胞　　　　　　　C. 白细胞

    D. 血浆　　　　　　　　E. 晶状体蛋白

(二) 多项选择题

1. 抗原物质的免疫原性取决于(　　　)

    A. 高分子量　　　　　　B. 化学组成　　　　　　C. 异物性程度

    D. 特异性　　　　　　　E. 化学结构的复杂性

2. 关于 TD- Ag 的叙述,正确的是(　　　)

    A. 大多为蛋白质类的物质　　　　　　B. 诱导抗体产生时需 T 细胞辅助

    C. 只产生 IgM　　　　　　　　　　　D. 不能产生免疫记忆

    E. 大多为糖类物质

3. 对人来说构成抗原的有(　　　)

    A. 其他个体的脏器　　　　　　　　　B. 流感病毒

    C. 自体皮肤　　　　　　　　　　　　D. 动物免疫血清

    E. 自体晶状体蛋白

二、简答题

1. 在制备生物制品如抗血清时,如何提高所用抗原物质的免疫原性?

2. 简述 TD-Ag 与 TI-Ag 的区别?

(秦　丹)

第十章 免疫系统

免疫系统是生物体在长期进化过程中形成的,是执行免疫功能的物质基础,由免疫器官、免疫细胞和免疫效应分子组成。

第一节 免疫器官

免疫器官是指实现免疫功能的器官或组织。根据发生的时间顺序和功能差异,可分为中枢免疫器官和外周免疫器官两部分。

一、中枢免疫器官

中枢免疫器官是免疫细胞发生、分化、发育和成熟的主要场所。人和哺乳动物的中枢免疫器官包括骨髓和胸腺。

(一) 骨髓

骨髓是造血器官,在骨髓生成的多能造血干细胞是各种血细胞的发源地,骨髓也是人和哺乳动物 B 细胞发育成熟的场所。多能造血干细胞在骨髓内分化为髓样干细胞和淋巴样干细胞,前者最终分化成熟为粒细胞、红细胞、血小板、单核细胞等,后者则分化为有待于进一步分化的始祖 T 细胞以及成熟的 B 细胞和 NK 细胞等。

(二) 胸腺

胸腺是 T 细胞分化发育成熟的中枢免疫器官。胸腺位于胸腔纵隔上部、胸骨后方。胸腺的大小和结构随年龄不同而有明显差异。新生期胸腺约 15~20g,以后逐渐增大,青春期可达 30~40g,以后随年龄增长而逐渐萎缩退化,老年期胸腺多被脂肪组织取代,功能衰退导致细胞免疫功能下降。

二、外周免疫器官

外周免疫器官是成熟 T 细胞、B 细胞等免疫细胞定居的场所,也是接受抗原刺激后产生免疫应答的部位。外周免疫器官包括淋巴结、脾和黏膜相关的淋巴组织。

(一) 淋巴结

淋巴结沿淋巴管道分布,遍布全身各处。淋巴结的实质可分为皮质和髓质两部分(图 10-1)。皮质又可分为靠近被膜的浅皮质区和靠近髓质的深皮质区(副皮质区)。浅皮质区含有淋巴滤泡,其内含有大量 B 细胞,也含有滤泡树突状细胞及少量巨噬细胞和 Th 细胞,又称 B 细胞区或胸腺非依赖区。深皮质区为弥散的淋巴组织,主要由 T 细胞组成,富含并指状细胞及少量巨噬细胞,又称 T 细胞区或胸腺依赖区。髓质区由髓索和髓窦组成,髓索内主要为 B 细胞和浆细胞,也含部分 T 细胞和巨噬细胞。髓窦内富含巨噬细胞,能吞噬清除病原微生物、毒素等抗原性异物,发挥过滤作用。

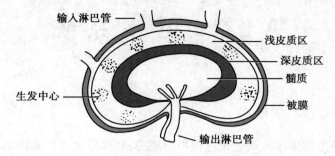

图 10-1 淋巴结的结构示意图

(二)脾

脾具有造血、贮血和过滤作用,也是体内最大的外周免疫器官。脾实质由红髓和白髓两部分组成。白髓由动脉周围淋巴鞘和鞘内淋巴滤泡(脾小结)组成,主要含 T 细胞、树突状细胞和少量巨噬细胞,为胸腺依赖区。淋巴滤泡分布于淋巴鞘内,主要由 B 细胞和少量巨噬细胞组成,为胸腺非依赖区。红髓包括脾索和脾窦。脾索呈海绵网状,其网孔中富含 B 淋巴细胞、浆细胞、巨噬细胞和其他血细胞。脾窦内充满血液,大量巨噬细胞附着在血窦壁上,能有效清除病原体、免疫复合物和衰老损伤的血细胞,并具有抗原提呈作用。

(三)黏膜相关的淋巴组织

黏膜相关的淋巴组织主要指呼吸道、消化道及泌尿生殖道黏膜固有层中的弥散淋巴组织,以及器官化的淋巴组织如扁桃体、小肠派氏集合淋巴结和阑尾等。黏膜免疫系统中的 B 细胞多产生分泌型 IgA,经黏膜上皮细胞分泌到黏膜表面,抵御病原微生物的入侵,在黏膜局部免疫中发挥重要作用。

点 滴 积 累

1. 免疫器官分为中枢免疫器官和外周免疫器官。

2. 中枢免疫器官包括:骨髓和胸腺,外周免疫器官包括:淋巴结、脾脏和黏膜相关淋巴组织。

第二节 免 疫 细 胞

所有参与免疫应答或与免疫应答有关的细胞及其前体细胞,统称为免疫细胞。免疫细胞包括造血干细胞、淋巴细胞、单核吞噬细胞、树突状细胞、粒细胞、肥大细胞、红细胞、血小板、血管内皮细胞以及许多基质细胞等。

一、淋巴细胞

淋巴细胞来源于淋巴样干细胞,是一个复杂不均一的细胞群体,它包含许多形态相似而功能不同的亚群。从大的细胞群体来源可分为 T 细胞、B 细胞和第三群淋巴细胞

(主要包括 NK 细胞和 LAK 细胞等)。T、B 细胞在抗原诱导下可以活化、增殖和分化,从而表现免疫活性,故称为免疫活性细胞,或称为抗原特异性淋巴细胞。

(一)T 淋巴细胞

T 淋巴细胞是淋巴样干细胞随血液迁移至胸腺,在胸腺微环境中胸腺基质细胞及其分泌的细胞因子和胸腺激素的作用下,逐渐分化发育成熟的淋巴细胞,所以称为胸腺依赖性淋巴细胞,简称为 T 淋巴细胞或 T 细胞。成熟 T 细胞离开胸腺,进入外周免疫器官和组织定居,通过血液和淋巴循环发挥相应免疫功能。T 细胞约占外周血中淋巴细胞总数的 60%~70%。

1. T 细胞的表面分子

(1)TCR-CD3 复合物:是 T 细胞特有的重要标志。TCR 由 α、β 或 γ、δ 两条肽链组成,胞外区均有可变区和恒定区两个结构域,可变区是识别抗原肽-MHC 分子复合物的功能区,TCR 仅识别结合与 MHC 分子结合的抗原肽。TCR 胞内区短小,没有传递信号的作用。TCR 能与 CD3 分子组成 TCR-CD3 复合受体分子,CD3 分子胞内区含免疫受体酪氨酸活化基序,具有信号转导的能力。

(2)CD4 和 CD8 分子:CD4 和 CD8 分子是 TCR 的辅助受体,CD4 识别 MHC-Ⅱ类分子,而 CD8 识别 MHC-Ⅰ类分子。他们是辅助 TCR 结合抗原和参与 T 细胞活化信号的转导。CD4 分子也是人类免疫缺陷病毒(HIV)的受体。

(3)协同刺激分子:最重要的有 CD28,能与 APC 表面的 CD80/CD86(B7 分子)结合,产生共刺激信号即 T 细胞活化第二信号。此外还有 CD2、CD18、CD154(CD40L)等,分别能与 CD58(LFA-3)、CD54、CD40 结合诱导产生共刺激信号。CD2 分子因能与绵羊红细胞上相应配体结合所以又称绵羊红细胞受体。

(4)其他分子:T 细胞表面具有植物血凝素(PHA)、刀豆蛋白 A(ConA)和美洲商陆(PWM)等丝裂原受体。T 细胞受丝裂原刺激后,可出现有丝分裂等转化为淋巴母细胞。

2. T 细胞亚群

(1)根据表面 CD 分子分亚群:表面表达 CD4 分子的称为 CD4$^+$T 细胞,表面表达 CD8 分子的称为 CD8$^+$T 细胞。

(2)根据功能分亚群:在免疫应答中具有辅助 B 细胞活化等作用的称为辅助性 T 细胞(T helper cell,Th),能特异性杀伤肿瘤和病毒感染等靶细胞的称为细胞毒性 T 细胞(CTL 或 Tc);Th 细胞为 CD4$^+$T 细胞,CTL 或 Tc 细胞为 CD8$^+$T 细胞。

(二)B 淋巴细胞

B 淋巴细胞因在哺乳动物骨髓中分化成熟,故称为骨髓依赖性淋巴细胞,简称 B 淋巴细胞或 B 细胞,B 细胞约占外周血中淋巴细胞总数的 10%~15%。

1. B 细胞表面分子及其功能

(1)BCR-Igα/Igβ 复合物:BCR 是特异性识别抗原的受体,未成熟 B 细胞表面的 BCR 为 mIgM,成熟 B 细胞表面的 BCR 为 mIgM 和 mIgD。BCR 具有高度特异性,不同 B 细胞克隆的 BCR 有所不同,分别识别结合不同的抗原表位。BCR 胞内区短小,没有传递抗原刺激信号的作用。BCR 能与胞内区含 ITAM 结构域的 Igα/Igβ 非共价结合,组成 BCR-Igα/Igβ 复合受体分子,获得信号转导能力。

(2)协同刺激分子:最重要的是 CD40,可与活化的 CD4$^+$ Th 细胞表面 CD40L

（CD154）互补结合，产生共刺激信号，即 B 细胞活化第二信号。此外，还有 CD80/CD86（B7）、CD58（LFA-3）等，可分别与 CD4$^+$Th 表面的 CD28、CD2 结合，诱导产生 T 细胞活化第二信号。

（3）其他分子：CD32 即中亲和力 IgG Fc 受体（FcγR II）；CD35 是结合 C3b 和 C4b 的补体受体；B 细胞表面具有脂多糖（LPS）受体和葡萄球菌 A 蛋白（SPA）受体；美洲商陆（PWM）受体。

2. B 细胞亚群及其功能　根据发育早晚、存在部位、表面标志和功能差异，可将 B 细胞分为 B1 细胞和 B2 细胞两个亚群。B1 细胞是参与非特异性免疫应答的细胞，B2 细胞是参与特异性体液免疫应答的细胞，通常所说的 B 细胞即指 B2 细胞。

二、单核-巨噬细胞

单核-巨噬细胞系统包括血液中的单核细胞和组织中固定或游走的巨噬细胞，在功能上都具有吞噬作用。

单核-巨噬细胞的膜表面有许多功能不同的受体分子，如 Fc 受体和补体分子的受体（CR）。这两种受体通过与 IgG 和补体结合，能促进巨噬细胞的活化和吞噬功能。由于无抗原识别受体，所以不具有特异识别功能。此外，巨噬细胞还能与淋巴细胞分泌的许多因子结合，诸如巨噬细胞活化因子（MAF）、巨噬细胞移动因子（MIF）、干扰素以及某些白细胞介素等。

单核-巨噬细胞具有多方面的生物功能，主要可以概括为以下几个方面：①吞噬作用，吞噬各种微生物、肿瘤细胞、体内衰亡细胞等，而且可因抗体或补体的调理作用而加强；②处理、递呈抗原，参与 T 细胞和 B 细胞的免疫应答；③分泌多种生物活性物质，如白细胞介素-1（IL-1）、干扰素等，参与免疫应答的调节；④非特异免疫监视。因此，单核吞噬细胞不仅是免疫效应细胞，而且是启动、调节免疫应答的细胞。

三、其他免疫细胞

（一）自然杀伤细胞（NK 细胞）

NK 细胞不同于 T、B 淋巴细胞，在自然情况下就可直接发挥非特异性杀伤作用的第三类淋巴细胞。NK 细胞是体内担当免疫监视、抗肿瘤、抗感染作用的重要细胞成分。NK 细胞可发挥 ADCC 作用，通过合成释放穿孔素和颗粒酶等细胞毒性物质导致靶细胞溶解。NK 细胞还可分泌 IFN-γ、IFN-α、IL-12 等细胞因子参与免疫调节作用。

（二）中性粒细胞

是体内除单核吞噬细胞外另一类重要的吞噬细胞，在血液的非特异性细胞免疫系统中起着十分重要的作用，它处于机体抵御微生物病原体，特别是在化脓性细菌入侵的第一线。当炎症发生时，它们被趋化性物质吸引到炎症部位，通过吞噬作用阻止病原体进一步侵入机体。中性粒细胞表面具有 FcγR、CR，可介导免疫调理作用，具有高度的趋化性和非特异性吞噬功能。

（三）嗜酸性粒细胞

该细胞表面有 FcγR、FcϵR、CR，胞质内含有嗜酸性颗粒，其中含有碱性蛋白、阳离子蛋白、过氧化物酶等。也有溶酶体，含有组胺酶、芳基硫酸酯酶 B 和磷酸酯酶 D 等，对肥大细胞释放的活性介质有灭活作用。嗜酸性粒细胞可经表面受体与寄生虫-抗体/

补体复合物结合,释放阳离子蛋白杀伤虫体,发挥抗寄生虫感染免疫作用。

(四) 嗜碱性粒细胞和肥大细胞

嗜碱性粒细胞和肥大细胞为同一种细胞,在血液中称为嗜碱性粒细胞,而进入到结缔组织和上皮组织内时称为肥大细胞。嗜碱性粒细胞表面具有 FcεR I,胞质内含有嗜碱性颗粒,其中含有大量肝素、组胺和各种酶。二者均是参与 I 型超敏反应的重要效应细胞(详见第十一章免疫应答)。

(五) 抗原提呈细胞

抗原提呈细胞(APC)是指能够加工、处理抗原并将抗原信息呈递给 T 淋巴细胞的一类细胞,在机体免疫识别、免疫应答与免疫调节重起重要作用。主要包括树突状细胞、单核-巨噬细胞、B 细胞。

点 滴 积 累

1. 免疫器官是免疫系统的重要组成部分,可分为中枢和外周两部分。中枢免疫器官包括骨髓和胸腺,外周免疫器官包括淋巴结、脾和黏膜相关的淋巴组织。

2. 所有参与免疫应答或与免疫应答有关的细胞及其前体细胞,统称为免疫细胞。免疫细胞包括造血干细胞、淋巴细胞、单核-巨噬细胞、树突状细胞、粒细胞、肥大细胞、红细胞、血小板、血管内皮细胞以及许多基质细胞等。

3. T 淋巴细胞的表面分子主要有可以特异性结合抗原决定簇的 CD3-TCR 复合体、与 MHC 分子相互识别的 CD4 或 CD8 分子、产生协调刺激信号的 CD28 分子。

4. B 淋巴细胞的表面分子主要有与抗原特异性结合的 BCR,产生协调刺激信号的 CD40。

5. 单核-巨噬细胞具有吞噬功能、抗原提呈功能、分泌细胞因子及非特异免疫监视功能。

第三节　免疫效应分子

免疫效应分子包括存在于体液中的抗体、补体和细胞因子等分泌型分子和表达于细胞膜表面参与免疫应答及发挥免疫效应的 MHC 分子、CD 分子、抗原识别受体(TCR/BCR)、模式识别受体(PRR)等膜型分子。本节仅介绍抗体、补体及细胞因子。

 知 识 链 接

免 疫 分 子

机体免疫应答的实质是免疫分子的相互识别和相互作用。免疫分子参与包括免疫细胞等在内的多种细胞的增殖分化及功能调节。一种重要免疫新分子的发现,往往会开辟一个新的研究领域,带动诸多相关学科的发展,对揭示免疫应答、炎症和造血细胞的分化发育等重大生命过程的本质及其调节规律产生深远影响;此外,一个重要的免疫分子本身就可作为一种蛋白质药物或作为药物设计的靶点,在抗肿瘤、抗感染、抗移植排斥、促进造血恢复和治疗自身免疫性疾病等方面具有潜在的临床应用前景。

一、免疫球蛋白与抗体

抗体(Ab)是指 B 细胞接受抗原刺激后,增殖分化为浆细胞所产生的一类可与相应抗原发生特异性结合的球蛋白。免疫球蛋白(Ig)是指具有抗体活性或化学结构与抗体相似的球蛋白。

所有的抗体都是免疫球蛋白,而免疫球蛋白不一定都具有抗体活性。免疫球蛋白有分泌型(sIg)和膜型(mIg),前者主要存在于血液及组织液中,具有多种生物学功能;后者为 B 细胞膜上的抗原受体(BCR)。

(一) 免疫球蛋白的基本结构

免疫球蛋白的基本结构由四肽链组成,即由二条相同的分子量较小的轻链(L 链)和二条相同的分子量较大的重链(H 链)组成,并由二硫键连接形成一个四肽链分子。免疫球蛋白(以 IgG 为例)的基本结构及功能区组成如图 10-2 所示。

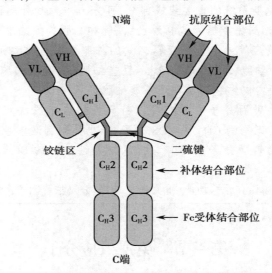

图 10-2 免疫球蛋白(IgG)的基本结构示意图

1. 重链(H 链)和轻链(L 链) H 链由 450~550 个氨基酸组成,分子量约为 50~75kD;H 链有 γ、α、μ、δ 和 ε 五种,据此将免疫球蛋白分为 IgG、IgA、IgM、IgD 和 IgE 五类。L 链由 214 个氨基酸组成,分子量约为 25KD;L 链有 κ 和 λ 两种,据此可将 Ig 分为 κ 和 λ 两型。

2. 可变区(V 区)与恒定区(C 区) V 区是指氨基端(N 端)H 链的 1/4 或 1/5 和 L 链的 1/2 区域内,约 110 个氨基酸的组成及排列顺序多变。C 区是指 V 区以外近羧基端(C 端)的氨基酸组成及排列顺序相对稳定。H 链与 L 链的 V 区以 VH、VL 表示,VH 和 VL 中各有氨基酸组成及排列顺序更易变化的 3 个区域,称为超变区。H 链与 L 链的 C 区以 C_H、C_L 表示,IgG、IgA、IgD 的 C_H 区为 3 个,分别以 C_H1、C_H2、C_H3 表示,IgM 和 IgE 多 1 个 C_H4 区。C_H1 与 C_H2 之间的区域称为铰链区,此区含有大量脯氨酸,富有弹性和伸展性,可使免疫球蛋白的构型改变,有利于与不同距离的抗原表位结合以及暴露补体结合位点,同时铰链区对蛋白水解酶敏感,易被木瓜蛋白酶、胃蛋白酶水解。

（二）免疫球蛋白的功能区及主要功能

免疫球蛋白的功能区也称为结构域,是肽链反复折叠形成的立体球状结构,这些结构担负着不同的生物学功能:①VH 和 VL 是特异性识别和结合抗原的部位;②C_H1 和 CL 是 Ig 遗传标志所在部位;③C_H2(IgG) 和 C_H3(IgM)具有补体结合位点,可启动补体活化的经典途径;④C_H3(IgG) 和 C_H4(IgE)具有亲细胞性,可与多种细胞表面的 F_C 受体结合,发挥多种免疫效应。

（三）免疫球蛋白的其他成分

1. 连接链(J 链)　由浆细胞合成可将单体 Ig 分子连接成多聚体。血中的 IgM 和分泌型 IgA(SIgA)均含有 J 链。

2. 分泌片(SP)　由黏膜上皮细胞合成,是 SIgA 的重要成分,可保护 IgA 免受外分泌液中蛋白水解酶的降解。

（四）免疫球蛋白的水解片段

1. 木瓜蛋白酶水解片段　木瓜蛋白酶可将 IgG 于 H 链间二硫键近 N 端水解为 3 个片段(图 10-3)。其中两个片段完全相同,仍保留结合抗原的能力,称为抗原结合片段(Fab)。另一个片段在低温下易于结晶,称为可结晶片段(Fc)。Fab 由一条完整的 L 链和部分 H 链(VH1 和 C_H1)组成,具有单价抗体活性,能与相应抗原结合但不形成凝集或沉淀反应。Fc 包括 C_H2 和 C_H3 功能区,具有固定补体、亲细胞等生物学活性。

2. 胃蛋白酶水解片段　胃蛋白酶可将 IgG 于 H 链间二硫键近 C 端水解为一个大分子片段和若干小分子碎片(参见图 10-3)。前者由两个 Fab 和铰链区组成,称为 F(ab')$_2$,具有双价抗体活性,与相应抗原结合后可形成凝集或沉淀反应。后者为 Fc 的水解碎片,称为 pFc',无生物学活性。若用胃蛋白酶水解抗毒素免疫血清,所得到的 F(ab')$_2$ 仍保留中和毒素的活性,但免疫原性大大降低,可有效防止超敏反应的发生。

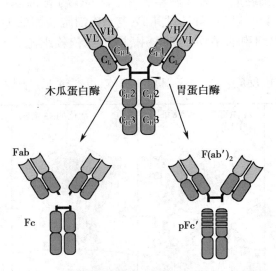

图 10-3　免疫球蛋白(IgG)的酶解片段示意图

📖 **课 堂 活 动**

结合免疫球蛋白的结构、功能区,分析免疫球蛋白可能有的生物学活性。

(五)免疫球蛋白的主要生物学功能

1. **特异性结合抗原** 免疫球蛋白最显著的生物学特点是能够特异性地与相应的抗原结合,如细菌、病毒、寄生虫、某些药物或侵入机体的其他异物。免疫球蛋白的这种特异性结合抗原特性是由其可变区(尤其是可变区中的超变区)决定的。

免疫球蛋白可变区内的超变区是与抗原表位互补结合的区域。在体内免疫球蛋白通过其 V 区与细菌毒素或病原体结合后,可产生中和毒素、中和或抑制病原体生长的作用;在补体和吞噬/杀伤细胞参与下,通过其恒定区介导可产生溶菌、调理吞噬和杀伤等生物学效应。在体外免疫球蛋白通过其 V 区与抗原结合后,可引起各种抗原抗体反应。一个完整的 IgG 分子可结合两个抗原决定基,结合价为 2 价;SIgA 为二聚体,结合价为 4 价。五聚体 IgM 分子,理论上为 10 价,但由于立体构型的空间位阻,仅表现为 5 价。

2. **激活补体** 当抗体(IgG1~IgG3 和 IgM)与相应抗原特异性结合后,构象发生改变,使 IgG 的 C_H2 区和 IgM 的 C_H3 区的补体结合点暴露,通过经典途径激活补体,进而产生多种生物学效应。

3. **结合 Fc 受体** 当抗体的可变区与相应抗原特异性结合后,由于构型的改变,其 Fc 段可与具有相应 Fc 受体的细胞结合而发挥不同的生物学作用:

(1)调理作用:抗体(IgG1~IgG3 和单体 IgA)与细菌等颗粒性抗原特异性结合后,再通过其 Fc 与单核吞噬细胞及中性粒细胞表面的 IgG Fc 受体(FcγR)或 IgA Fc 受体(FcαR)结合,促进吞噬细胞的吞噬功能,称为调理作用。

(2)抗体依赖性细胞介导的细胞毒作用:当 IgG 与靶细胞(肿瘤或病毒感染细胞)表面相应抗原特异结合后,可通过其 Fc 与 NK 细胞表面的 IgGFc 受体结合,增强或触发 NK 细胞对靶细胞的杀伤破坏作用,即抗体依赖细胞介导的细胞毒(ADCC)效应(图 10-4)。

(3)介导 I 型超敏反应:IgE 为亲细胞性抗体,可通过 Fc 与肥大细胞和嗜碱性粒细

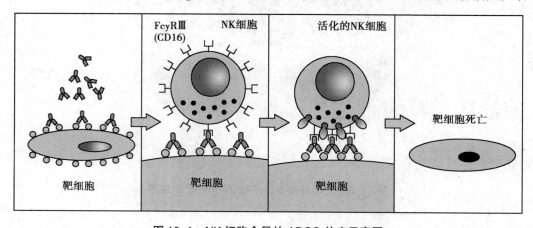

图 10-4　NK 细胞介导的 ADCC 效应示意图

胞表面的 IgEFc 受体(FcεR)结合,使机体致敏。当相同变应原再次进入体内时,可与肥大细胞和嗜碱性粒细胞表面的 IgE 结合,促使细胞合成与分泌生物活性介质,引起 I 型超敏反应。

4. 穿过胎盘屏障和黏膜 IgG 是唯一可通过胎盘从母体转移给胎儿的 Ig。IgG 通过胎盘的作用是一种重要的自然被动免疫,对于新生儿抗感染有重要作用。此外,SIgA 可穿越黏膜上皮细胞,到达呼吸道、消化道等黏膜表面,在黏膜局部免疫中发挥重要抗感染作用。

(六)各类免疫球蛋白的主要特性及功能

1. IgG 主要由脾和淋巴结中的浆细胞合成分泌,是再次体液免疫应答产生的主要抗体;IgG 在血液和组织液中广泛分布,约占血清 Ig 总量的 75%～80%,是血清中含量最高的 Ig,也是机体发挥抗感染作用的"主力军"。IgG 半衰期较长(20～23 天),是唯一能够通过胎盘的抗体,对防止新生儿出生数周内的感染起很大作用。婴儿出生后 3 个月开始合成 IgG,3～5 岁接近成人水平。

2. IgM 在 Ig 中分子量最大,通常称为巨球蛋白,占血清 Ig 总量的 10%。血清 IgM 为五聚体(图 10-5),由五个单体通过 J 链和二硫键连接而成。血清 IgM 不能通过血管壁,主要存在于血液中,在防止菌血症发生中起重要作用。IgM 是个体发育中最早产生的抗体,在胚胎晚期生成,故脐血 IgM 升高提示胎儿有宫内感染。IgM 是体液免疫应答中最早产生的抗体,是机体抗感染的"先头部队";血清中某种病原体特异性 IgM 水平升高,提示机体近期有感染,有助于疾病的早期诊断。人体的血清中的天然血型抗体为 IgM。

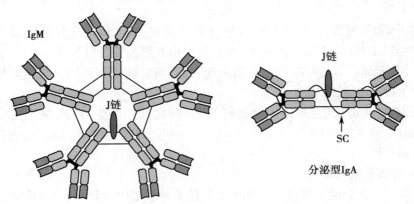

图 10-5 IgM 和分泌型 IgA 结构示意图

3. IgA 在血清中的含量仅次于 IgG,占血清 Ig 总量的 10%～20%。IgA 分为血清型和分泌型:血清型 IgA 为单体;分泌型 IgA(SIgA)为二聚体,主要存在于初乳、唾液和泪液等外分泌液中,参与黏膜局部免疫,是机体抗感染的"边防军"。SIgA 在出生后半年左右合成,婴儿可从乳汁(尤其是初乳)中获得,因此提倡母乳喂养。婴幼儿易患呼吸道、胃肠道感染可能与 SIgA 合成不足有关。

4. IgD 在血清内含量很低(少于总量的 1%)。IgD 以单体形式存在,生物学功能尚不清楚。

5. IgE 正常血清中 IgE 含量极低,为亲细胞性抗体,IgE 介导 I 型超敏反应,参与机体抗寄生虫免疫。

(七) 多克隆抗体和单克隆抗体

1. **多克隆抗体** 多克隆抗体(pAb)是由不同 B 细胞针对天然抗原的不同表位产生的抗体所组成的混合物。多克隆抗体来源广泛、制备容易,但特异性不高,易出现交叉反应,因此在实际应用中受到了限制。

2. **单克隆抗体** 单克隆抗体(McAb)通常是由一个 B 细胞针对某一特定抗原表位所产生的特异性抗体。将经抗原免疫小鼠的 B 细胞与骨髓瘤细胞融合形成杂交瘤细胞。这种细胞既有骨髓瘤细胞在体外无限扩增的特性,又保存了 B 细胞合成和分泌特异性抗体的能力,筛选后在小鼠腹腔中或体外培养可产生单克隆抗体。单克隆抗体特异性强、性质纯、效价高,现已广泛应用于临床,如用作体外诊断试剂检测各种抗原。

二、补体系统

(一) 补体系统及其理化性质

1. **补体** 存在于人和脊椎动物血清和其他体液中一组具有酶活性的蛋白质,具有辅助和补充抗体介导的溶菌、溶血作用,称之为补体(C)。补体是由三十多种可溶性蛋白、膜结合蛋白和补体受体组成,称为补体系统。

2. **补体系统的组成**

(1)补体固有成分:存在于体液中,参与补体激活过程的补体成分,包括:①经典激活途径的 C1、C4、C2;②甘露聚糖结合凝集素(MBL)激活途径的 MBL 和 MBL 相关的丝氨酸蛋白酶(MASP);③旁路激活途径的 B 因子、D 因子、P 因子;④共同末端通路的 C3、C5~C9。

(2)补体调节蛋白:以可溶性或膜结合形式存在,参与调节补体活化或效应的发挥,前者包括 C1 INH、C4bP、I 因子、H 因子、S 蛋白及膜辅助蛋白等。

(3)补体受体(CR):存在于细胞膜表面,通过与补体活性片段结合而介导生物学效应,如 CR1~CR5、C3aR、C5aR 等。

3. **补体的理化性质**:补体主要由肝细胞、巨噬细胞产生,约占血清蛋白总量的 10%。血清中的含量以 C3 为最高(1.0~1.2mg/ml)。补体性质不稳定,易受各种理化因素影响而灭活。

(二) 补体系统的激活

补体系统各成分通常多以非活性状态存在于血浆之中,当受到一定因素被激活物质活化之后,才表现出各种生物学活性。补体的激活途径目前发现的有三种,即经典途径、MBL 途径和旁路途径。

1. **经典激活途径** IgG(IgG1~IgG3)或 IgM 类抗体与相应抗原形成的免疫复合物(IC),是经典途径的主要激活物。其激活过程可分为识别、活化和膜攻击三个阶段。

(1)识别阶段:是 C1 识别 IC 中抗体的补体结合点后形成 C1 酯酶的阶段。C1 是由 1 个 C1q 分子、2 个 C1r 分子和 2 个 C1s 分子组成的大分子复合物(图 10-6)。当 C1q 分子中 2 个以上的球形结构与抗体同时结合后,即可引起 C1q 构形改

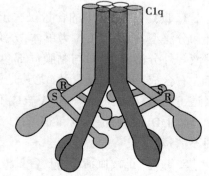

图 10-6　C1 分子结构示意图

变,从而导致与之相连的 C1r 和 C1s 相继活化,活化的 C1s($\overline{C1s}$)即为 C1 酯酶,可依次裂解 C4 和 C2。1 个 IgM 分子与抗原结合后即可激活 C1,而 IgG 则至少需要 2 个以上紧密相邻的 IgG 分子与抗原结合后才可激活 C1。

(2)活化阶段:是形成 C3 转化酶($\overline{C_{4b2b}}$)和 C5 转化酶($\overline{C_{4b2b3b}}$)的阶段。$\overline{C1s}$ 首先将 C4 裂解成 C4a 和 C4b,大片段 C4b 与靶细胞膜或 IC 结合,在 Mg^{2+} 存在的情况下,C2 与细胞膜上的 C4b 结合,继而被 $\overline{C1s}$ 裂解为 C2b 和 C4b,C2b 与 C4b 结合于靶细胞表面,形成 $\overline{C_{4b2b}}$,即经典途径的 C3 转化酶。C3 转化酶裂解 C3 成为 C3a 和 C3b,C3b 与细胞膜上的 $\overline{C_{4b2b}}$ 结合形成 $\overline{C_{4b2b3b}}$,即经典途径的 C5 转化酶(图10-7)。补体裂解过程中生成的小片段 C4a、C2a 和 C3a 均释放到液相中,发挥各自的生物学活性。

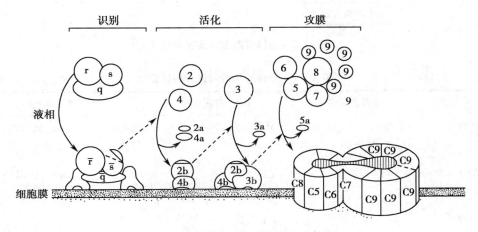

图 10-7 补体经典激活途径示意图

(3)膜攻击阶段:是形成膜攻击复合物,最终裂解靶细胞的阶段。激活补体的三条途径在此阶段的反应过程完全相同。C5 转化酶裂解 C5 为 C5a 和 C5b,前者释放入液相,后者仍结合在细胞表面,依次与 C6、C7 结合形成 C5b67 复合物,嵌入细胞膜脂质双层中,继而与 C8 结合,形成 C5b678 复合物。该复合物可与 12~15 个 C9 分子联结形成 C5b~9 复合物,即膜攻击复合物,在细胞膜上形成管状跨膜孔道,能使水和电解质通过,而蛋白质不能逸出,最终可因胞内渗透压改变,而导致细胞膨胀破裂。

2. 甘露聚糖结合凝集素(MBL)激活途径 补体活化的 MBL 途径与经典途径的过程基本类似,其激活为炎症期产生的 MBL 等急性期蛋白与病原体的结合物。

3. 旁路激活途径 某些细菌、革兰阴性菌的内毒素、酵母多糖、葡聚糖、凝聚的 IgA 和 IgG4 以及其他哺乳动物细胞,不经 C1、C4、C2,而由 B 因子、D 因子参与直接激活 C3 的激活过程,称为补体活化的旁路途径(图10-8)。

4. 补体系统三条激活途径的比较 补体系统活化的三条途径既有各自的特点,又有共同之处,各途径的激活物及参与成分均不同,但都以 C3 活化为中心,最终形成膜攻击复合物,产生基本相同的生物学效应。补体三条激活途径的比较见表 10-1。

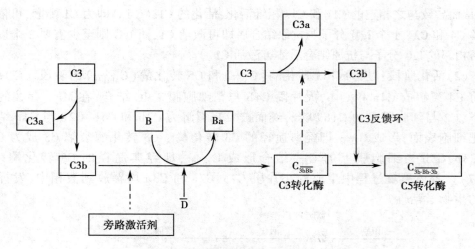

图 10-8 补体旁路激活途径示意图

表 10-1 补体三条激活途径的比较

区别点	经典激活途径	MBL 激活途径	旁路激活途径
激活物质	抗原抗体（IgM, IgG1~IgG3）复合物	MBL, C 反应蛋白	脂多糖, 酵母多糖, 葡聚糖, 凝聚的 IgA 和 IgG4 等
参与补体成分	C1~C9	C2~C9	C3, C5~C9, B 因子, D 因子, P 因子
所需离子	Ca^{2+}, Mg^{2+}	Ca^{2+}, Mg^{2+}	Mg^{2+}
C3 转化酶	$C_{\overline{4b2b}}$	$C_{\overline{4b2b}}$	$C_{\overline{3bBb}}$ 或 $C_{\overline{3bBbP}}$
C5 转化酶	$C_{\overline{4b2b3b}}$	$C_{\overline{4b2b3b}}$	$C_{\overline{3bnBb}}$ 或 $C_{\overline{3bnBbP}}$
作用	参与特异性体液免疫的效应阶段	参与非特异性免疫, 在感染急性期起重要作用	参与非特异性免疫, 自身放大, 在感染早期发挥作用

（三）补体活化的调节

补体活化过程的调控机制主要有：

1. 补体自身衰变的调节 某些补体成分的裂解产物极不稳定, 易于自行衰变, 成为补体激活过程中的一种自控机制。如 C3 转化酶（$C_{\overline{4b2b}}$ 和 $C_{\overline{3bBb}}$）易自发衰变, 可限制 C3 裂解及其后的酶促级联反应; 与细胞膜结合的 C3b、C4b 和 C5b 也易衰变, 可阻止 C3 转化酶形成及其后的酶促级联反应。

2. 可溶性补体调节蛋白及其主要作用 体液中存在多种可溶性补体调节蛋白, 它们主要通过抑制补体活化途径中 C3 转化酶或 MAC 的形成, 使补体的激活与抑制处于平衡状态, 如 C1 INH 令 C1r、C1s 失活, 不能裂解 C4, 使经典途径 C3 转化酶不能形成。H 因子能与 B 因子竞争结合 C3b, 抑制旁路途径 C3 转化酶, 即 $C_{\overline{3bBb}}$ 复合物的形成。在 C4bp、H 因子和膜辅助蛋白等辅助因子作用下, I 因子能使液相或膜结合的 C3b/C4b 裂解灭活, 对经典和旁路途径 C3 转化酶（$C_{\overline{4b2b}}$ 和 $C_{\overline{3bBb}}$）的形成产生抑制作用。S 蛋白能与 C5b67 复合物结合,阻止膜攻击复合物形成,保护细胞不受损伤。调节蛋白的缺失是造成某些疾病发生的原因。

3. 膜结合蛋白及其主要作用 广泛分布于白细胞、上皮细胞、成纤维细胞和其他组织细胞表面的膜辅助蛋白能与附着在上述自身组织细胞表面的 C3b/C4b 结合,辅助 I 因子降解 C3b 和 C4b;广泛分布于血细胞、黏膜上皮细胞和其他组织细胞表面的 DAF 能与 C4b、C3b 结合,并直接使其降解。上述膜结合蛋白主要是通过抑制经典或旁路途径 C3 转化酶的形成,而达到防止补体活化过程中对自身正常细胞的损伤。

(四) 补体的主要生物学作用

1. 溶菌和细胞溶解作用 补体系统激活后在靶细胞表面形成的 MAC 可导致细胞溶解,这种机制是机体发挥抗感染免疫作用的重要方面。补体的溶细胞反应不仅可以抗菌,也可抵抗其他微生物及寄生虫的感染。补体缺陷的患者,机体易受病原微生物的侵害。另一方面,患者产生的特异性自身抗体可与自身细胞表面的抗原结合,激活补体形成 MAC,从而导致自身细胞溶解,引起病理性反应,例如输血反应及自身免疫病造成的细胞损伤等。

2. 调理作用 补体激活过程中产生的裂解片段 C3b、C4b、iC3b 等与细菌或其他颗粒结合,可促进吞噬细胞的吞噬,称为补体的调理作用。这种作用的发挥是由于吞噬细胞表面存在 C3b 和 C4b 受体,能与带有补体成分的免疫复合物结合,促进吞噬细胞对其吞噬及杀伤。

3. 清除免疫复合物作用 补体成分可通过抑制 IC 形成、促使 IC 降解或清除,参与循环免疫复合物的清除。作用机制包括:①补体被 IC 激活后能与抗体 Fc 段结合,使其空间构象发生改变,导致中等大小 IC 无法形成或使 IC 发生解离;②IC 激活补体之后,可通过 C3b 而黏附到表面有 C3b 受体的红细胞、血小板或某些淋巴细胞上,形成较大的聚合物,可能有助于被吞噬清除。

4. 炎症介质作用

(1)过敏毒素作用:C3a、C5a、C4a 均有过敏毒素作用,可与肥大细胞、嗜碱性粒细胞表面相应受体结合,使之释放组胺等生物活性介质,引起血管扩张,毛细血管通透性增加以及平滑肌收缩等反应。

(2)趋化作用 C5a、C3a 可使中性粒细胞向炎症部位聚集,加强吞噬细胞对病原体的吞噬和消除,同时引起炎症反应。

(3)激肽样作用 C2a、C4a 等能增加血管通透性,引起炎症性充血,具有激肽样作用,故称其为补体激肽。

三、细胞因子

细胞因子是指由多种细胞,特别是免疫细胞产生的具有调节细胞生长与分化、调节免疫应答、参与炎症反应和组织修复等多种功能的小分子多肽或糖蛋白。根据其结构和生物学功能,将细胞因子分为白细胞介素、干扰素、肿瘤坏死因子、集落刺激因子和生长因子等。

(一) 各类细胞因子的特性

1. 白细胞介素(IL) 是一组由淋巴细胞、单核-吞噬细胞和其他非免疫细胞产生的介导白细胞间和白细胞与其他细胞间相互作用的细胞因子。已命名的 IL 有三十余种,其主要作用是调节机体免疫应答、介导炎症反应和刺激造血功能。

2. 干扰素(IFN) 是由多种细胞产生的具有广泛抗病毒、抗肿瘤和免疫调节作用的可溶性蛋白。干扰素是最早发现的细胞因子,因具有干扰病毒感染和复制,故得名。分为Ⅰ型和Ⅱ型。Ⅰ型干扰素包括 IFN-α 和 IFN-β,主要由白细胞、成纤维细胞和病毒感染的组织细胞产生;Ⅱ型干扰素即 IFN-γ,主要由活化的 T 细胞和 NK 细胞产生。Ⅰ型和Ⅱ型干扰素均具有抗病毒、抗肿瘤和免疫调节等生物学作用。Ⅱ型干扰素以免疫调节作用为主。

3. 肿瘤坏死因子(TNF) 是一类能引起肿瘤出血坏死的细胞因子,主要有两种,TNF-α 和 TNF-β。TNF-α 主要由活化的单核-巨噬细胞产生,又称恶病质素;TNF-β 主要由抗原或有丝分裂原刺激活化的 T 细胞和 NK 细胞产生,又称淋巴毒素。两种细胞因子的生物学作用基本相似,主要包括:①杀/抑瘤作用;②免疫调节作用;③抗感染作用;④致炎作用;⑤致热作用;⑥引起恶病质。

4. 集落刺激因子(CSF) 是指在体内外均能够选择性刺激多能造血干细胞和不同发育阶段造血干细胞定向增殖分化、形成某一谱系细胞集落的细胞因子。目前发现的集落刺激因子包括:巨噬细胞集落刺激因子(M-CSF)、粒细胞集落刺激因子(G-CSF)、粒细胞-巨噬细胞集落刺激因子(GM-CSF)、多重集落刺激因子(multi-CSF,即IL-3)、干细胞因子(SCF)、红细胞生成素(EPO)和血小板生成素(TPO)等。

5. 生长因子(GF) 是一类可介导不同类型细胞生长和分化的细胞因子。根据其功能和作用靶细胞的不同,分别命名为转化生长因子 β(TGF-β)、表皮生长因子(EGF)、成纤维细胞生长因子(FGF)、血小板源生长因子(PDGF)、神经生长因子(NGF)和血管内皮生长因子(VEGF)等。

(二) 细胞因子的临床应用

临床上已应用某些重组细胞因子治疗肿瘤、自身免疫病和免疫缺陷病等,已成为一类重要的生物应答调节剂。EPO、IFN、G-CSF、GM-CSF、IL-2 及 IL-11 等细胞因子的基因工程产品,已用于疾病的治疗。

点 滴 积 累

1. 免疫球蛋白是指具有抗体活性或化学结构与抗体相似的球蛋白。免疫球蛋白可以分为 IgG、IgA、IgM、IgD、IgE 五类,每种免疫球蛋白均在体液当中发挥特定作用。

2. 单克隆抗体通常是由一个 B 细胞针对某一特定抗原表位所产生的特异性抗体。因其特异性强、性质纯、效价高可直接用于人类疾病的诊断、预防、治疗以及免疫机制的研究。

3. 补体系统是存在新鲜血清中经激活后具有酶活性的球蛋白。补体通过经典途径、MBL 途径和旁路途径三种途径激活,发挥溶解细胞或细菌、调理和免疫黏附、炎症介质、中和及溶解病毒等作用。

4. 细胞因子是指由多种细胞,特别是免疫细胞产生的具有调节细胞生长与分化、调节免疫应答、参与炎症反应和组织修复等多种功能的小分子多肽或糖蛋白。根据其结构和生物学功能,将细胞因子分为白细胞介素、干扰素、肿瘤坏死因子、集落刺激因子和生长因子等。

目 标 检 测

一、单项选择题

1. 免疫球蛋白的基本结构是( )
   A. 由2条相同多肽链组成
   B. 由2条重链和2条轻链组成
   C. 由4条相同多肽链组成
   D. 由4条各不相同的多肽链组成
   E. 由2条相同的重链和2条相同的轻链组成的四肽链结构

2. 关于抗体和Ig的描述,下列正确的是( )
   A. 免疫球蛋白都是抗体　　　　　B. 抗体不是Ig
   C. Ig就是抗体,抗体就是Ig　　　　D. 抗体均为Ig
   E. 以上都正确

3. 正常人血清中含量最高的Ig是( )
   A. IgM　　　　B. IgG　　　　C. IgA　　　　D. IgE　　　　E. IgD

4. 分子量最大的Ig是( )
   A. IgM　　　　B. IgG　　　　C. IgA　　　　D. IgE　　　　E. IgD

5. 临床上常作为传染病早期诊断指标的是( )
   A. IgE　　　　B. IgG　　　　C. IgD　　　　D. IgM　　　　E. IgA

6. 能通过胎盘的Ig是( )
   A. IgA　　　　B. IgM　　　　C. IgE　　　　D. IgG　　　　E. IgD

7. 与Ⅰ型超敏反应有关的Ig是( )
   A. IgE　　　　B. IgM　　　　C. IgA　　　　D. IgD　　　　E. IgG

8. 当胎儿发生宫内感染时,脐带血中含量增高的是( )
   A. IgA　　　　B. IgM　　　　C. IgG　　　　D. IgD　　　　E. IgE

9. 关于补体的生物学作用,下列错误的是( )
   A. 溶菌、杀菌　　　　　　　　　B. 溶解细胞
   C. 促炎症作用　　　　　　　　　D. 免疫调理
   E. 中和毒素作用

10. 人类的中枢免疫器官有( )
    A. 淋巴结和脾脏　　　　　　　　B. 胸腺和骨髓
    C. 淋巴结和胸腺　　　　　　　　D. 骨髓和黏膜相关淋巴组织
    E. 淋巴结和骨髓

11. 发生免疫应答的场所是( )
    A. 骨髓　　　　　　　　　　　　B. 周围免疫器官
    C. 中枢免疫器官　　　　　　　　D. 胸腺
    E. 血流

12. 周围免疫器官不包括( )

    A. 扁桃体　　　　　　B. 淋巴结　　　　　　C. 黏膜免疫系统
    D. 胸腺　　　　　　　E. 脾脏

二、简答题

1. 简述免疫球蛋白的生物学活性。
2. 补体的生物学作用有哪些？

（曹元应）

第十一章 免疫应答

免疫应答又称免疫反应，是指抗原刺激机体产生一系列免疫效应的全过程。正常情况下，机体的免疫系统能识别"自己"与"非己"，通过对抗原性异物的清除，维持机体的平衡和稳定，也可以对机体造成损害，引起疾病。

第一节 固有免疫应答

固有免疫应答也称非特异性免疫应答，是生物体在长期进化过程中形成的防御机制。固有免疫应答反应迅速，对适应性免疫应答的启动、调节和效应也起重要作用。参与固有免疫应答的成分主要包括：

一、生理屏障

（一）皮肤黏膜及其附属成分的屏障作用

1. 物理屏障 由致密上皮细胞组成的皮肤和黏膜具有机械屏障作用，在正常情况下可有效阻挡病原体侵入体内。黏膜物理屏障作用相对较弱，但黏膜上皮细胞的迅速更新、呼吸道黏膜上皮细胞纤毛的定向摆动及黏膜表面分泌液的冲洗作用，均有助于清除黏膜表面的病原体。

2. 化学屏障 由皮肤和黏膜分泌物中含有的多种杀菌、抑菌物质成分，主要包括：皮脂腺分泌的不饱和脂肪酸、汗腺分泌的乳酸、黏液中的溶菌酶等。

3. 微生物屏障 正常菌群可通过与病原体竞争结合上皮细胞和争夺营养物质的方式，或通过分泌某些杀菌、抑菌物质对病原体产生抗御作用。

（二）血-脑脊液屏障

由软脑膜、脉络丛的毛细血管壁和包在壁外的星形胶质细胞形成的胶质膜组成。此种组织结构致密，能阻挡血液中的病原体和其他大分子物质进入脑组织及脑室，从而对中枢神经系统产生保护作用。婴幼儿血-脑屏障尚未发育完善，故易发生中枢神经系统感染。

（三）胎盘屏障

由母体子宫内膜的基蜕膜和胎儿的绒毛膜滋养层细胞共同构成。可防止母体内病原体和大分子物质进入胎儿体内，从而保护胎儿免遭感染、使之正常发育。妊娠早期（三个月内）胎盘屏障发育尚未完善，此时孕妇若感染风疹病毒、巨细胞病毒等，有可能导致胎儿畸形或流产。

二、细胞防护

1. 吞噬细胞 中性粒细胞具有吞噬杀菌作用,单核-巨噬细胞具有吞噬杀菌、抗原提呈、杀伤肿瘤细胞等作用。

2. 自然杀伤细胞(NK 细胞) ①执行机体免疫监视作用;②直接杀伤某些肿瘤细胞、感染病毒或胞内寄生菌的靶细胞;③参与免疫调节作用。

三、固有免疫效应分子及其主要作用

1. 补体系统 可通过旁路途径和 MBL 途径迅速激活补体系统,并由此而产生细胞毒或病毒溶解等炎症作用。

2. 细胞因子 病原体感染机体后,可刺激免疫细胞和感染的组织细胞产生多种细胞因子。如白细胞介素-1 和肿瘤坏死因子 α 刺激机体产生发热、局部血管渗出增加、疼痛等反应。

3. 溶菌酶和乙型溶素 作用于革兰阳性菌细胞壁、细胞膜而起到抗菌作用。

点 滴 积 累

1. 免疫应答是指抗原刺激机体产生一系列免疫效应的全过程。

2. 参与固有免疫应答的有:生理屏障、细胞防护、效应分子(补体、细胞因子、溶菌酶)等。

第二节 适应性免疫应答

一、概述

适应性免疫应答又称特异性免疫应答,是指体内抗原特异性 T/B 淋巴细胞接受抗原刺激后,发生活化、增殖、分化为效应细胞,产生一系列生物学效应的全过程。根据参与适应性免疫应答的细胞和效应机制的不同,可分为 B 细胞介导的体液免疫应答和 T 细胞介导的细胞免疫应答。

适应性免疫应答的基本过程为:①抗原提呈与识别阶段也称感应阶段:是抗原提呈细胞(APC)对抗原的摄取、加工、处理和提呈过程;②活化、增殖、分化阶段:也称反应阶段,T、B 淋巴细胞接受抗原刺激后活化、增殖及分化为效应淋巴细胞的过程;③效应阶段:效应 B 细胞即浆细胞分泌抗体,发挥抗胞外细菌感染、中和毒素等体液免疫功能,效应 T 细胞发挥抗病毒和胞内寄生菌、抗肿瘤、移植排斥等细胞免疫效应。

二、B 细胞介导的体液免疫应答

抗原可诱导 B 细胞活化,产生各种特异性抗体。由于抗体存在于各种体液中,因此由抗体介导的免疫应答称为体液免疫应答。

（一）体液免疫应答的过程

1. TD 抗原诱导的体液免疫应答 在抗原提呈与识别阶段,抗原提呈细胞必须将抗原加工处理、传递,形成激活 Th 细胞的第一信号;抗原提呈细胞表面的 CD80、CD86 与 Th 细胞表面 CD28 相互作用,为诱导 T 细胞活化第二信号,也称为共刺激信号(图 11-1)。在双信号的刺激下 Th 细胞活化,活化的 Th 细胞又可分泌一系列细胞因子,进一步促进 B 淋巴细胞的活化。B 细胞表面受体与 TD 抗原结合后,向胞内传递活化的第一信号;B 细胞表面的 CD40 分子可与活化 T 细胞表面的 CD40L 结合产生活化的第二信号(图 11-2)。在双信号的刺激下 B 细胞活化,活化 B 细胞接受来自 Th 细胞、巨噬细胞的细胞因子的辅助作用,进入活化、增殖、分化阶段。B 细胞最终分化成熟为浆细胞,合成分泌各种特异性抗体,发挥各种体液免疫效应。其间部分 B 细胞停止分化形成记忆细胞,可在再次应答时迅速形成浆细胞,产生抗体。

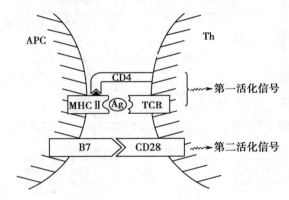

图 11-1　Th 细胞活化示意图

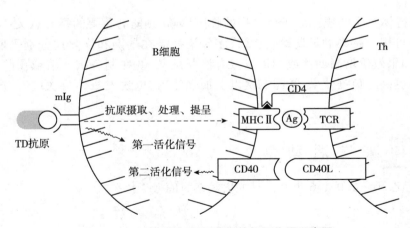

图 11-2　Th 细胞与 B 细胞间的相互作用示意图

2. TI 抗原诱导的体液免疫应答 这类抗原通常不需 Th 细胞辅助,直接激活 B 细胞,但产生 IgM 类抗体,而且不形成免疫记忆、不能引起再次应答。

（二）体液免疫效应

1. 通过抗体与病毒或外毒素结合起中和作用,发挥重要的抗感染作用。

2. 通过激活补体引起溶菌、溶细胞等效应。

3. 通过 ADCC,杀伤肿瘤细胞及被病毒感染的靶细胞。

4. 通过免疫调理作用增强吞噬细胞的活性。

5. 在某些情况下,抗体还可参与超敏反应,引起病理性损伤。

(三)抗体产生的规律

机体初次接受抗原刺激后,一般需经 2~3 周才能在血清中检测到相应抗体,而且抗体含量较低,持续时间短,类型以 IgM 为主,IgG 出现较晚。这些抗体与抗原的结合强度较低,为低亲和力抗体。这一过程称为初次应答。经过初次应答后,再用同样抗原刺激,机体可迅速产生大量抗体,抗体含量高,持续时间长,类型以 IgG 为主,与抗原的结合强度高,为高亲和力抗体。这一过程称为再次应答,也称回忆应答(图 11-3)。

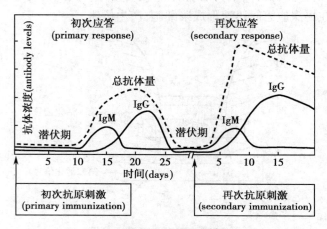

图 11-3 初次与再次免疫应答示意图

了解抗体产生的规律对于传染病的临床诊断、预防有重要的指导意义:①检测特异性 IgM 可用于感染的早期诊断;②许多传染病需在早期和恢复期分别采取血清测其效价,如果效价增高四倍或四倍以上有诊断意义;③在制备抗血清或预防接种时,为了获得更好的免疫效果,常需二次以上加强注射,以诱发机体再次应答,产生更多抗体。

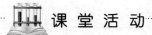 课 堂 活 动

分析乙肝疫苗 0、1、6 个月注射方案制订的依据是什么?

三、T 细胞介导的细胞免疫应答

T 细胞介导的细胞免疫应答由多种免疫细胞协同作用完成,主要效应细胞为 Th 细胞和 Tc 细胞。

(一)细胞免疫的过程

刺激产生细胞免疫的抗原为 TD 抗原。与体液免疫一样,T 细胞的活化过程仍然需要双信号刺激。T 细胞活化后产生两方面作用:

1. **Th 细胞介导的炎症效应** CD4$^+$Th 细胞,又称炎性 T 细胞,可产生大量细胞因子,激活单核吞噬细胞,引起局部以淋巴细胞和单核吞噬细胞浸润为主的慢性炎症反应。激活的巨噬细胞表现出强大的吞噬杀伤能力,可吞噬杀伤卡氏肺孢子菌、结核杆菌等胞内寄生物。

2. **Tc 细胞介导的细胞毒效应** Tc 细胞与靶细胞上的抗原肽分子结合后,在 Th 细胞释放的细胞因子作用下,与靶细胞密切接触并释放穿孔素、蛋白酶等。穿孔素可在靶细胞的膜上打孔,蛋白酶随之进入并激活靶细胞内核酸内切酶,降解靶细胞核酸,使靶细胞溶解破坏。Tc 细胞还可以表达 FasL 与靶细胞表面的 Fas 结合诱导靶细胞凋亡(图 11-4)。致敏 Tc 细胞杀伤溶解靶细胞后可连续攻击其他表达相应抗原的靶细胞。

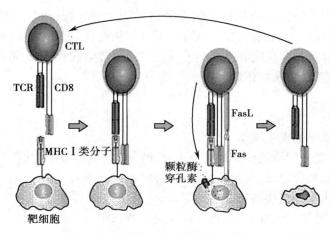

图 11-4 Tc 细胞杀伤靶细胞机制示意图

(二)细胞免疫效应

1. **抗胞内寄生性病原体的感染作用** 细胞免疫主要针对胞内寄生菌(如结核杆菌、伤寒杆菌、麻风杆菌等)、病毒、真菌及某些寄生虫感染。

2. **抗肿瘤免疫** Tc 细胞可直接杀伤带有相应抗原的肿瘤细胞。有些淋巴因子如肿瘤坏死因子(TNF)、干扰素等在抗肿瘤免疫中发挥一定作用。

3. **免疫损伤** 参与迟发型超敏反应或自身免疫病造成免疫性损伤。

4. **参与移植排斥反应** 包括宿主抗移植物反应及移植物抗宿主反应。

点 滴 积 累

1. 适应性免疫应答分为体液免疫和细胞免疫。
2. 免疫应答基本过程分为感应、反应和效应三个阶段。
3. 免疫细胞的活化必须有双信号刺激才能完成。
4. 体液免疫的效应物为抗体,其产生规律对疾病的诊断和预防有指导意义。
5. 细胞免疫的效应细胞为 Th 细胞和 Tc 细胞,主要引起炎症细胞浸润及细胞损伤。

第三节　免疫耐受与免疫调节

一、免疫耐受

免疫耐受是机体受某种抗原刺激后所产生的针对该抗原特异性无应答状态。自身抗原和外来抗原都可诱导机体产生免疫耐受。自身抗原诱导的免疫耐受称为天然耐受或自身耐受。外来抗原诱导的免疫耐受称为获得性免疫耐受或人工诱导的免疫耐受。

临床许多疾病的发生、发展和转归也都与免疫耐受的诱导、维持和破坏有关。在胚胎期，机体可识别自身抗原的免疫细胞克隆通过阴性选择被抑制或清除，产生自身耐受。如果这种自身耐受状态被破坏，就会产生自身免疫病。通过人工诱导免疫耐受，可防治超敏反应、移植排斥反应和自身免疫病。对某些传染病和肿瘤，可人工解除免疫耐受，激发免疫应答，清除病原体和肿瘤。

二、免疫调节

（一）基因水平的免疫调节

免疫应答控制基因编码抗原识别分子及免疫应答调控分子，这些分子可以在抗原识别阶段、反应及效应阶段，对应答强度进行调控。

（二）分子水平的免疫调节

抗原、抗体、补体、细胞因子等都可以起到调节作用。

（三）细胞水平的调节

1. T细胞、B细胞、NK细胞的调节作用　这些细胞活化后可以分泌细胞因子，如IFN-γ、IL-2、IL-3、TNF-α等参与淋巴细胞、巨噬细胞活性等的调节。

2. 独特型网络调节　机体新产生的抗体也可以刺激机体形成该抗体的抗体，按照此种说法机体会产生多种抗抗体，会起到负反馈调节的作用。

（四）整体水平的调节

免疫系统与神经内分泌系统相互调控，形成了整体水平调控。免疫系统与神经内分泌系统通过相互作用，相互影响，共同维持机体的生理平衡。

1. 神经、内分泌系统对免疫的调节　神经内分泌系统主要由大脑、脑垂体和内分泌腺组成。通过内分泌肽、激素间接或直接作用于免疫系统，对免疫系统产生调节作用。

2. 免疫系统对神经、内分泌系统的调节　免疫细胞也可产生神经内分泌肽、细胞因子调节神经内分泌系统。如IL-1通过下丘脑-垂体-肾上腺轴，刺激皮质激素合成增加。

点　滴　积　累

1. 免疫耐受是机体受某种抗原刺激后所产生的针对该抗原特异性无应答状态。
2. 免疫调节分为：基因水平、分子水平、细胞水平及整体水平调节。

难 点 释 疑

抗体既能清除抗原又能调控应答强度,作为自身蛋白的抗体是如何完成这种调控呢?

抗原进入体内后,可诱导 B 细胞扩增,产生某种抗体(Ab1),当数量足够大时,Ab1 可作为抗原在体内诱发机体产生抗抗体(Ab2)。独特型表位主要存在于抗体分子的抗原结合部位即决定簇互补结合区(CDR)和骨架区(FR)中,因此抗独特型抗体(Ab2)可分为针对 CDR 独特型表位的 β 型抗独特型抗体(Ab2β)和针对 FR 独特型表位的 α 型抗独特型抗体(Ab2α)两类。其中 Ab2β 的结构与抗原表位相似,并能与抗原竞争性的和 Ab1 结合,因而 β 型的抗独特型抗体被称为体内的抗原内影像。抗抗体中的 Ab2α 与 Ab2β 都可作为一种负反馈因素,对 Ab1 的分泌起抑制作用。大量的抗抗体产生,又可诱发抗抗抗体(Ab3),如此反复,构成独特型网络。因 Ab2 产生后,减弱或除去体内原有 Ab1 所介导的抗原特异性应答,可用于自身免疫病的防治;独特型网络还可用于制备疫苗,尤其是不宜直接人体接种的病原体。

第四节 超 敏 反 应

超敏反应又称变态反应,指已经致敏的机体再次接触相同抗原或半抗原刺激后,所引起的组织损伤和(或)生理功能紊乱。超敏反应本质上属于异常或病理性免疫应答。

Coombs 和 Gell 根据超敏反应的发生机制和临床特点,将其分为四型:Ⅰ型即速发型超敏反应、Ⅱ型即细胞溶解型超敏反应、Ⅲ型即免疫复合物型超敏反应、Ⅳ型即迟发型超敏反应。Ⅰ、Ⅱ、Ⅲ型超敏反应均由抗体介导,而Ⅳ型则由效应 T 细胞介导。

 知 识 链 接

变态反应的发现

1902 年法国生理学家 Charles Richet 接触海葵而诱发全身荨麻疹。他将海葵提取液给狗连续注射 20 天后,再次注射致狗死亡。这是动物实验性过敏性休克的首次成功。1906 年奥地利儿科医生 Von Pirquet 总结血清治疗技术时,将患者 7~14 天出现的发热、皮疹、水肿、关节痛、淋巴结肿大等症状称为血清病,并首次提出 allergy- 变态反应一词。

一、Ⅰ型超敏反应

Ⅰ型超敏反应是临床上最常见的一类超敏反应,也称作过敏反应,可以发生于局部或全身,其特点是:反应发生快,消退也快;由 IgE 抗体介导;组胺等生物介质参与反应;

无明显的组织损伤;有明显的个体差异和遗传倾向。

(一) 发生机制

1. 参与反应的成分和细胞

(1)变应原:引起Ⅰ型超敏反应的变应原主要有吸入性变应原如:植物花粉、螨虫、真菌、动物皮毛及皮屑等;食入性变应原如:牛奶、鸡蛋、鱼、虾、花生米等;药物性变应原如:抗毒素血清、抗生素、普鲁卡因、有机碘、食品添加剂等。

(2)IgE:IgE型抗体由鼻咽、扁桃体、气管及胃肠道黏膜等处固有层淋巴组织中的浆细胞合成,该抗体与肥大细胞、嗜碱性粒细胞表面的IgE受体具有高度亲和性。

(3)效应细胞:参与Ⅰ型超敏反应的效应细胞主要是肥大细胞和嗜碱性粒细胞,嗜酸性粒细胞在Ⅰ型超敏反应中起负反馈调节作用。

(4)生物活性介质:活化的肥大细胞和嗜碱性粒细胞可释放多种生物活性介质,它们是预先合成并储存于颗粒内的介质(如组胺、激肽原酶、嗜酸性粒细胞趋化因子等)和新合成的介质(如白三烯、前列腺素D2、血小板激活因子等)。

2. 发生过程 Ⅰ型超敏反应的发生可分为三个阶段,即致敏阶段、发敏阶段和效应阶段(图11-5)。

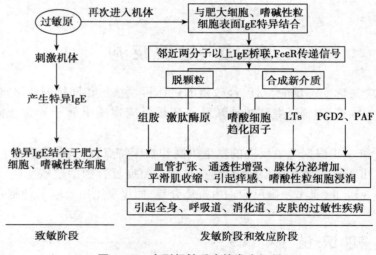

图 11-5 Ⅰ型超敏反应的发生机制

(1)致敏阶段:指变应原进入机体后,诱发产生IgE并结合到肥大细胞或嗜碱性粒细胞上的过程。致敏状态通常可维持数月或更长时间,如长期不接触变应原,致敏状态可逐渐消失。

(2)发敏阶段:指相同变应原再次进入机体,与效应细胞表面IgE结合,使之脱颗粒,释放生物活性介质的过程。

(3)效应阶段:指活性介质与效应器官上相应受体结合后,引起局部或全身病理变化的阶段,主要包括:①气管、支气管及胃肠道等平滑肌痉挛;②血管扩张、通透性增强,导致血容量下降或局部水肿;③黏膜腺体分泌明显增加;④刺激感觉神经产生痒感。

过敏反应分为速发相和迟缓相,主要介质分别为组胺和白三烯。

（二）临床常见疾病

1. 过敏性休克　过敏性休克是Ⅰ型超敏反应最严重的疾病。患者常在接触变应原后数分钟内即出现严重的临床症状，主要表现为胸闷、气急、呼吸困难、出冷汗、手足发凉，检查可见面色苍白、脉搏细速、血压下降等，抢救不及时可导致死亡。

2. 呼吸道过敏反应　主要表现为过敏性鼻炎、支气管哮喘等。

3. 消化道过敏反应　少数人进食鱼、虾、蛋、牛奶及服用某些药物后，可引起恶心、呕吐、腹泻、腹痛等症状。

4. 皮肤过敏反应　主要表现为荨麻疹、血管性水肿、湿疹等。

（三）防治原则

1. 避免再接触变应原

（1）确定变应原：可通过询问病史和实验室检查以确定变应原。常用的检测变应原方法有：①体内试验：激发试验、皮内实验、点刺试验等，是通过观察抗原与身体接触后出现反应来判定变应原的方法；②体外试验：通过检测特异IgE也可以确定变应原。

（2）避免再接触变应原：采用避、忌、替、移等办法，避免接触可控制发病。

2. 特异性脱敏治疗和减敏治疗

（1）脱敏注射：在应用动物来源抗毒素血清时，若皮肤试验呈阳性反应，可采用小剂量多次注射法进行脱敏注射，以减轻过敏症状。

（2）减敏治疗：减敏治疗也称为特异免疫治疗，是对能够检出而难以避免的变应原（如植物花粉或尘螨等），可采用标准抗原制剂以少量、多次、渐增的方法，通过皮下注射或舌下含服达到减敏的目的。目前，减敏治疗的原理尚不完全清楚，主要有：封闭抗体（IgG）学说、Th1/Th2平衡学说、休克器官转移学说及免疫耐受学说等。

3. 抗过敏药物治疗

（1）抑制生物活性介质释放的药物：色甘酸二钠、吡嘧司特钾可稳定细胞膜，防止肥大细胞等脱颗粒，从而减少或阻止活性介质的释放。肾上腺素、异丙肾上腺素和麻黄碱等能激活腺苷酸环化酶，增加cAMP合成；甲基黄嘌呤、氨茶碱等能抑制磷酸二酯酶活性，阻止cAMP分解，因此，上述药物能提高细胞内cAMP浓度，从而抑制组胺等活性介质的释放。

（2）活性介质拮抗药：抗组胺药[如氯苯那敏（扑尔敏）、氯雷他啶、西替利嗪等]可与组胺竞争效应器官细胞膜上的组胺H_1受体、抑制组胺活性；孟鲁斯特钠可拮抗白三烯的作用，减轻平滑肌痉挛等迟发反应。

（3）改善效应器官反应性：肾上腺皮质激素、钙剂、维生素C可以有效地降低毛细血管通透性、减轻充血和渗出。

 病 例 分 析

案例

某男25岁，北方居住，每到8月初（农历立秋前后）出现打喷嚏、流清涕，伴有眼痒、结膜充血、流泪等症状。曾按季节性感冒治疗3年，服用感冒药如Vc银翘片、感康等药物有效。

讨论

该患者可能的诊断是什么？如何预防和治疗？

分析

1. 连续 2 年以上,同一季节发病,考虑为花粉过敏。
2. 应检测变应原。
3. 可以采用特异性免疫治疗。
4. 可以用药物控制症状。

二、Ⅱ型超敏反应

血清中抗体(IgG、IgM)与细胞膜表面相应抗原或半抗原结合,通过激活补体、AD-CC 引起靶细胞损伤,又称细胞溶解型或细胞毒型超敏反应。

(一) 发生机制

1. **诱发Ⅱ型超敏反应的变应原** 同种异型抗原、修饰的自身抗原等,主要是血细胞和某些组织成分。

2. **抗体** 参与Ⅱ型超敏反应的抗体主要是 IgG 和 IgM,少数为 IgA。

3. **发生过程** 抗体与细胞膜表面相应抗原结合后,可通过三条途径损伤靶细胞:①激活补体,溶解细胞;②激活吞噬细胞,发挥吞噬调理作用;③激活 NK 细胞,通过 ADCC 作用,杀伤靶细胞。

(二) 临床常见疾病

1. **输血反应** 一般发生于 ABO 血型不符的输血。若将 A 型血输给 B 型血患者,供者红细胞表面抗原与受者血清中天然血型抗体结合,可激活补体而引起溶血反应。

2. **新生儿溶血症** 多发生于 Rh⁻ 孕妇所产 Rh⁺ 胎儿。第一胎分娩或流产时发生胎盘剥离出血后,胎儿 Rh⁺ 红细胞进入母体,可刺激母体产生抗 Rh 抗体(属 IgG)。当该孕妇所怀第二胎仍为 Rh⁺ 时,母体抗 Rh 抗体可通过胎盘进入胎儿体内,与胎儿 Rh⁺ 红细胞结合,激活补体,导致新生儿红细胞溶解。为防止 Rh 溶血症发生,可在初产妇分娩后 72 小时内注射抗 Rh 抗体,以阻断 Rh⁺ 红细胞对母体的致敏。

3. **自身免疫性溶血性贫血** 可因感染、药物及辐射等使自身红细胞膜表面抗原发生改变,刺激机体产生抗自身红细胞的 IgG 类抗体。自身抗体与红细胞结合,导致红细胞溶解。停药后,此类贫血症状能自行消退。

4. **抗肾小球基底膜肾炎** A 群乙型溶血性链球菌与肾小球基底膜间存在共同抗原,链球菌感染后刺激机体产生的抗体,可与肾小球基底膜结合,发生交叉反应,导致肾小球损伤。

5. **药物致血细胞减少症** 主要包括药物性溶血性贫血、粒细胞减少症和血小板减少性紫癜。

6. **甲状腺功能亢进(Graves 病)** 属于自身免疫性抗受体病,是一种特殊的Ⅱ型超敏反应,即抗体刺激型超敏反应。

三、Ⅲ型超敏反应

可溶性抗原与 IgG、IgM、IgA 类抗体在血流中结合形成免疫复合物(IC),沉积于血管壁基底膜或组织间隙造成组织损伤,又称免疫复合物型。

（一）发生机制

1. 免疫复合物形成　可溶性抗原与相应抗体结合可形成抗原抗体复合物,即 IC。通常大分子 IC 可被体内单核-巨噬细胞及时吞噬清除,而小分子 IC 在循环中比较稳定,可通过免疫黏附作用被清除,因此二者均无致病作用。仅当形成中等大小可溶性 IC 长期存在于循环中,即有可能沉积于毛细血管基底膜,引起Ⅲ型超敏反应。

2. 免疫复合物的沉积　中等大小可溶性免疫复合物的沉积与下列因素有关。

（1）血管活性胺类物质的作用:血管活性胺类物质可使血管内皮细胞间隙增大,从而不仅增加血管通透性,且有助于 IC 对血管内皮细胞间隙的沉积和嵌入。

（2）局部解剖和血流动力学因素的作用:循环 IC 容易沉积于血压较高的毛细血管迂回处,如肾小球基底膜和关节滑膜等处的毛细血管。

3. 免疫复合物沉积后引起的组织损伤

（1）补体的作用:沉积的 IC 可激活补体系统,产生膜攻击复合物和过敏毒素（C3a、C5a）。膜攻击复合物可导致局部组织损伤;过敏毒素可刺激肥大细胞和嗜碱性粒细胞释放组胺、血小板活化因子等生物活性介质,使局部血管通透性增高,导致渗出性炎症反应,并促进中性粒细胞在复合物沉积部位聚集。

（2）中性粒细胞的作用:聚集的中性粒细胞在吞噬沉积的 IC 过程中,释放溶酶体酶、蛋白水解酶、胶原酶,造成血管基底膜和邻近组织损伤。

（3）血小板的作用:在局部凝集、活化后释放血管活性胺类,加剧局部渗出性反应,并激活凝血过程,形成微血栓,引起局部缺血、坏死（图 11-6）。

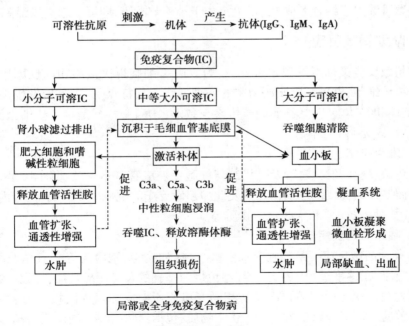

图 11-6　Ⅲ型超敏反立的发生机制

（二）临床常见疾病

Ⅲ型超敏反应常见疾病有局部免疫复合物病和全身免疫复合物病两类。前者发生在抗原进入部位;后者因 IC 在血流中播散,而发生多部位沉积,形成全身免疫复合物病。

1. 局部免疫复合物病

(1) Arthus 反应:给家兔皮下多次注射马血清,局部可出现细胞浸润,若再次注射,可发生水肿、出血、坏死等剧烈炎症反应。这是抗原在入侵局部与相应抗体结合形成 IC 所致。

(2) 类 Arthus 反应:可见于胰岛素依赖型糖尿病患者,其局部反复注射胰岛素后可刺激机体产生相应 IgG 类抗体,若此时再次注射胰岛素,即可在注射局部出现红肿、出血和坏死等与 Arthus 反应类似的局部炎症反应。

2. 全身免疫复合物病

(1) 血清病:一次(初次)大量注射异种动物免疫血清后,经过 7~14 天,某些个体可出现局部红肿、关节肿痛、淋巴结肿大、皮疹、发热及蛋白尿等症状,称为血清病。这是体内产生的抗异种动物血清抗体,与残余的动物血清结合成 IC,引起全身免疫复合物病。随抗体形成增多,抗原可逐渐被清除,疾病即自行恢复。临床上长期使用青霉素、磺胺等药物,也可通过类似机制引起血清病样反应,称为药物热。

(2) 链球菌感染后肾小球肾炎:也称免疫复合物肾小球肾炎,一般多发生在链球菌感染后 2~3 周,少数患者可发生急性肾小球肾炎。此病为链球菌细胞壁抗原与相应抗体形成 IC,沉积于肾小球基底膜所致。

(3) 类风湿关节炎:某些病原体或其代谢产物能使体内 IgG 分子发生变性,从而刺激机体产生抗变性 IgG 的自身抗体。此类自身抗体以 IgM 为主,称为类风湿因子。变性 IgG 与类风湿因子结合形成 IC,反复沉积于小关节滑膜,即可引起类风湿关节炎。

四、Ⅳ型超敏反应

Ⅳ型超敏反应又称迟发型超敏反应,为效应 T 细胞再次接触相同抗原后所介导,表现为以单核细胞、淋巴细胞浸润为主的病理损伤。其特点是:①反应发生慢,消退也慢;②无抗体和补体参与;③细胞因子可参与致病;④病变特征是单个核细胞浸润为主的炎症反应;⑤无明显个体差异。

(一) 发生机制

Ⅳ型超敏反应的发生过程及其机制与细胞免疫应答基本一致,其本质是以细胞免疫为基础而导致的免疫病理损伤。诱发此型超敏反应的抗原主要有病毒、胞内寄生菌、细胞抗原(如肿瘤抗原)和某些化学物质等。

(二) 临床常见疾病

1. 传染性超敏反应 某些胞内寄生微生物(如病毒、胞内菌等)、真菌及某些原虫可作为变应原,在感染过程中引起以细胞免疫为基础的Ⅳ型超敏反应,导致组织损伤。

2. 接触性皮炎 是机体再次接触相同变应原所引发的以皮肤损伤为主要特征的迟发型超敏反应。变应原多为小分子化学物质,包括药物、染料、油漆、金属等。一般在接触 24 小时后发生皮炎,48~72 小时达高峰,表现为局部红肿、硬结、水疱,严重者可发生剥脱性皮炎。

(三) 防治原则

1. 明确变应原 目前常用斑贴试验、皮内试验或皮肤划痕实验确定变应原。

2. 治疗原则　明确变应原后杜绝接触是最有效的预防方法。治疗以免疫抑制剂为主,常用糖皮质激素、FK506 等。

超敏反应性疾病的发生机制复杂,临床表现各不相同。因此,在临床上遇到具体病例时,应结合具体情况进行分析判断。由于进入机体的途径不同,同一变应原可诱发不同类型的超敏反应。如青霉素所致超敏反应通常以过敏性休克、荨麻疹、哮喘等 I 型超敏反应为主,但亦可引起局部 Arthus 反应和关节炎等Ⅲ型超敏反应;长期大剂量静脉注射青霉素,还可引起溶血性贫血;若反复多次局部涂抹,则造成由Ⅳ型超敏反应引起的接触性皮炎。

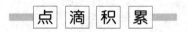 点 滴 积 累

四型超敏反应比较

类型	参与成分	免疫效应	常见临床疾病
I 型超敏反应（速发型）	花粉、尘屑、真菌、食物、药物、食品添加剂等 IgE 肥大细胞、嗜碱性粒细胞、嗜酸性粒细胞	血管扩张、通透性增强、平滑肌收缩、腺体分泌增加	过敏性休克、过敏性鼻炎、支气管哮喘、食物过敏、荨麻疹等
Ⅱ型超敏反应（细胞毒型）	自身抗原、外来药物半抗原等 IgG,IgM 补体、巨噬细胞、NK 细胞、中性粒细胞	细胞、组织损伤	输血反应、新生儿溶血症、溶血性贫血、抗肾小球基底膜肾炎
Ⅲ型超敏反应（免疫复合物型）	可溶性抗原 抗体 IgG、IgM 补体、中性粒细胞、血小板、嗜碱性粒细胞	中性粒细胞浸润为主的血管炎症	血清病、链球菌感染后肾小球肾炎、系统性红斑狼疮、类风湿关节炎等
Ⅳ型超敏反应（迟发型）	胞内寄生菌和病毒、染料、油漆、药物等 Tc 细胞、Th 细胞	单核-吞噬细胞浸润性炎症反应	传染性超敏反应、接触性皮炎、移植排斥反应等

目 标 检 测

一、选择题

(一) 单项选择题

1. 免疫应答发生的部位是(　　)
   A. 骨髓　　　B. 胸腺　　　C. 腔上囊　　　D. 淋巴结　　　E. 肝脏
2. 能形成免疫记忆细胞的是(　　)
   A. 巨噬细胞　　　　　B. 中性粒细胞　　　　　C. 淋巴细胞

D. 肥大细胞　　　　　　　　E. NK 细胞

3. T 细胞活化的第二信号是指(　　)

A. CD4 与 MHC-Ⅱ类分子间的相互作用

B. CD8 与 MHC-Ⅰ类分子间的相互作用

C. IL-1 与相应受体间的相互作用

D. IL-2 与相应受体间的相互作用

E. CD80/86 与 CD28 的相互作用

4. 下列细胞不参与体液免疫应答的是(　　)

A. T 淋巴细胞　　　　　　B. B 淋巴细胞　　　　　　C. 巨噬细胞

D. 树突状细胞　　　　　　E. 中性粒细胞

5. TI 抗原引起免疫应答的特点是(　　)

A. 抗原需经巨噬细胞加工处理　　　　B. 可产生各种类别的免疫球蛋白

C. 可发生再次应答　　　　　　　　　D. 只产生 IgM

E. 需要 Th 协助

6. 在抗体形成过程中,下列叙述错误的是(　　)

A. 浆细胞是产生抗体的细胞

B. B 细胞活化必须有双信号刺激

C. 初次应答时产生抗体慢

D. Th 细胞可参与 B 细胞产生抗体过程

E. 再次应答时抗体产生快

7. 初次应答时,产生抗体的特点有(　　)

A. 以 IgG 为主　　　　　　　　　　B. IgG 与 IgM 几乎同时产生

C. 抗体含量较高　　　　　　　　　　D. 为低亲和性抗体

E. 抗体维持时间较长

8. 再次应答时抗体产生的特点是(　　)

A. IgM 抗体显著升高　　　　　　　　B. 抗体维持时间较长

C. 潜伏期较长　　　　　　　　　　　D. 抗体浓度较低

E. 抗体亲和力较低

9. 下列免疫作用在无抗体存在时仍可发生的是(　　)

A. ADCC 作用　　　　　　　　　　　B. 补体经典途径激活

C. 过敏反应　　　　　　　　　　　　D. 中和毒素作用

E. NK 细胞对靶细胞的杀伤作用

10. 免疫应答过程不包括(　　)

A. B 细胞在骨髓内的分化成熟　　　　B. B 细胞对抗原的特异性识别

C. 巨噬细胞对抗原的处理和提呈　　　D. T、B 细胞的活化、增殖、分化

E. 效应细胞和效应分子的产生和作用

11. 关于细胞免疫,下列错误的是(　　)

A. 由 TD 抗原引起　　　　　　　　　B. T 细胞介导,巨噬细胞参与

C. IL-1 为 T 细胞活化第二信号　　　　D. 致敏 Tc 细胞特异性杀伤靶细胞

E. Th 细胞释放的淋巴因子参与

12. 在减敏治疗中,诱导机体产生的封闭抗体是(　　)
    A. IgM　　　　　　B. IgG　　　　　　C. IgE　　　　　　D. IgD　　　　　　E. IgA

13. 下列疾病由Ⅲ型超敏反应引起的是(　　)
    A. 过敏性休克　　　　　　　　　　　B. 接触性皮炎
    C. 类风湿关节炎　　　　　　　　　　D. 新生儿溶血症
    E. 急性荨麻疹

14. 减敏治疗常用于治疗(　　)
    A. 青霉素过敏　　　　　　B. 食物过敏　　　　　　C. 血清病
    D. 血清过敏休克　　　　　E. 尘螨过敏

15. 发病机制与补体无关的是(　　)
    A. 肾小球肾炎　　　　　　B. 新生儿溶血症　　　　　　C. 输血反应
    D. 接触性皮炎　　　　　　E. 血清病

16. 与Ⅱ型超敏反应发生无关的成分是(　　)
    A. 抗体(IgG/ IgM)　　　　B. 补体　　　　　　C. 吞噬细胞
    D. NK 细胞　　　　　　　E. Tc 细胞

17. Ⅰ型超敏反应中具有重要调节作用的细胞是(　　)
    A. 中性粒细胞　　　　　　B. 嗜碱性粒细胞　　　　　　C. 嗜酸性粒细胞
    D. 肥大细胞　　　　　　　E. 血小板

18. 不属于Ⅳ型超敏反应的是(　　)
    A. 接触性皮肤　　　　　　B. 传染性超敏反应　　　　　　C. 移植排斥反应
    D. 结核菌素试验　　　　　E. 过敏性鼻炎

19. 能与类风湿因子特异性结合的成分是(　　)
    A. 自身 IgG 分子　　　　　　　　　　B. 自身 IgM 分子
    C. 自身变性的 IgM 分子　　　　　　　D. 自身变性的 IgG 分子
    E. 自身变性的 IgE 分子

20. 与Ⅰ型超敏反应特点无关的是(　　)
    A. 发生快,消退也快　　　　　　　　　B. 需要 IgE 参与
    C. 多无严重的组织细胞损伤　　　　　　D. 与遗传有关
    E. 补体的参与

(二) 多项选择题

1. 不参与体液免疫应答的细胞是(　　)
   A. B 细胞　　　B. Th 细胞　　　C. Tc 细胞　　　D. NK 细胞　　　E. 浆细胞

2. T 淋巴细胞介导的细胞免疫应答过程包括(　　)
   A. 抗原提呈与识别阶段　　　　　　　B. 活化、增殖、分化阶段
   C. T 细胞在胸腺发育阶段　　　　　　D. 效应阶段
   E. 抗体结合抗原

3. 在Ⅰ型超敏反应中,肥大细胞释放的生物活性介质可引起(　　)
   A. 毛细血管扩张　　　　　　　　　　B. 平滑肌收缩
   C. 血管通透性增高　　　　　　　　　D. 黏膜腺体分泌增加
   E. 瘙痒

4. 检测变应原可采用的试验有（　　　）

    A. 检测血清特异 IgE   B. 检测血清总 IgE 水平

    C. 检测血清 IgA 水平   D. 检测 IgM 水平

    E. 皮肤试验

5. 参与迟发型超敏反应的细胞有（　　　）

    A. 血小板   B. Tc   C. Th   D. NK 细胞   E. LAK 细胞

6. 免疫复合物沉积于血管基底膜，下列说法正确的是（　　　）

    A. 形成免疫复合物为大分子   B. 血管通透性增加

    C. 血管内高压的迂回处   D. 形成中等大小免疫复合物

    E. 形成的可溶性小分子免疫复合

7. Ⅲ型超敏反应临床常见疾病有（　　　）

    A. 血清病   B. 输血反应

    C. 链球菌感染后肾小球肾炎   D. 类风湿关节炎

    E. 荨麻疹

8. Ⅱ型超敏反应临床常见疾病有（　　　）

    A. 新生儿溶血症   B. 输血反应

    C. 血小板减少性紫癜   D. 类风湿关节炎

    E. 荨麻疹

9. 属于Ⅰ型超敏反应的是（　　　）

    A. 接触性皮肤   B. 荨麻疹

    C. 血小板减少性紫癜   D. 过敏性休克

    E. 湿疹

10. 青霉素可引起的疾病包括（　　　）

    A. Ⅰ型超敏反应   B. Ⅱ型超敏反应   C. Ⅲ型超敏反应

    D. Ⅳ型超敏反应   E. 受体刺激型超敏反应

二、简答题

1. 什么是适应性免疫应答？适应性免疫应答有哪些基本类型？

2. 简述免疫应答的基本过程？

3. 体液免疫初次应答和再次应答的区别有哪些？

4. Ⅰ型超敏反应的主要特点有哪些？

三、病例分析

男性患者，24 岁，进食花生米后 15 分钟左右出现全身大面积荨麻疹，进而出现手脚针刺感、口舌发麻并伴有呼吸困难等症状。

1. 该患者出现了什么问题？

2. 有效的治疗药物有什么？

3. 如何预防发病？

（黄建林）

第十二章 免疫学应用

免疫学理论和技术在疾病的诊断和防治方面已得到广泛应用,取得了卓著的成效。新型疫苗、免疫治疗新技术、免疫诊断新试剂的研究方兴未艾,有着广阔的应用前景。本章主要介绍常见的免疫学防治方法和常见的免疫学检测技术。

第一节 免疫学防治

免疫学防治是依据免疫学的原理,应用各类生物或非生物制剂来建立、增强或抑制机体的免疫应答、调节免疫功能,达到预防和治疗某些疾病的目的。早在 1796 年英国医生琴纳就开始采用接种牛痘的方法来预防天花了,随着免疫学理论及生物技术的不断发展与完善,免疫预防和治疗的范围日益扩大。

一、免疫预防

免疫预防是指利用各种生物制剂来建立机体的特异性免疫应答,以达到预防疾病的目的。通过免疫预防,已使曾经严重危害人类健康的疾病,如脊髓灰质炎、天花、结核、麻疹、乙型肝炎等传染病,得到了有效的控制。

特异性免疫的获得方式有自然免疫和人工免疫两种。自然免疫主要指机体感染病原体后建立的特异性免疫,如感染水痘后对水痘带状疱疹病毒就有了特异性免疫力,自然免疫也包括胎儿或新生儿经胎盘或乳汁从母体获得抗体而产生的免疫;人工免疫则是人为地使机体获得特异性免疫,是免疫预防的重要手段,包括人工主动免疫和人工被动免疫(表 12-1)。

表 12-1 人工主动免疫和人工被动免疫

	人工主动免疫	人工被动免疫
输入物质	抗原(疫苗、类毒素)	抗体(抗毒素、丙种球蛋白)
免疫力出现时间	1~4 周后生效	注入后立即生效
免疫力维持时间	数月至数年	2~3 周
用途	多用于预防	多用于治疗或紧急预防

用于人工免疫的疫苗、免疫血清、血液制品、生长因子、体内外诊断试剂等均来源于

生物体,统称为生物制品。

(一) 人工主动免疫

人工主动免疫是将疫苗注入体内,使机体获得特异性免疫力的方法。习惯上将细菌性制剂、病毒性制剂以及类毒素等用于人工主动免疫的制剂统称为疫苗。疫苗主要包括以下几类:

1. 灭活疫苗　又称死疫苗,是选用免疫原性强的病原微生物,经人工大量培养后,用物理或化学方法将其灭活而制成。灭活疫苗稳定、易保存,不会回复突变,但其在体内不能繁殖,且为维持抗体水平,常需多次接种,用量大,注射局部或全身的反应较重。常用的灭活疫苗有百日咳、伤寒、乙型脑炎、狂犬病疫苗等。

2. 减毒活疫苗　是用减毒或无毒的活病原微生物制成。传统的制备方法是将病原微生物在培养基或动物细胞中反复传代,使其失去或明显降低毒力,但保留免疫原性,如卡介苗。活疫苗接种后相当于隐性感染或轻症感染,病原微生物在体内有一定的繁殖能力,一般只需接种一次,免疫效果良好。但活疫苗稳定性差,不易保存,且在体内存在回复突变的危险。免疫缺陷者和孕妇一般不宜接种活疫苗。常用的减毒活疫苗有麻疹疫苗、风疹疫苗、脊髓灰质炎疫苗、卡介苗等。

3. 类毒素　是用细菌的外毒素经 $0.3\% \sim 0.4\%$ 甲醛处理制成。因类毒素已失去外毒素毒性,但保留了免疫原性,接种后可诱导机体产生抗毒素。常用的类毒素有白喉类毒素和破伤风类毒素,这两种类毒素和百日咳死疫苗混合后制成百、白、破三联疫苗。

4. 新型疫苗　新型疫苗是采用生物化学合成技术、基因工程技术等现代生物技术制造出的疫苗。近年来,新发展的疫苗主要有以下几类:

(1)亚单位疫苗:是去除病原体中与激发保护性免疫无关的成分,保留有效免疫成分而制成的疫苗。如提取百日咳杆菌的丝状血凝素等保护性抗原成分,制成无细胞百日咳疫苗,因该疫苗内毒素含量仅为全菌体疫苗的 1/2000,故副作用明显减少而保护效果相同。可见亚单位疫苗毒性显著低于全菌疫苗。又因其不含核酸,从而避免了某些病毒核酸致癌的危险。

(2)合成肽疫苗:根据有效免疫原的氨基酸序列,设计合成的免疫原性多肽,将其结合到载体上,再加入佐剂制成的制剂,称为合成肽疫苗。合成肽疫苗可制成多价疫苗,也可同时诱导体液免疫和细胞免疫,有良好的免疫效果。目前,研究较多的主要是抗病毒感染和抗肿瘤的合成肽疫苗。

(3)结合疫苗:是将细菌荚膜多糖成分化学连接于白喉类毒素,为细菌荚膜多糖提供了蛋白质载体,使其成为胸腺依赖性抗原。细菌荚膜多糖疫苗虽早已应用,但因属于胸腺非依赖性抗原,只能刺激机体产生 IgM 类抗体,且不产生记忆细胞,免疫效果较差,而结合疫苗则能引起 T、B 细胞的联合识别,产生 IgG 抗体,明显提高免疫效果。目前已获准使用的结合疫苗有 B 型流感杆菌疫苗、脑膜炎球菌疫苗和肺炎球菌疫苗等。

(4)基因工程疫苗:利用基因工程技术制备的疫苗,包括重组抗原疫苗、重组载体疫苗、DNA 疫苗、转基因植物疫苗等。

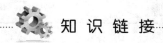 知 识 链 接

DNA 疫苗

DNA 疫苗是用编码病原体的有效免疫原基因与细菌质粒构建的重组体,直接注入机体,通过宿主细胞的转译系统表达目的抗原,从而诱导机体产生特异性免疫。自 1992 年以来,应用该技术已成功地在小鼠、黑猩猩等动物中诱导抗流感病毒、抗 HIV 等多种病原体的特异性免疫。除感染性疾病外,肿瘤的 DNA 疫苗也在研制中。DNA 疫苗在体内可持续表达,免疫效果好,维持时间长,是疫苗发展的方向之一。

新型疫苗增加了疫苗的种类,增强了疫苗的功能,减少了副作用。新型疫苗使疫苗的发展和应用不仅仅局限于传染病领域,并已扩展到非传染病领域,疫苗不再是单纯的预防制剂,也可作为有效的治疗性制剂。

（二）人工被动免疫

人工被动免疫是给人体注射抗体,使机体被动获得特异性免疫力,是一种治疗或紧急预防疾病的措施。人工被动免疫常见生物制品有以下几类:

1. 抗毒素　是用细菌外毒素或类毒素免疫动物制备的动物免疫血清,有中和外毒素毒性的作用。常以类毒素免疫马,待马体内产生高效价抗毒素后,取其血清分离纯化而成。该制剂为异种蛋白,使用时应注意超敏反应的发生。目前较常应用的抗毒素制品主要有破伤风抗毒素、白喉抗毒素、肉毒抗毒素、气性坏疽抗毒素等。

2. 人免疫球蛋白制剂　包括正常人免疫球蛋白和人特异性免疫球蛋白。正常人免疫球蛋白是从正常人血浆或健康产妇胎盘血中分离制成的免疫球蛋白浓缩剂,分别称为人血浆丙种球蛋白和胎盘丙种球蛋白。主要用于甲型肝炎、麻疹、脊髓灰质炎等疾病的紧急预防,以及某些原发性或继发性免疫缺陷病的治疗。人特异性免疫球蛋白为抗某种特定抗原的高效价抗体,用于特定病原体感染的预防。比如乙型肝炎人免疫球蛋白,可用于乙型肝炎表面抗原暴露后的应急预防。

3. 单克隆抗体　即指单个 B 淋巴细胞克隆所分泌的抗体,单克隆抗体具有特异性强、纯度高、均一性好等优点,目前已应用于肿瘤导向治疗、放射免疫显像技术、医学检验诊断试剂及蛋白质提纯等方面。

（三）计划免疫

计划免疫是根据某些特定传染病的疫情监测和人群免疫状况分析,按照规定的免疫程序,有计划地进行人群预防接种,以提高人群免疫水平,达到控制以至消灭相应传染病而采取的措施。免疫程序的制定和实施是计划免疫工作的一项重要内容。不同疫苗的接种途径、接种剂量和接种对象年龄都有所不同,严格按照免疫程序接种,才能有效控制传染病。我国儿童计划免疫的疫苗种类有卡介苗、百白破、三价脊髓灰质炎疫苗、麻疹疫苗和乙肝疫苗(表 12-2)。2007 年,国家扩大了计划免疫免费提供的疫苗种类,从过去的"五苗防七病"扩大到现在的 12 种疫苗可以预防 15 种疾病。

表12-2　我国儿童计划免疫程序

年龄	疫苗
0 月龄	卡介苗,乙肝疫苗(第1针)
1 月龄	乙肝疫苗(第2针)
2 月龄	三价脊灰疫苗(初服)
3 月龄	三价脊灰疫苗(复服),百白破(第1针)
4 月龄	三价脊灰疫苗(复服),百白破(第2针)
5 月龄	百白破(第3针)
6 月龄	乙肝疫苗(第3针)
8 月龄	麻疹疫苗(初种),乙脑减毒活疫苗(第1针)
18 月龄	百白破(加强),麻腮风疫苗,甲肝疫苗
2 周岁	乙脑减毒活疫苗
3 周岁	A + C 群流脑疫苗(第1针)
4 周岁	三价脊灰疫苗(加服),麻疹疫苗(复种)
6 周岁	A + C 群流脑疫苗(第2针)

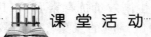 课 堂 活 动

分析计划免疫用疫苗的性质及预防疾病的种类。

二、免疫治疗

免疫治疗就是针对疾病的发生机制,应用生物制剂或药物来改变机体的免疫功能,以达到治疗疾病的目的。免疫治疗包括两个方面:一是免疫调节,即用化学或生物学等手段调节机体的免疫功能;二是免疫重建,即将正常个体的造血干细胞或淋巴细胞转移给免疫缺陷个体,以恢复其免疫功能。常见的免疫治疗剂有免疫增强剂、免疫抑制剂、造血干细胞、细胞因子及治疗性疫苗等。

(一)免疫增强剂

免疫增强剂是一类能调节、增强和恢复机体免疫功能的制剂,即在一定浓度范围内,对过高的免疫应答起抑制作用,对过低的免疫应答起促进作用,故也称免疫调节剂。常用的免疫增强剂有:

1. 微生物制剂　如卡介苗和短小棒状杆菌,它们均能活化巨噬细胞,促进多种细胞因子的产生,能非特异性增强机体免疫功能。目前卡介苗用于某些肿瘤的免疫治疗,短小棒状杆菌局部注射对治疗黑色素瘤等有一定疗效。

2. 细胞因子　目前已在临床应用的免疫因子有 IFN、IL-2、胸腺素、转移因子等,它们主要用于病毒感染性疾病、肿瘤、免疫缺陷病和自身免疫疾病的治疗。

3. 化学合成药物　一些化学合成药物具有明显的免疫刺激作用,可通过不同方式增强机体的免疫功能。如异丙肌苷能诱导 T 细胞成熟、激发巨噬细胞和 NK 细胞的生

物活性,利于肿瘤患者免疫功能的修复。

4. 中药制剂　许多中药成分具有不同程度的免疫增强作用,已在临床上作为传染病和恶性肿瘤的辅助治疗药物。如灵芝多糖、人参多糖等。

（二）免疫抑制剂

免疫抑制剂是一类能抑制机体免疫功能的制剂,主要用于治疗各种自身免疫疾病及延长移植物存活的时间。

1. 微生物制剂　如环孢素 A 是真菌的代谢产物,对 T 细胞,尤其是 Th 细胞有较强的选择性抑制作用,应用于器官移植排斥反应中并取得了很好的疗效。

2. 化学合成药物　①烷化剂:如环磷酰胺,它能抑制 DNA 复制与蛋白质合成,处于增殖分化阶段的 T、B 细胞对烷化剂作用敏感,从而使细胞免疫和体液免疫均受抑制;②抗代谢类药物:如硫唑嘌呤,主要通过干扰 DNA 复制而起作用,而甲氨蝶呤,主要通过干扰蛋白质合成起作用;③激素:如糖皮质激素,可抑制巨噬细胞的趋化作用,常用于临床上治疗各型超敏反应。

3. 单克隆抗体及其交联物　目前已有多种单克隆抗体在临床免疫治疗中起着重要作用,如抗 CD3、CD4 单抗可用于预防移植排斥反应、治疗类风湿关节炎;抗 IL-1 单抗可中和体液中的 IL-1,减轻炎症反应。利用单抗的高度特异性,还可将其作为载体与一些抗肿瘤药物交联,制成"生物导弹",将治疗药物靶向性地携至肿瘤病灶局部,特异性杀伤肿瘤细胞。

4. 中草药　多种中草药具有免疫抑制作用,如雷公藤、大黄等。

（三）造血干细胞移植

造血干细胞移植是指用患者自身造血干细胞或健康人的造血干细胞移植回输给患者,让干细胞进入患者体内定居、分化、增殖,使患者恢复造血能力和免疫力,是一种免疫重建的治疗方法。常用的造血干细胞源于 HLA 型别大致相同的供者骨髓、外周血或脐带血中的 CD34$^+$ 干细胞。目前脐带血已成为极具发展潜力的干细胞来源。临床上造血干细胞移植已成为造血系统疾病的重要治疗手段。

点 滴 积 累

1. 人工主动免疫输入物质为抗原,免疫力持续时间长,多用于预防。用于人工主动免疫的制剂称为疫苗,包括活疫苗、死疫苗、类毒素、新型疫苗。

2. 人工被动免疫输入物质为抗体,免疫力持续时间短,多用于治疗或紧急预防。常用的人工被动免疫的生物制品有抗毒素、人免疫球蛋白制剂和单克隆抗体。

3. 免疫治疗是针对疾病的发生机制,应用生物制剂或药物来改变机体的免疫功能,以达到治疗疾病的目的,包括免疫调节和免疫重建。

第二节　免疫学检测

随着现代免疫学和相关学科的发展,免疫检测技术已广泛应用于临床疾病的诊断、发病机制研究、药物疗效评价及预后判断等。免疫诊断新试剂的研究方兴未艾,免疫诊断新方法新技术层出不穷。本节简要介绍常用的免疫学检测方法的原理及应用。

一、抗原抗体的检测

在体外一定条件下,抗原与相应抗体之间发生特异性结合,呈现出凝集、沉淀等可见反应。由于抗原抗体的结合具有特异性,所以,既可用已知抗原检测未知抗体,也可用已知抗体检测未知抗原,进而达到诊断疾病或实验研究等目的。常用的抗原抗体检测方法主要有:

1. 凝集反应 颗粒性抗原(细菌、红细胞等)或吸附于载体颗粒(聚苯乙烯胶乳、活性炭颗粒)上的可溶性抗原与相应抗体结合,在一定条件下,形成肉眼可见的凝集团现象,称为凝集反应。颗粒性抗原直接与抗体结合出现凝集现象,为直接凝集反应,若凝集现象的出现需要载体颗粒的参与,则为间接凝集反应。直接凝集反应又可分为玻片法和试管法两种。玻片法为定性试验,常用于细菌的鉴定和人 ABO 血型的鉴定。试管法多为半定量试验,用于检测抗体,比如临床上常用的诊断伤寒、副伤寒的肥达试验,辅助诊断立克次体病的外裴试验等。间接凝集反应又可分为正向间接凝集反应、反向间接凝集反应及协同凝集试验。协同凝集试验所用载体为金黄色葡萄球菌的 SPA 蛋白,SPA 可与 IgG 的 Fc 段发生非特异性结合,称为 IgG 致敏的载体颗粒,其 Fab 段可与抗原结合,出现凝集现象。协同凝集试验常用于细菌、病毒的快速鉴定和分型。

2. 沉淀反应 可溶性抗原(细菌外毒素、组织浸出液、血清蛋白等)与相应抗体结合,在一定条件下,形成肉眼可见的沉淀物,称为沉淀反应。沉淀反应可在液体中进行,如环状沉淀反应和絮状沉淀反应;也可在琼脂凝胶中进行,抗原抗体扩散后,在比例合适处可形成白色沉淀。抗原或抗体除自然扩散外,还可以将琼脂板放入电泳槽,利用电流加速其扩散,即为免疫电泳技术。

3. 免疫标记技术 指用某些易检测的物质对抗体(或抗原)进行标记,使其与相应抗原(或抗体)作用后,再通过检测标记物来观察抗原抗体反应的免疫技术。免疫标记技术因使用了可微量检测的标记物,大大提高了检测的灵敏度,一些用传统方法无法检出的微量物质,多可以用此方法检出。根据标记物的不同,常用的免疫标记技术有酶免疫技术、免疫胶体金技术、免疫荧光技术、免疫印迹技术、放射免疫技术等。

(1)酶免疫技术:是将酶(常用的有辣根过氧化物酶、碱性磷酸酶)作为一种标记物,与抗体或抗原结合后,制成酶标记试剂,该试剂与抗原或抗体反应后,通过酶分解底物产生有色物质,用酶标仪测定吸光度(A),从而反映抗原或抗体的含量。常用的方法有酶联免疫吸附实验(ELISA)和酶免疫组化技术。ELISA 在酶免疫技术中应用最广泛,主要的操作方法有双抗体夹心法和间接法(图12-1),前者可检测大分子抗原,后者用于检测特异性抗体。

(2)免疫胶体金技术:是用胶体金作为标记物,用于抗原抗体检测的一种免疫标记技术。该技术特异性强、敏感性高、操作简便。如斑点金免疫层析试验检测尿中的绒毛膜促性腺激素(HCG),是最常用的早期妊娠诊断方法。

(3)免疫荧光技术:是用荧光素标记特异性抗原(或抗体),使之成为诊断试剂,当其与相应抗体(或抗原)结合后,用激发光照射荧光素,从荧光检测仪器获得荧光产生位置、强度等信息,从而判断被检材料中抗原或抗体的情况。该技术是发展最早的免疫标记技术。

(4)免疫印迹技术:常用的蛋白印迹技术又称 Western bloting,是一种将高分辨凝

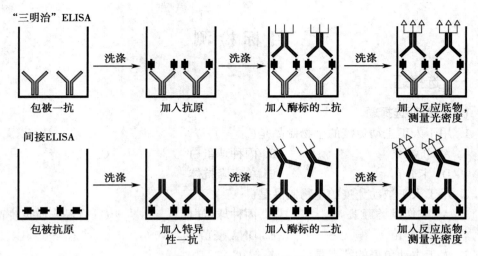

图 12-1 酶联免疫吸附试验

胶电泳和免疫化学分析技术相结合的杂交技术,该技术具有分析容量大、特异性强、敏感度高等特点,是检查蛋白质特性,表达与分布的一种最常用的方法,如克隆基因表达产物的检测、组织抗原的定性定量测定、病毒的抗体或抗原的检测等。

二、免疫细胞功能的检测

检查免疫细胞功能是判断机体免疫状态的重要指标,且有助于某些疾病的诊断、疗效观察或预后分析。

1. T细胞功能测定 常用 T 细胞亚群检测和皮肤试验两种方法。临床应用抗CD3、CD4、CD8 单抗检测 T 细胞总数及 CD4$^+$T 细胞、CD8$^+$T 细胞的数量及比值,此项试验可以初步确定 T 细胞功能。皮肤试验常用的有结核菌素试验,正常机体建立抗结核菌细胞免疫后,若用结核菌素做皮肤试验,常出现以局部红肿为特征的迟发型超敏反应,而免疫细胞功能低下者则反应微弱或阴性。其他方法还有:淋巴细胞转化试验、核素掺入试验等。

2. B细胞功能测定 常用 B 细胞增殖实验和溶血空斑实验。溶血空斑实验可用来检测抗体形成细胞的数量和功能。将吸附有已知抗原的绵羊红细胞、补体、待检 B 细胞及适量琼脂液混匀,倾注平皿培养1~3 小时后,肉眼可见有分散的溶血空斑出现,每一空斑中即含有一个抗体形成细胞,通过计算空斑数目可知抗体形成细胞的数量。

点 滴 积 累

1. 抗原抗体检测的原理是基于抗原抗体能特异性结合,并出现肉眼可见的凝集、沉淀等反应现象。

2. 玻片凝集法常用于人红细胞 ABO 血型的鉴定;酶联免疫吸附实验(ELISA)应用较广泛,主要操作方法有双抗体夹心法和间接法。

3. T细胞功能测定可用 T 细胞增殖实验和皮肤实验;B 细胞功能测定可用 B 细胞增殖实验和溶血空斑实验。

目 标 检 测

一、选择题

（一）单项选择题

1. 用于人工主动免疫的生物制品是（   ）
   A. 抗毒素
   B. 丙种球蛋白
   C. 抗血清
   D. 卡介苗
   E. 单克隆抗体

2. 用于人工被动免疫的生物制品是（   ）
   A. 破伤风类毒素
   B. 丙种球蛋白
   C. 脊髓灰质炎疫苗
   D. 卡介苗
   E. DNA 疫苗

3. 人工主动免疫的特点是（   ）
   A. 免疫力出现快
   B. 免疫力维持时间长
   C. 主要用于传染病的治疗
   D. 注入机体的是抗体
   E. 用于疾病的紧急预防

4. 人工被动免疫的特点是（   ）
   A. 接种后立即发挥作用
   B. 免疫力可维持数年
   C. 主要用于传染病的预防
   D. 注入机体的是抗原
   E. 免疫力出现慢

5. 类毒素的特点是（   ）
   A. 由细菌内毒素脱毒而制成
   B. 具有毒性
   C. 可诱导机体产生相应抗毒素
   D. 用于人工被动免疫
   E. 也是一种细菌外毒素

6. 提取免疫有效成分所制成的疫苗称为（   ）
   A. 活疫苗
   B. 死疫苗
   C. 亚单位疫苗
   D. 合成肽疫苗
   E. DNA 疫苗

7. 抗原抗体检测技术的基础是（   ）
   A. 抗原抗体结构的相似性
   B. 抗原抗体结构的互补性
   C. 抗原抗体结合的可逆性
   D. 抗原抗体结构的比例性
   E. 抗原抗体结合的特异性

8. ELISA 试验所用的标记物是（   ）
   A. 酶
   B. 荧光素
   C. 放射性核素
   D. 胶体金
   E. 染料

9. ELISA 试验是以检测什么现象来判定结果（   ）
   A. 颜色反应
   B. 放射性
   C. 凝集现象
   D. 荧光现象
   E. 沉淀现象

（二）多项选择题

1. 常用免疫增强剂有（   ）
   A. IFN
   B. IL-2
   C. 卡介苗
   D. 环孢素 A
   E. 硫唑嘌呤

2. 活疫苗的特点是(　　)

　　A. 接种次数少　　　　　　　　B. 免疫效果比死疫苗差

　　C. 稳定,易保存　　　　　　　　D. 局部反应轻

　　E. 接种量小

3. 抗原抗体检测的方法包括(　　)

　　A. 凝集反应　　　　　B. ELISA　　　　　　　C. Western blotting

　　D. 免疫胶体金技术　　E. 免疫荧光技术

二、简答题

简述免疫学在医学实践中的应用。

（秦　丹）

第四篇　人体寄生虫学

第十三章　人体寄生虫学概述

人体寄生虫学是研究人体寄生虫的形态结构、生长繁殖规律、致病、实验诊断、流行规律和防治原则的科学。其研究内容包括多细胞的医学蠕虫、单细胞的医学原虫和医学节肢动物。我们学习人体寄生虫学的目的就是揭示寄生虫与人体及外界因素之间的相互关系,从而控制乃至消灭寄生虫病,以保障人民的身体健康。

第一节　寄生虫与宿主

在生物界,两种不同生物共同生活在一起,一种生物在其生命中的某一时期或终身与另一种生物有密切关系,即为共生。如果共生的两种生物,一方获利,另一方受害并为受益的生物提供营养和居住场所,这种共生关系为寄生关系,简称寄生,如人体与其小肠内蛔虫之间的关系。

一、寄生虫及其种类

在寄生关系中获益的低等动物称为寄生虫,如蛔虫。依据寄生虫与宿主关系的不同可将其分为以下种类:

1. 体外寄生虫与体内寄生虫　体外寄生虫是指寄生于人体体表的寄生虫,仅摄食时短时间与人体接触而后即离开,如吸血的蚊、蚤等医学节肢动物;体内寄生虫是指寄生于人体腔道、组织、细胞等部位的寄生虫,如蛔虫、囊尾蚴、疟原虫等。

2. 专性寄生虫与兼性寄生虫　专性寄生虫是指虫体在发育过程中至少有一个阶段营寄生生活,如蛔虫;兼性寄生虫是指虫体既可营寄生生活也可营自生生活,如粪类圆线虫。

3. 机会致病性寄生虫　机会致病性寄生虫是指有些寄生虫在人体内通常处于隐性感染状态,当机体免疫功能受损时则大量增殖导致疾病,如刚地弓形虫。

二、宿主及其种类

在寄生关系中被寄生虫寄生并受害的生物称为宿主。寄生虫的宿主可分为适宜宿主和非适宜宿主两大类。

（一）适宜宿主

适宜宿主是指寄生虫在其体内能正常的生长发育，包括：

1. 终宿主 寄生虫成虫或有性生殖阶段所寄生的宿主称为终宿主。

2. 中间宿主 寄生虫幼虫或无性生殖阶段所寄生的宿主称为中间宿主。若虫体的发育历经两个以上的中间宿主，则按其寄生的先后顺序依次称为第一、第二中间宿主等。

3. 保虫宿主 寄生虫成虫寄生的除人体外的脊椎动物称为保虫宿主，又称之为储存宿主。该类宿主在一定条件下可将其体内的寄生虫传播给人，是人兽共患寄生虫病的重要传染源。

（二）非适宜宿主

非适宜宿主即转续宿主，是指滞育状态的寄生虫幼虫所寄生的宿主，即幼虫在其体内仅能生存，但不能继续发育。幼虫若有机会进入其适宜宿主体内，仍可正常发育为成虫。

滞育状态的寄生虫幼虫可在转续宿主的皮肤、组织、器官间窜扰、移行，造成局部或全身的病变，称之为幼虫移行症。如斯氏狸殖吸虫的童虫和曼氏迭宫绦虫的裂头蚴侵入人体后，长期以幼虫状态在皮下、组织及内脏移行引起的皮肤幼虫移行症和（或）内脏幼虫移行症。

难 点 释 疑

有些寄生虫生活史的完成需要历经多个宿主，如何对其进行区分呢？现以卫氏并殖吸虫（肺吸虫）为例加以理解。肺吸虫的成虫寄生于人和猫、犬等脊椎动物的肺内，因此人是它的终宿主；猫、犬等脊椎动物是它的保虫宿主。该虫体的幼虫先后在川卷螺和溪蟹或蝲蛄体内发育和繁殖，因此，川卷螺是肺吸虫的第一中间宿主，溪蟹或蝲蛄是它的第二中间宿主。若幼虫进入野猪、野鼠等动物体内，则不能发育为成虫，而仍处于滞育状态，故野猪、野鼠等动物为其转续宿主。若人或猫、犬等脊椎动物生食了含有该虫体幼虫的野猪肉，则幼虫仍可继续发育为成虫。

三、寄生虫的感染阶段

寄生虫完成一代生长、发育、繁殖的全过程及其所需要的外界环境条件称为寄生虫的生活史。寄生虫生活史中具有感染宿主能力的发育阶段称为感染阶段，又称感染期。如蛔虫生活史历经了虫卵、含蚴卵、感染性虫卵、幼虫、成虫等发育阶段，但仅有感染性虫卵能够感染人体，故其为蛔虫的感染阶段。明确寄生虫的感染阶段对预防寄生虫病有着重要的意义。

课 堂 活 动

一份含有大量新鲜蛔虫卵的粪便污染食物后被立即误食。误食的人能否感染蛔虫？为什么？

1. 寄生是生物共生关系中的一种类型,获益的低等动物为寄生虫,受害的生物为宿主。

2. 寄生虫在感染阶段若侵入人体则有可能导致感染。

3. 适宜宿主分为终宿主、中间宿主、保虫宿主,非适宜宿主为转续宿主。

第二节　寄生虫与人体的关系

寄生虫与人体之间的关系包含寄生虫对人体的损害及人体抗寄生虫免疫两个方面。两者之间相互作用的结果表现为人体将寄生虫全部清除,机体得以康复;人体清除部分寄生虫,形成带虫状态;人体难以清除寄生虫,导致寄生虫病等三种情况。

一、寄生虫对人体的损害

1. 夺取营养　所有的寄生虫都必须从宿主处掠夺营养,满足自身生长、发育、繁殖的需要,同时使宿主营养消耗,抵抗力下降。如寄生在小肠内的钩虫以血液为食,常引起人体营养不良、贫血等。

2. 机械性损伤　寄生虫在感染、移行、定居、发育、繁殖的过程中可对宿主的组织器官造成阻塞、压迫及其他机械性损害。如蛔虫扭结成团引起肠梗阻;猪囊尾蚴压迫脑组织引起癫痫;钩虫咬附小肠壁导致肠黏膜出血点及小溃疡等。

3. 毒害作用与免疫病理损伤　寄生虫的代谢产物以及死亡虫体的分解产物可引起宿主局部或全身性毒害作用或导致免疫病理损伤。如溶组织内阿米巴滋养体所分泌的溶组织酶致肠黏膜形成溃疡;猪囊尾蚴的囊液外渗引起的荨麻疹、甚至过敏性休克等I 型超敏反应性疾病。

二、人体抗寄生虫感染的免疫

人体抗寄生虫感染的免疫作用是识别寄生虫抗原,产生免疫应答,继而抑制、杀伤或消灭寄生虫,从而维持自身平衡与稳定。

(一)免疫类型

1. 非特异性免疫　机体通过屏障结构、吞噬细胞以及体液中补体等免疫分子发挥对寄生虫的防御功能。人类或某些特定人群对某些寄生虫具有先天不感染性,如鼠疟原虫不能感染人;恶性疟原虫难以感染镰刀形红细胞贫血者。

2. 特异性免疫　寄生虫刺激宿主免疫系统产生体液免疫和细胞免疫,表现为:

(1)消除性免疫:该免疫不仅能彻底清除宿主体内寄生虫,并且对再感染具有完全的防御能力。如皮肤利什曼病患者痊愈后对同种原虫具有长久特异的免疫力。

(2)非消除性免疫:该免疫不能完全清除宿主体内寄生虫,仅使虫体数量维持在较低水平,对再感染有一定的防御能力,如果因用药等原因使体内虫体清除,这种免疫力也随之消失。如疟疾的带虫免疫和血吸虫的伴随免疫。非消除性免疫属不完全免疫,是宿主免疫力与寄生虫共存的状态,临床上表现为隐性感染和慢性感染。

（二）免疫特点

人体抗寄生虫感染的免疫特点主要表现为：

1. **免疫逃避** 免疫逃避是指寄生虫能在具有一定免疫力的机体内长期存活，即逃避人体免疫力的攻击。因此人体抗寄生虫感染的免疫多表现为非消除性免疫，而消除性免疫少见。

2. **产生具有实验诊断意义的免疫物质** 在蠕虫感染时，多能产生具有实验诊断意义的免疫物质，包括：IgE 抗体水平升高；嗜酸性粒细胞增多；速发型皮肤超敏反应阳性。

点 滴 积 累

1. 寄生虫感染一旦发生，虫体就会通过掠夺营养、机械损伤、毒素和免疫损害等形式对人体造成危害。

2. 宿主抗寄生虫免疫是以非消除性免疫为主要特点的抗感染免疫。

第三节 寄生虫病的传播与流行

寄生虫病的传播与流行是指其能在一定区域，短期内广泛蔓延。寄生虫病的传播与流行必须具备三个基本环节，同时具有三大特点。

一、寄生虫病的流行环节

寄生虫病流行的基本环节是：

1. **传染源** 是指有寄生虫感染，并能将病原体排出到外界环境或使其进入另一新宿主的人或动物，包括患者、带虫者和保虫宿主。

2. **传播途径** 指寄生虫从传染源传播给易感宿主的过程。常见的传播途径有经土壤、水、食物、空气、中间宿主、媒介节肢动物以及人体传播。感染方式指的是感染阶段的寄生虫侵入易感宿主体内的方式，包括：

（1）经口感染：感染阶段的寄生虫经食物、水进入易感宿主体内。如感染性蛔虫卵经口误进入人体导致蛔虫病。

（2）经皮肤感染：感染阶段的寄生虫经皮肤进入易感宿主体内。如钩虫的丝状蚴进入皮肤后致钩虫感染。

（3）经媒介节肢动物感染：有些寄生虫必须在媒介节肢动物体内发育至感染阶段，再通过叮咬等方式感染易感宿主，如蚊虫传播疟疾。

（4）经接触感染：寄生虫可以通过性生活、接吻等直接接触或衣物、浴具等间接接触造成宿主的感染。如阴道毛滴虫、人疥螨的感染。

（5）其他感染方式：经胎盘感染、输血感染、呼吸道感染和自身感染等。

3. **易感人群** 对寄生虫无免疫力或免疫力低下的人群。一般而言人类多对寄生虫缺乏有效的免疫，普遍易感，尤其是儿童、老人、孕妇及非流行区人群等。

此外，寄生虫病的流行还受到自然因素、生物因素和社会因素的影响。

二、寄生虫病的流行特点

寄生虫病流行的特点是：

1. 地方性　是指某种寄生虫病在某一地区持续或经常发生的特点。地方性与气候条件,中间宿主或媒介节肢动物的地理分布,人群的生活习惯和生产方式有关。如钩虫病广泛流行于淮河及黄河以南地区,而在气候干寒的西北地区,则很少出现。

2. 季节性　是指寄生虫病的发病率与季节变换相关。由于温度、湿度、雨量、光照等气候条件会对寄生虫的中间宿主以及媒介节肢动物种群数量的消长产生影响,所以寄生虫病的流行往往呈现明显的季节性。如疟疾的传播需要传播媒介按蚊,因此,夏秋季节发病率高。

3. 人兽共患性　是指寄生虫病可以在人和动物之间自然传播的特性,又称为自然疫源性或动物源性,如旋毛虫病、弓形虫病等的流行。

 知 识 链 接

寄生虫病的流行现状

近期资料显示,目前我国寄生虫病的流行表现为以下特点:①寄生虫病感染普遍,总感染率达 21.74%,以钩虫、蛔虫、鞭虫等线虫感染最为常见;②食源性寄生虫病的发病率明显升高,如肝吸虫病、猪绦虫病、旋毛虫病等;③机会致病性寄生虫病的发病人数增加,如弓形虫病、隐孢子虫病等;④寄生虫病严重阻碍着西部地区的经济发展,如包虫病、黑热病;⑤寄生虫病危害的主要群体为妇女和儿童。

总之,寄生虫病仍然是我国重要的公共卫生的问题,必须予以高度的重视。

三、寄生虫病的防治原则

寄生虫病的防治,必须在医务工作者和全社会共同努力下、针对流行的三个基本环节,综合治理:①控制传染源:普查普治带虫者、患者以及保虫宿主;②切断传播途径:加强粪便和水源管理,注意环境和个人卫生,防制媒介节肢动物,控制中间宿主;③保护易感人群:加强健康教育,改变不良的饮食习惯和行为方式、预防服药。

点 滴 积 累

1. 寄生虫病的流行需要传染源、传播途径、易感人群三个基本环节,具有地方性、季节性及人兽共患性三大特点。

2. 寄生虫病的防治以控制传染源、切断传播途径、保护易感人群为主。

第四节　寄生虫感染的实验室检查

寄生虫感染的实验室检查是诊断寄生虫的感染的重要手段,主要包括病原生物学和免疫学检查两种方法。

一、病原生物学检查

病原生物学检查是根据寄生虫的生活史特点,从感染者的排泄物、分泌物、体液、活体组织中直接或经离体培养、动物接种后间接检获寄生虫的某一发育阶段,通过肉眼观察、显微镜观察等方法,根据形态结构特点进行虫种鉴定。病原生物学检查是确诊寄生虫感染的重要方法和依据。

二、免疫学检查

在病原生物学检查困难时,可选择免疫学检查进行辅助诊断。根据反应原理不同,免疫学检查分为皮内试验和血清学试验。血清学试验主要用于检测寄生虫抗原、宿主的循环抗体以及免疫复合物等,包括沉淀反应、凝集反应和标记技术。目前,ELISA 方法特异、敏感、快速,已成为寄生虫检验的主要手段之一。

另外,DNA 探针和 PCR 技术已被广泛用于许多原虫和部分蠕虫的检测或鉴定,为寄生虫感染的诊断,开辟了广阔的前景。

■■■ 点 滴 积 累 ■■■

寄生虫感染的实验室检查方法主要为病原生物学和免疫学检查,常用的检查有:虫卵及虫体检查、皮内试验及血清学检查。

目 标 检 测

一、选择题

(一)单项选择题

1. 人体寄生虫病的传染源是指( )
   A. 仅有患者和带虫者　　　　　　　B. 患者、带虫者、受染动物
   C. 所有野生动物　　　　　　　　　D. 所有家畜
   E. 医学节肢动物

2. 寄生虫的成虫或有性生殖阶段所寄生的宿主为( )
   A. 储存宿主　　　　　　B. 终宿主　　　　　　C. 保虫宿主
   D. 转续宿主　　　　　　E. 中间宿主

3. 下列不属于寄生虫病流行特点的是( )
   A. 地方性　　　　　　　B. 季节性　　　　　　C. 自然疫源性
   D. 人兽共患性　　　　　E. 易控制性

4. 人体抗寄生虫免疫多表现为( )
   A. 吞噬细胞的作用　　　B. 消除性免疫　　　　C. 非消除性免疫
   D. 屏障作用　　　　　　E. 免疫逃避

5. 在流行病学上,动物源性寄生虫病的受染动物是该种人体寄生虫的( )
   A. 终宿主　　　　　　　B. 第一中间宿主　　　C. 第二中间宿主

D. 保虫宿主　　　　　　　　E. 传播媒介

（二）多项选择题

1. 下列指标中对于确诊蠕虫感染有较大意义的是(　　)
   A. 嗜碱性粒细胞增多　　　　　　B. 嗜酸性粒细胞增多
   C. 白细胞总数减少　　　　　　　D. IgE 抗体水平升高
   E. 速发型皮肤超敏反应阳性

2. 寄生虫对宿主的损害包括(　　)
   A. 夺取营养　　　　　B. 免疫病理损伤　　　　C. 毒害作用
   D. 压迫组织　　　　　E. 腔道阻塞

3. 病原生物学确诊寄生虫感染困难的是(　　)
   A. 早期感染　　　　　B. 轻度感染　　　　C. 单性感染
   D. 隐性感染　　　　　E. 虫体寄生位置较深的感染

4. 属于寄生虫适宜宿主的是(　　)
   A. 保虫宿主　　　　　B. 中间宿主　　　　C. 终宿主
   D. 转续宿主　　　　　E. 储存宿主

5. 机体感染寄生虫的方式有(　　)
   A. 经媒介节肢动物感染　　B. 经皮肤感染　　　C. 经接触感染
   D. 经输血感染　　　　　　E. 经口感染

二、简答题

1. 如何根据寄生虫病的流行环节与流行因素制定防治措施？
2. 一项免疫学检查结果能否确诊寄生虫的感染？为什么？
3. 分析机会致病性寄生虫的特点及其临床意义。

（汪晓静）

第十四章　医学蠕虫

医学蠕虫指寄生于人体并致病的多细胞无脊椎动物,借肌肉伸缩作蠕形运动。由蠕虫引起的疾病称为蠕虫病。医学蠕虫包括线虫、吸虫、绦虫及棘头虫,与医学密切相关的主要为前三类。

第一节　线　　虫

线虫属于线形动物门的线虫纲,广泛分布于自然界,种类繁多。寄生于人体的线虫多数为肠道寄生虫,少数为组织寄生虫或肠道兼组织寄生虫。

一、似蚓蛔线虫

似蚓蛔线虫简称蛔虫,成虫寄生于人体小肠,引起蛔虫病。

(一) 形态

1. **成虫**　呈长圆柱形,似蚯蚓,头尾两端较细。体表有细环纹,两侧有侧线。口孔居虫体顶端,外围有三个呈“品”字形排列的唇瓣。雌虫长 20~35cm,尾端尖直。雄虫长 15~31cm,尾端向腹面卷曲。

2. **虫卵**　分受精卵和未受精卵两种。受精卵呈宽椭圆形,大小为 $(45~75)\mu m \times (35~50)\mu m$;卵壳厚而透明,表面有一层凹凸不平排列均匀的蛋白质膜,呈棕黄色;卵内含有 1 个大而圆的卵细胞,其两端与卵壳之间有明显的半月形空隙。未受精卵呈长椭圆形,大小为 $(88~94)\mu m \times (39~44)\mu m$;卵壳及蛋白质膜均较受精卵薄;卵内含有许多屈光颗粒。两种虫卵有时可脱落蛋白质膜,成为脱蛋白质膜蛔虫卵。

(二) 生活史

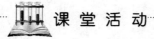 课堂活动

蛔虫的生活史与其致病性、实验室检查、流行及预防有何联系?

成虫寄生于人体小肠中,雌、雄虫交配后雌虫产卵,卵随粪便排出体外。受精卵在潮湿、荫蔽、氧气充足和适宜温度(21~30℃)的泥土中,约经 2 周,卵内细胞发育为幼虫,再经 1 周,卵内幼虫蜕皮 1 次,发育为感染性虫卵。

感染性虫卵被人误食后,在小肠中孵出幼虫,侵入小肠黏膜下小静脉或淋巴管,随血流经右心到达肺部,穿出肺泡毛细血管进入肺泡,约经 2 周发育,蜕皮 2 次,再沿支气管、气管上行至咽部,随吞咽动作经食管、胃到达小肠,再蜕皮 1 次,经数周发育为成虫。

成虫寿命一般为一年左右(图14-1)。

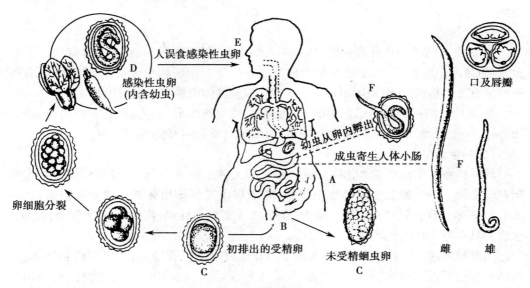

图14-1 蛔虫形态及生活史
A. 寄生部位:小肠;B. 排卵途径:随粪便;C. 诊断虫期:虫卵;D. 感染阶段:感染性虫卵;
E. 感染途径:经口;F. 致病阶段:成虫、幼虫

(三)致病性

1. 幼虫致病 幼虫在人体内移行,可造成机械性损伤及超敏反应,以肺损伤最为严重,引起蛔蚴性肺炎。患者表现为发热、咳嗽、哮喘、痰中带血、呼吸困难等。此外,幼虫偶可移行至脑、肝、脾及肾等器官,引起异位寄生。

2. 成虫致病 成虫寄生于小肠内,引起肠黏膜损伤。患者表现为间歇性脐周疼痛、食欲缺乏、腹泻或便秘等症状,儿童重度感染可引起营养不良。有的患者可出现荨麻疹、烦躁、夜间磨牙等症状。成虫有钻孔习性,可钻入开口于肠壁上的胆道、胰管、阑尾等,引起胆道蛔虫症、蛔虫性胰腺炎及阑尾炎等并发症。感染虫体数较多时,可引起蛔虫性肠梗阻。

(四)实验室检查

取患者粪便做生理盐水直接涂片法检查到虫卵即可确诊,必要时可用饱和盐水浮聚法、沉淀法以提高检出率。对胆道蛔虫症患者也可做十二指肠引流检查虫卵。对蛔虫引起的并发症可应用X线、超声等影像学辅助诊断。

(五)流行与防治

1. 流行情况 蛔虫病呈世界性分布,在温暖、潮湿、卫生条件差的地区,人群感染较为普遍。农村高于城市,儿童高于成人。人因食入被虫卵污染的食物、瓜果、蔬菜及水而感染。

2. 防治原则 加强卫生宣传教育,注意饮食卫生。加强粪便管理,改善环境卫生。消灭苍蝇、蟑螂等。治疗患者和带虫者常用药物有阿苯达唑、甲苯咪唑。

二、十二指肠钩口线虫和美洲板口线虫

寄生于人体的钩虫主要有十二指肠钩口线虫和美洲板口线虫,分别简称为

十二指肠钩虫和美洲钩虫。成虫寄生于人体小肠上段,引起以贫血为主的钩虫病。

（一）形态

1. 成虫　两种钩虫外形相似,体态细长略弯曲,呈圆柱状,长约1cm。雌虫大于雄虫,雌虫尾端呈圆锥状,雄虫尾端膨大成交合伞。十二指肠钩虫体形呈"C"形,口囊腹侧前缘有2对钩齿。美洲钩虫体形呈"S"形,口囊腹侧前缘有1对板齿。

2. 虫卵　两种钩虫卵形态相似,不易区别,均呈椭圆形,无色透明,大小约60μm×40μm。卵壳极薄,卵内含4~8个卵细胞,卵细胞与卵壳间有明显的空隙。

（二）生活史

两种钩虫的生活史基本相同。成虫寄生于人体小肠上段,借口囊及钩齿或板齿咬附在肠黏膜上,雌、雄虫交配后雌虫产卵,卵随宿主粪便排出体外。虫卵在温暖(25~30℃)、潮湿、荫蔽、氧气充足的土壤中,经1~2天孵出杆状蚴,再经7~8天发育,蜕皮2次成为具有感染性的丝状蚴。

当丝状蚴接触人体皮肤时,钻入皮下小静脉或小淋巴管,随血流经右心到肺部,穿过肺毛细血管进入肺泡,再沿支气管、气管上行至咽部,随吞咽动作经食管、胃到达小肠,经蜕皮2次发育为成虫(图14-2)。成虫寿命一般为3~5年。

另外,十二指肠钩虫的丝状蚴还可经口感染,侵入消化道黏膜循上述途径或直接到达小肠发育为成虫。婴儿也可经乳汁感染。胎儿也可通过胎盘感染。

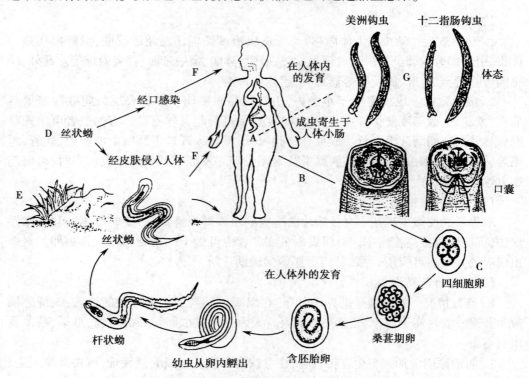

图14-2　钩虫形态及生活史

A. 寄生部位:小肠;B. 排卵途径:随粪便;C. 诊断虫期:虫卵;D. 感染阶段:丝状蚴;

E. 感染方式:接触疫土;F. 感染途径:经皮肤、口等;G. 致病阶段:成虫、幼虫

（三）致病性

1. 幼虫致病　①钩蚴性皮炎：由丝状蚴钻入皮肤引起，表现为局部皮肤奇痒、灼痛，随之出现充血斑点或丘疹，1~2 天内出现红肿、水疱，俗称"粪毒"、"着土痒"或"地痒疹"等，若继发细菌感染则形成脓疱；②钩蚴性肺炎：由丝状蚴穿过肺毛细血管进入肺泡时引起，表现为发热、咳嗽、痰中带血、哮喘等症状。

2. 成虫致病　①贫血：钩虫咬附于肠黏膜上，以血液为食，同时分泌抗凝素，使咬附部位血液不断渗出，并且虫体不断更换咬附部位，损伤肠黏膜，影响宿主对营养物质的吸收。患者表现为皮肤蜡黄、黏膜苍白、头晕、乏力，严重时出现心慌、气促，甚至出现贫血性心脏病。②消化道症状：患者表现为上腹不适、隐痛、恶心、呕吐、腹泻等症状。

此外，少数患者喜食生米、生豆、泥土、破布等症状，称为"异嗜症"。妇女严重感染可引起闭经、流产。儿童严重感染可致发育障碍。

（四）实验室检查

粪便检查到钩虫卵或孵化出钩蚴即可确诊。直接涂片法简单易行，但检出率低。饱和盐水浮聚法为检查钩虫卵的首选方法，检出率高。钩蚴培养法检出率优于饱和盐水浮聚法，但操作复杂。

（五）流行与防治

1. 流行情况　钩虫病呈世界性分布，多流行于热带及亚热带地区。我国主要流行于淮河及黄河以南的广大地区。人主要因接触含有丝状蚴的土壤及水而感染，其次为食入被丝状蚴污染的蔬菜、水而感染。

2. 防治原则　加强卫生宣传教育，注意饮食卫生。加强粪便管理，防止虫卵污染环境，减少皮肤接触疫土、疫水的机会。治疗患者和带虫者的药物有阿苯达唑、甲苯咪唑。

三、蠕形住肠线虫

蠕形住肠线虫又称蛲虫，成虫主要寄生于人体回盲部，引起蛲虫病。

（一）形态

1. 成虫　虫体细小，呈线头状，前端有头翼和咽管球。雌虫长 8~13mm，中部膨大呈长纺锤形，尾部直而尖细。雄虫长 2~5mm，尾部向腹面卷曲。

2. 虫卵　呈柿核形，一侧扁平，一侧隆起，无色透明，大小为（50~60）μm×（20~30）μm。卵壳较厚，卵内含 1 个胚胎期幼虫。

（二）生活史

成虫主要寄生于人体回盲部，雌、雄虫交配后，雄虫死亡，受精雌虫随肠内容物移行至直肠。当宿主睡眠时，雌虫爬到肛门外，在肛门周围产卵。雌虫产卵后多数死亡，少数可经肛门返回肠腔或误入女性阴道、子宫、尿道等处异位寄生。

黏附于肛门周围的虫卵，约经 6 小时的发育，卵内幼虫发育成熟，蜕皮后发育为感染性虫卵。感染性虫卵主要经口或吸入咽部进入消化道，在小肠内孵出幼虫，下移途中蜕皮 3 次，至回盲部发育为成虫（图 14-3）。雌虫寿命一般为 2~4 周。

（三）致病性

雌虫在肛门周围移行、产卵，刺激肛门及会阴部皮肤引起瘙痒，抓破后易引起感染。

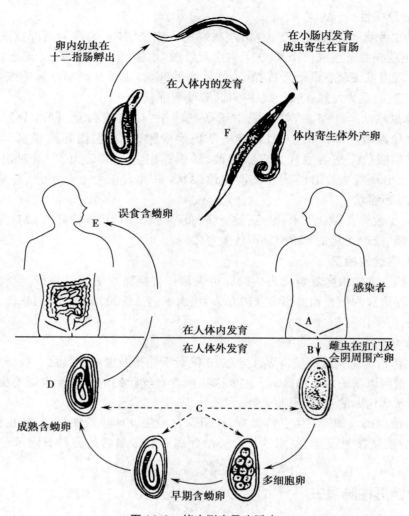

图 14-3 蛲虫形态及生活史

A. 寄生部位:回盲部;B. 排卵途径:肛周产卵;C. 诊断虫期:虫卵、成虫;
D. 感染阶段:感染性虫卵;E. 感染途径:经口;F. 致病阶段:成虫

患者出现烦躁不安、失眠、夜惊、夜间磨牙及食欲减退等症状。若蛲虫在女性泌尿生殖系统异位寄生,可引起尿道炎、阴道炎、子宫内膜炎及输卵管炎。

(四)实验室检查

在肛门周围采用透明胶纸法检查到虫卵或成虫即可确诊。棉签拭子法操作复杂,但可以收集、保存虫卵。

(五)流行与防治

1. 流行情况 蛲虫病呈世界性分布。我国各地人群感染较普遍,一般城市高于农村、儿童高于成人,尤其是幼儿园、托儿所等集聚场所的儿童感染率较高。人主要通过肛门-手-口直接感染。

2. 防治原则 加强卫生宣传教育,注意个人卫生和公共卫生,养成饭前便后洗手、不吸吮手指、勤剪指甲、勤洗澡的良好习惯,定期烫洗被褥和消毒玩具。儿童夜间穿连裆裤,防止再感染。治疗患者和带虫者的药物有阿苯达唑、甲苯咪唑等。肛周皮肤涂擦蛲虫膏或甲紫可止痒杀虫。

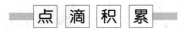

三种线虫的比较

项目	蛔虫	钩虫	蛲虫
寄生部位	小肠	小肠	回盲部
感染阶段	感染性虫卵	丝状蚴	感染性虫卵
感染方式	经口	经皮肤、经口	经口
主要致病	腹痛、腹泻;胆道蛔虫症、肠梗阻	贫血;腹痛、腹泻;皮炎	肛门瘙痒
治疗药物	阿苯达唑、甲苯咪唑	阿苯达唑、甲苯咪唑	阿苯达唑、甲苯咪唑

第二节　吸　虫

吸虫属于扁形动物门的吸虫纲,种类繁多,大小悬殊,形态各异,生活史较复杂,但基本结构特征及发育过程相似。

一、华支睾吸虫

华支睾吸虫又称肝吸虫,成虫寄生于人及猫、犬科等动物的肝胆管内,引起华支睾吸虫病,又称肝吸虫病。

(一) 形态

1. 成虫　虫体背腹扁平,狭长,前端较窄,后端钝圆,形似葵花子,大小为 $(10\sim25)\,mm \times (3\sim5)\,mm$。口吸盘略大于腹吸盘,腹吸盘位于虫体前 1/5 处。雌雄同体,子宫管状,盘绕于腹吸盘之下;卵巢 1 个,细小呈分叶状,位于子宫之下;睾丸 1 对,呈分支状,前后排列于虫体的后 1/3 处。

2. 虫卵　前窄后钝,形似芝麻粒,呈黄褐色,大小为 $(27\sim35)\,\mu m \times (12\sim20)\,\mu m$,为人体常见寄生虫卵中最小的。窄端有卵盖,卵盖两侧卵壳隆起形成肩峰,卵盖对端有一疣状突起。卵内含 1 个毛蚴。

(二) 生活史

成虫寄生于人和猫、犬科等动物的肝胆管内,虫卵随胆汁进入小肠,再随宿主粪便排出体外入淡水。虫卵被第一中间宿主豆螺、沼螺或涵螺等淡水螺吞食,在螺体内孵出毛蚴,经无性增殖后形成大量尾蚴。尾蚴从螺体逸出,遇到第二中间宿主淡水鱼、虾时,则钻入其皮下、肌肉等处,发育为囊蚴。

人或猫、犬科等动物食入含活囊蚴的淡水鱼、虾而感染。囊蚴在消化液的作用下,囊内后尾蚴在十二指肠内破囊而出,经胆总管到达肝胆管内继续发育为童虫,童虫逐渐发育为成虫(图 14-4)。成虫寿命一般为 20~30 年。

(三) 致病性

成虫寄生于人体肝胆管内,导致胆管壁增厚,管腔狭窄,使胆汁流通受阻,引起华支

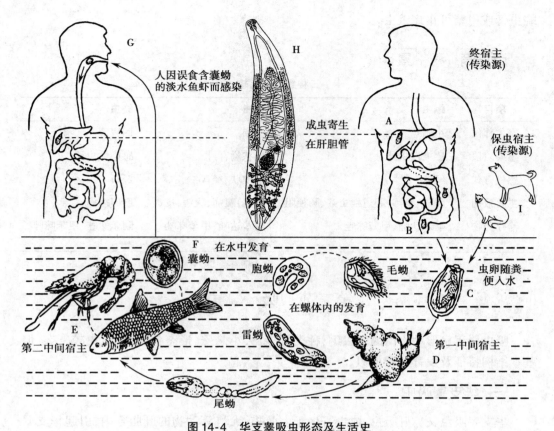

图 14-4　华支睾吸虫形态及生活史

A. 寄生部位:肝胆管;B. 排卵途径:随粪便;C. 诊断虫期:虫卵;D. 第一中间宿主:淡水螺;
E. 第二中间宿主:淡水鱼虾;F. 感染阶段:囊蚴;G. 感染途径:经口;
H. 致病阶段:成虫;I. 保虫宿主:猫、犬等

睾吸虫病。轻度感染者无明显临床症状,重度感染者可表现为发热、食欲缺乏、腹痛、腹泻、肝大等。部分患者出现阻塞性黄疸。晚期可造成肝硬化、腹水,甚至死亡。极少数儿童严重感染可致侏儒症。若继发细菌感染,可引起胆管炎、胆囊炎、胆结石等。

（四）实验室检查

1. 病原生物学检查　粪便或十二指肠引流液内查到虫卵即可确诊。直接涂片法虽然简便,但检出率低。加滕厚涂片法、沉淀法可提高检出率。十二指肠引流液检出率几乎为 100%。

2. 免疫学检查　常用方法为 ELISA,可用于评估感染度、疗效及流行病学调查。

另外,B 超、CT 等检查有助于华支睾吸虫病的诊断,尤以 CT 检查为佳。

（五）流行与防治

1. 流行情况　华支睾吸虫病主要分布于东亚及东南亚等地的国家。在我国除西北少数省、自治区未见报道外,其余各省、市、自治区都有不同程度流行。人因食入含活囊蚴的淡水鱼、虾而感染。

2. 防治原则　加强卫生宣传教育,不生食鱼虾,生熟餐具要分开。加强人及猫、犬科动物粪便管理,防止污染水源。鱼塘定期清淤灭螺。治疗患者和带虫者的首选药物为吡喹酮。

二、日本血吸虫

日本血吸虫,又称日本裂体吸虫,成虫寄生于人和多种哺乳动物的肠系膜下静脉,引起日本血吸虫病。

(一)形态

1. 成虫　呈长圆柱状,雌雄异体,呈合抱状态。雄虫粗短,大小为$(12\sim20)$mm $\times$ $(0.5\sim0.55)$mm;虫体前端有口吸盘,稍后有杯状的腹吸盘,自腹吸盘以下虫体两侧向腹面弯曲,形成抱雌沟;睾丸多为 7 个,呈串珠样排列。雌虫细长,大小为$(12\sim26)$mm $\times$ $(0.1\sim0.3)$mm;口、腹吸盘较雄虫小;卵巢呈长椭圆形,位于虫体中后部。

2. 虫卵　呈椭圆形,淡黄色,大小为$(74\sim106)\mu m\times(55\sim80)\mu m$。卵壳较薄,无卵盖,卵壳一侧有一小棘。卵内含 1 个成熟毛蚴,毛蚴与卵壳之间有油滴状的分泌物。

3. 尾蚴　大小约为$320\mu m\times77\mu m$,由体部和尾部组成。尾部又分尾干和尾叉,体部前端有口吸盘和 1 个头腺,之后有腹吸盘及其周围的 5 对穿刺腺。

(二)生活史

成虫寄生于人或多种哺乳动物的门静脉-肠系膜静脉系统内,雌雄虫合抱逆血流移行到肠系膜下静脉内交配,雌虫产卵,部分虫卵沉积在肠壁静脉及其周围组织,卵内毛蚴头腺分泌可溶性抗原,经卵壳渗出,引起虫卵周围组织和血管壁发生炎症、坏死。虫卵可随坏死组织落入肠腔,随宿主粪便排出体外入水。虫卵在适宜温度$(25\sim30℃)$下,经 $2\sim32$ 小时发育孵出毛蚴,在水中遇到中间宿主钉螺,则钻入其体内,经无性增殖产生大量尾蚴,自螺体逸出入水。

当人或哺乳动物接触含尾蚴的水时,尾蚴钻入皮肤或黏膜,脱去尾部发育为童虫。童虫侵入皮下小血管或淋巴管,随血流到达门静脉发育,再移行到肠系膜下静脉定居,逐渐发育为成虫(图 14-5)。成虫寿命为 $3\sim5$ 年,最长可达 40 年。

(三)致病性

日本血吸虫的尾蚴、童虫、成虫、虫卵对宿主均有损害作用,以超敏反应为主,其中以虫卵损害最为严重。尾蚴侵入人体皮肤引起尾蚴性皮炎;童虫和成虫可引起静脉内膜炎、静脉周围炎及肾炎;虫卵沉积于肝和肠壁静脉中,引起肉芽肿。

日本血吸虫病通常分为急性期、慢性期和晚期三种类型:①急性血吸虫病:主要表现为发热、食欲减退、腹痛、腹泻、黏液血便,伴有肝脾大等;②慢性血吸虫病:可表现为腹痛、间歇性腹泻或黏液血便、肝脾大、贫血、消瘦、乏力等;③晚期血吸虫病:主要表现为肝硬化、腹水、门静脉高压症,多因上消化道出血、肝昏迷而死亡。

(四)实验室检查

1. 病原生物学检查　取患者黏液血便检查到虫卵或孵化出毛蚴即可确诊。直肠黏膜活组织检查适于慢性及晚期血吸虫病患者。

2. 免疫学检查　常用方法有环卵沉淀试验(COPT)、ELISA,主要用于流行病学调查、疫情监测及疗效考核。

(五)流行与防治

1. 流行情况　日本血吸虫病主要流行于东南亚国家。我国主要流行于长江流域及其以南,是目前我国重点防治的寄生虫病之一。人因皮肤接触含尾蚴的疫水而感染。

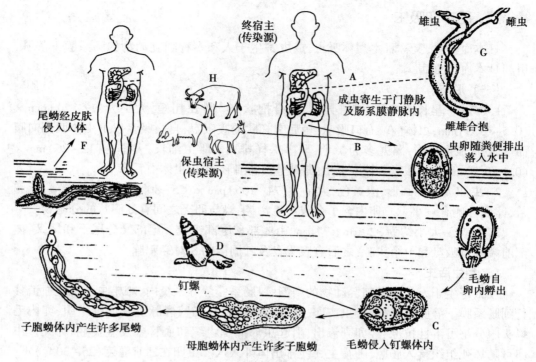

图 14-5　日本血吸虫形态及生活史

A. 寄生部位:门静脉-肠系膜静脉内;B. 排卵途径:随粪便;C. 诊断虫期:虫卵、毛蚴;
D. 中间宿主:钉螺;E. 感染阶段:尾蚴;F. 感染途径:经皮肤;G. 致病阶段:
成虫、虫卵、尾蚴、童虫;H. 保虫宿主:哺乳动物

2. 防治原则　加强卫生宣传教育,防止粪便污染水源,消灭钉螺;在生产、生活中做好个人防护;治疗患者和带虫者的首选药物为吡喹酮。

案例分析

案例

患者,男,30岁,广东省珠海市人。主诉乏力、食欲缺乏、右上腹隐痛两年余,因右上腹阵发性剧烈疼痛并向右肩放射2日,来院就诊。病史:平时喜食生鱼。体格检查:体温37.5℃,肝大,肝区叩击痛。实验室检查:WBC 14×10^9/L,ALT 58U/L,粪检华支睾吸虫卵(+),胆囊12cm×4cm×3cm。诊断为华支睾吸虫病合并胆囊炎。行胆囊切除术,术中发现胆管和胆囊内有十余条肉红色虫体,经鉴定为华支睾吸虫。

讨论

该患者确诊依据是什么? 如何感染的?

分析

1. 根据临床表现和实验室检查阳性结果分析确诊依据。
2. 结合日常饮食习惯分析感染原因。

三、其他吸虫

（一）卫氏并殖吸虫

卫氏并殖吸虫又称肺吸虫，成虫寄生于人及猫、犬科等动物的肺部，引起卫氏并殖吸虫病，又称肺吸虫病。

1. 形态　成虫呈椭圆形，背面隆起，腹面扁平，大小为 $(7.5 \sim 12)\,mm \times (3.5 \sim 5.0)\,mm$，口、腹吸盘大小略同，雌雄同体。虫卵呈不规则椭圆形，前宽后窄，金黄色，大小为 $(80 \sim 118)\,\mu m \times (48 \sim 60)\,\mu m$。卵盖在宽端，大而明显。窄端显著增厚。卵内含 1 个卵细胞和 10 多个卵黄细胞。

2. 生活史　成虫寄生于人或猫、犬科等动物的肺部，虫卵随痰或粪便排出体外入淡水并孵出毛蚴，侵入第一中间宿主川卷螺体内，经无性繁殖发育为大量尾蚴，逸出螺体，侵入第二中间宿主溪蟹和蝲蛄体内发育为囊蚴。囊蚴被人或猫、犬科等动物食入后，在小肠内发育为童虫，经腹腔移行进入肺部发育为成虫（图 14-6）。

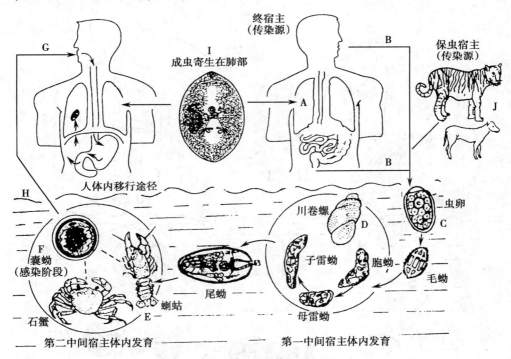

图 14-6　卫氏并殖吸虫形态及生活史

A. 寄生部位：肺；B. 排卵途径：随痰、粪便；C. 诊断虫期：虫卵；D. 第一中间宿主：川卷螺；
E. 第二中间宿主：溪蟹、蝲蛄；F. 感染阶段：囊蚴；G. 感染途径：经口；H. 感染方式：
食入含活囊蚴的溪蟹、蝲蛄；I. 致病阶段：成虫、童虫；J. 保虫宿主：猫、犬科动物

3. 致病性　卫氏并殖吸虫的致病主要是成虫和童虫所致的机械性损伤以及其代谢物而引起的免疫病理损伤。患者主要表现为发热、胸痛、咳嗽、咳血痰等症状，可伴有腹痛、腹泻、皮下结节、肝大、头痛、癫痫等症状。

4. 实验室检查　取患者痰或粪便查到虫卵即可确诊。免疫学检查方法主要为 ELISA。

5. 流行与防治　我国 26 个省、市、自治区均有本病分布。人因食入含活囊蚴的溪

蟹、蝲蛄而感染。预防应加强卫生宣传教育,不生食或半生食溪蟹、蝲蛄,不饮生水。不随地吐痰,加强粪便和水源的管理。治疗患者和带虫者的首选药物为吡喹酮。

（二）布氏姜片吸虫

布氏姜片吸虫简称姜片虫,成虫寄生于人和猪的小肠,引起姜片虫病。

1. 形态　成虫呈长椭圆形,背腹扁平,形似姜片。大小为(20~75)mm×(8~20)mm,厚约0.5~3mm,口吸盘小于腹吸盘,雌雄同体。虫卵呈椭圆形,淡黄色,大小为(130~140)μm×(80~85)μm,是人体常见寄生虫卵中最大的。卵壳较薄,卵盖不明显,卵内含有1个卵细胞和数十个卵黄细胞。

2. 生活史　成虫寄生于人和猪的小肠内,虫卵随粪便排出体外入水并孵出毛蚴,侵入中间宿主扁卷螺体内,经无性繁殖发育为大量尾蚴,逸出螺体,附着于水生植物的表面,发育为囊蚴。囊蚴随水生植物被人或猪食入,在小肠内发育为童虫,再发育为成虫(图14-7)。成虫寿命一般为2年。

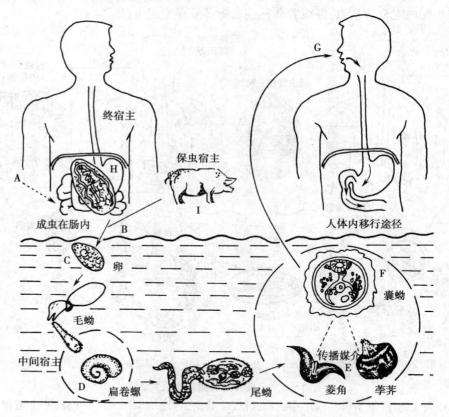

图14-7　布氏姜片吸虫形态及生活史
A. 寄生部位:小肠;B. 排卵途径:随粪便;C. 诊断虫期:虫卵;D. 中间宿主:
扁卷螺;E. 传播媒介:水生植物;F. 感染阶段:囊蚴;G. 感染途径:经口;
H. 致病阶段:成虫;I. 保虫宿主:猪

3. 致病性　成虫吸附于小肠黏膜上,损伤肠黏膜。患者表现为消化不良、恶心、呕吐、间歇性腹痛、腹泻等症状。重者出现营养不良、消瘦、贫血等体征。大量虫体寄生可引起肠梗阻。

4. 实验室检查 粪便中检获虫卵或成虫即可确诊,常用直接涂片法、沉淀法。免疫学检查方法主要为 ELISA。

5. 流行与防治 姜片虫病在我国主要分布于广种水生植物的湖泊、沼泽地区。人因食入含活囊蚴的水生植物而感染。预防应加强卫生宣传教育,不生食未洗净的水生植物,防止人、猪粪便污染水。治疗患者和带虫者的常用药物为吡喹酮。

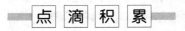

四种吸虫的比较

项目	华支睾吸虫	日本血吸虫	卫氏并殖吸虫	布氏姜片吸虫
寄生部位	肝胆管	肠系膜下静脉	肺	小肠
感染阶段	囊蚴	尾蚴	囊蚴	囊蚴
感染方式	经口	经皮肤	经口	经口
中间宿主	第一中间宿主:豆螺等淡水螺 第二中间宿主:淡水鱼虾	钉螺	第一中间宿主:川卷螺 第二中间宿主:溪蟹和蝲蛄	扁卷螺
保虫宿主	猫、犬科等动物	牛等哺乳动物	猫、犬科等动物	猪
主要致病	腹痛、腹泻、肝大、肝硬化	腹痛、腹泻、黏液血便、消瘦、肝脾大、肝硬化	胸痛、咳嗽、咳血痰、皮下结节	腹痛、腹泻、消瘦、贫血
治疗药物	吡喹酮	吡喹酮	吡喹酮	吡喹酮

第三节 绦 虫

绦虫又称为带虫,属于扁形动物门的绦虫纲。寄生于人体内的绦虫约 30 余种,主要种类有链状带绦虫、肥胖带绦虫和细粒棘球绦虫。

一、链状带绦虫

链状带绦虫又称猪带绦虫、猪肉绦虫或有钩绦虫。成虫寄生于人体小肠内,引起猪带绦虫病,又称猪肉绦虫病。幼虫囊尾蚴寄生于人和猪的组织内,引起猪囊尾蚴病,又称猪囊虫病。

(一) 形态

1. 成虫 虫体背腹扁平,带状,长约 2~4m,分头节、颈节和链体三部分。头节近似球形,直径约 1mm,上有 4 个吸盘,顶端有顶突并有两圈小钩。颈节纤细,具有再生能力。链体由 700~1000 个节片组成;幼节宽大于长,生殖器官未成熟;成节近方形,内有成熟的雌、雄生殖器官各 1 套;孕节又称妊娠节片,长大于宽,内仅有充满虫卵的子宫,子宫由主干向两侧分支,每侧 7~13 支。

2. 虫卵　呈球形或近似球形,直径 31~43μm。卵壳薄而透明,极易脱落。外层为较厚的胚膜,棕黄色,上具有放射状条纹。卵内含 1 个六钩蚴(图 14-8D)。

3. 囊尾蚴　又称囊虫,呈卵圆形,为白色半透明的囊状物,囊内充满透明液体,大小约 9mm×5mm。头节自囊壁凹入囊内呈白色点状,其形态结构与成虫头节相同。

(二) 生活史

成虫寄生于人体小肠上段,孕节常 5~6 节相连脱落至肠腔,与散落的虫卵一起随粪便排出体外。当虫卵或孕节被猪吞食,在小肠内经消化液作用,卵内六钩蚴孵出并钻入肠壁,随血液、淋巴液循环主要到达猪的肌肉组织,约经 60~70 天发育为囊尾蚴。含囊尾蚴的猪肉俗称为"痘猪肉"或"米猪肉",人因食入含有活囊尾蚴的猪肉而感染。囊尾蚴在小肠受胆汁刺激头节翻出,附着于肠壁,约经 2~3 个月发育为成虫(图 14-8)。成虫寿命可长达 25 年以上。

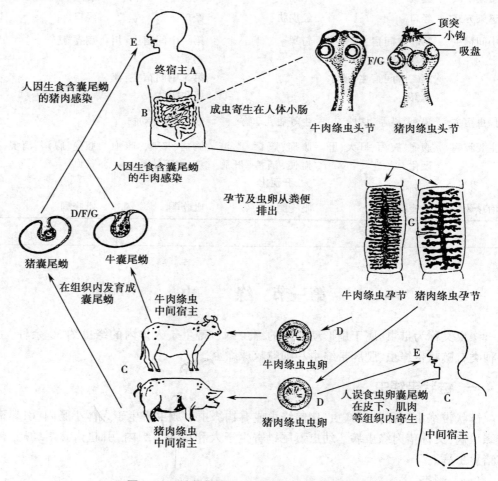

图 14-8　链状带绦虫、肥胖带绦虫形态及生活史

A. 终宿主:人;B. 成虫寄生部位:小肠;C. 中间宿主:猪、人;D. 感染阶段:虫卵、囊尾蚴;
E. 感染途径:经口;F. 致病阶段:成虫、囊尾蚴;G. 诊断虫期:孕节、虫卵、囊尾蚴

人也可以作为该虫的中间宿主。虫卵若被人误食,也可在人体组织发育为囊尾蚴,但不能继续发育为成虫。人体感染囊尾蚴病的方式有 3 种:①异体感染:误食他人排出

的虫卵而感染；②自体外感染：误食自己排出的虫卵而感染；③自体内感染：猪带绦虫病患者肠道内的孕节或虫卵，因肠逆蠕动而反流入胃、十二指肠处而造成感染。囊尾蚴常寄生于人体皮下、肌肉、脑、眼等部位，寿命一般为3~5年。

（三）致病性

1. 成虫致病 寄生于人体的成虫一般为1条，患者多无明显临床症状。少数患者有腹痛，消化不良，腹泻，体重减轻等症状。偶发肠穿孔或肠梗阻。

2. 囊尾蚴致病 囊尾蚴寄生于人体多种组织和器官，对人体的危害远大于成虫致病。因其寄生部位和数量的不同，出现的临床症状也不同。临床上常见如下类型：

（1）皮下及肌肉囊尾蚴病：寄生于皮下可形成0.5~1.5cm大小的皮下结节，与皮下组织无黏连，无压痛，多见于躯干。寄生于肌肉者，可出现肌肉酸痛、无力、发胀和麻木等症状。

（2）脑囊尾蚴病：主要表现为癫痫发作、颅内压增高及精神症状，其中以癫痫发作最为常见。此外还有头痛、恶心、呕吐、偏瘫等表现，严重者可致死亡。

（3）眼囊尾蚴病：囊尾蚴多寄生在眼部的玻璃体及视网膜下，虫体活时症状较轻，患者仅表现为视力障碍；若囊尾蚴死亡，可导致白内障、青光眼等，甚至眼球萎缩而失明。

（四）实验室检查

1. 病原生物学检查 ①猪带绦虫病：粪检虫卵常选用直接涂片法和饱和盐水浮聚法；粪便中对检获的孕节，根据子宫分支特点及数目鉴定虫种；②囊尾蚴病：一般只对皮下及肌肉囊尾蚴病可手术摘取皮下结节或浅部肌肉包块活组织检查囊尾蚴。

2. 免疫学检查 对深部组织囊尾蚴病，尤其是脑囊尾蚴病，具有重要的临床参考价值。常用方法有皮内实验、ELISA、免疫胶体金等。

（五）流行与防治

1. 流行情况 猪带绦虫病呈世界性分布，我国主要分布于华北、东北、西北以及广西、云南等地区。患者以青壮年为主。人因食入被虫卵污染的食物或含活囊尾蚴的猪肉而感染。

2. 防治原则 加强卫生宣传教育，不食生的或未熟的猪肉，用于生肉和熟食的刀具、砧板及餐具要分开使用。严格肉类检疫。加强厕所、猪舍管理，防止人畜相互感染。治疗猪带绦虫病可用吡喹酮、阿苯达唑及南瓜子-槟榔合剂。治疗囊尾蚴病以手术摘除为主，也可用吡喹酮、阿苯达唑。

 知 识 链 接

南瓜子-槟榔驱虫法

南瓜子、槟榔具有良好的驱虫效果，且副作用小，可用于治疗多种绦虫病。方法：清晨空腹服用去壳炒制的南瓜子100g，1小时后服100g槟榔煎剂，0.5小时后再服25g硫酸镁导泻。患者大多在5~6小时内可排出完整的虫体，查找有无虫体头节，或随访3~4个月，粪便内未再发现虫卵或孕节则为治愈。

二、肥胖带绦虫

肥胖带绦虫又称牛带绦虫、牛肉绦虫或无钩绦虫。成虫寄生于人体小肠内，引起牛带绦虫病,又称牛肉绦虫病。幼虫囊尾蚴则寄生于牛、羊等动物的组织内,引起牛囊尾蚴病。

肥胖带绦虫的形态、生活史(参见图14-8)、致病性、实验室检查、防治等与链状带绦虫很相似,两种带绦虫的主要区别见表14-1。

表 14-1 链状带绦虫与肥胖带绦虫的主要区别

区别点	链状带绦虫	肥胖带绦虫
体长	2~4m	4~8m 或更长
节片	700~1000 节、较薄、略透明	1000~2000 节、较厚、不透明
头节	球形、直径约 1mm,有顶突和小钩	略呈方形、直径 1.5~2.0mm,无顶突及小钩
孕节	子宫分支不整齐、每侧 7~13 支	子宫分支较整齐、每侧 15~30 支
感染阶段	猪囊尾蚴、猪带绦虫卵	牛囊尾蚴
中间宿主	猪、人	牛、羊等
致病阶段	成虫、猪囊尾蚴	成虫
致病性	猪带绦虫病、猪囊尾蚴病	牛带绦虫病
病原检查	粪检虫卵为主	肛周查卵为主

牛带绦虫只有成虫寄生于人体小肠内,引起牛带绦虫病,患者一般无明显消化道症状,偶有腹部不适、消化不良、腹痛、腹泻、恶心等症状。多数患者伴有孕节自行逸出肛门及肛门瘙痒现象。

牛带绦虫病呈世界性分布,在我国新疆、内蒙古、西藏、云南、贵州、四川、广西等少数民族居住的地区及牧区呈地方性流行。人因食入含活囊尾蚴的牛肉而感染。

三、细粒棘球绦虫

细粒棘球绦虫又称包生绦虫,成虫寄生于犬科动物的小肠。幼虫为棘球蚴,又称包虫,寄生于牛、马、骆驼及人的组织器官内,引起棘球蚴病,又称包虫病,是我国重点防治的寄生虫病之一。

(一) 形态

1. 成虫 为绦虫中最小的虫种之一,大小为(2~7)mm×(0.5~0.6)mm,由头节、颈节及链体组成。头节具有顶突和 4 个吸盘;链体仅有幼节、成节和孕节各一节,偶或多 1~2 节;孕节可占虫体总长的一半。

2. 虫卵 与猪带绦虫卵、牛带绦虫卵的形态基本相同,在光镜下难以区别,统称为带绦虫卵。

3. 棘球蚴 为圆形囊状体,囊壁外层为角皮层,内层为生发层(胚层)。生发层向囊内长出 5~30 个原头蚴(原头节)。囊内可发育出子囊、孙囊。囊腔内充满囊液,称为棘球蚴液。从囊壁上脱落的原头蚴、生发囊和子囊悬浮于棘球蚴液内,称为棘球蚴砂。

(二) 生活史

细粒棘球绦虫的终宿主是犬、狼和豺等动物;中间宿主主要是羊、牛、马、骆驼等动物,偶可感染人。成虫寄生于终宿主小肠上段,脱落的孕节和虫卵随宿主粪便排出体外,污染环境。如中间宿主吞食了虫卵或孕节,卵内六钩蚴在小肠内孵出,钻入肠壁,经血循环至全身组织器官内,经 3~5 个月发育为棘球蚴。若棘球蚴破裂,其内的许多原头蚴可向周围播散,也可经血液播散,在宿主体内多处发育成新的棘球蚴。

当终宿主食入含有棘球蚴的动物组织后,棘球蚴囊中的原头蚴在其消化道内散出,伸出头节,吸附在肠黏膜上,约经 2 个月发育为成虫(图 14-9)。成虫寿命约 5~6 个月。棘球蚴在人体内可活四十余年。

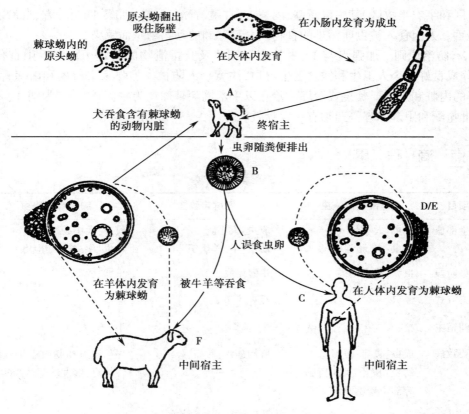

图 14-9　细粒棘球绦虫形态及生活史

A. 终宿主:犬、狼;B. 感染阶段:虫卵、棘球蚴;C. 感染途径:经口;D. 致病阶段:棘球蚴;
E. 诊断虫期:棘球蚴;F. 中间宿主:牛、羊、人

(三) 致病性

棘球蚴主要寄生于人体的肝、肺,也可在腹腔、脑、盆腔、肾、骨等处寄生,引起棘球蚴病。棘球蚴寄生于组织器官中,刺激和压迫局围组织产生炎症,造成组织缺血、坏死。棘球蚴液溢出可引起毒性反应或超敏反应及继发性棘球蚴感染。主要临床表现有:①局部压迫和刺激症状:肝棘球蚴病表现为肝区疼痛、消化不良、肝大等症状;肺棘球蚴病可出现呼吸急促、胸痛、咳嗽、咯血等症状;棘球蚴若寄生脑部则引起头痛、呕吐、癫痫甚至瘫痪;②超敏反应:出现荨麻疹、血管神经性水肿等;若棘球蚴液溢出,可引起过敏性休克,甚至死亡;③全身中毒症状:主要表现有低热、食欲减退、消瘦、贫血、发育障碍、恶病质等;④继发性棘球蚴病:棘球蚴可因手术不慎、外伤或继发细菌感染等原因造成

破裂,原头蚴进入体腔或其他组织,引起继发性棘球蚴病。

（四）实验室检查

1. 病原生物学检查　取痰液、尿液、手术取出疑似棘球蚴直接镜检,查到棘球蚴砂即可确诊。

2. 免疫学检查　是棘球蚴病重要的辅助诊断方法,常用 ELISA 法。

（五）流行与防治

1. 流行情况　我国是世界上棘球蚴病流行最严重的国家之一,主要分布在西北部的牧区和半农半牧区,其中以新疆、内蒙古、甘肃、青海、宁夏、西藏、四川等省、自治区最为严重。人因食入被虫卵污染的食物或含棘球蚴的动物组织而感染。

2. 防治原则　加强犬与羊、牛等家畜饲养及其排泄物的管理。加强卫生宣传教育,养成良好的个人卫生和饮食卫生习惯,注意个人防护。加强家畜检疫和屠宰管理,病畜的内脏和尸体要焚烧或深埋。治疗以手术摘除棘球蚴为主,药物治疗为辅,阿苯达唑、吡喹酮和甲苯咪唑等药物有一定疗效。

点 滴 积 累

三种绦虫的比较

项目	链状带绦虫	肥胖带绦虫	细粒棘球绦虫
寄生部位	成虫:人小肠 幼虫:人、猪组织	成虫:人小肠 幼虫:牛、羊组织	成虫:犬小肠 幼虫:牛、羊、人组织
感染阶段	虫卵、猪囊尾蚴	牛囊尾蚴	虫卵、棘球蚴
感染方式	经口	经口	经口
中间宿主	猪、人	牛、羊等	牛、羊、人
主要致病	成虫:腹痛,腹泻 幼虫:皮下、肌肉、脑、眼等部位囊尾蚴病	肛周瘙痒;腹痛,腹泻	局部压迫和刺激症状;过敏性休克;继发性棘球蚴病
治疗药物	南瓜子-槟榔合剂、吡喹酮	南瓜子-槟榔合剂、吡喹酮	吡喹酮、阿苯达唑

目 标 检 测

一、选择题

（一）单项选择题

1. 似蚓蛔线虫对人体最大的危害是(　　)

A. 夺取营养　　　　　　　B. 破坏肠黏膜　　　　　　　C. 超敏反应

    D. 腹泻   E. 胆道蛔虫症

2. 钩虫对人体最严重的危害是(　　)
    A. 皮炎   B. 肺炎   C. 贫血
    D. 腹泻   E. 异嗜症

3. 蛲虫病的主要临床表现是(　　)
    A. 慢性腹泻   B. 肛门瘙痒   C. 肝大
    D. 癫痫   E. 贫血

4. 最小的虫卵是(　　)
    A. 蛲虫卵   B. 带绦虫卵   C. 钩虫卵
    D. 华支睾吸虫卵   E. 血吸虫卵

5. 最大的虫卵是(　　)
    A. 姜片虫卵   B. 卫氏并殖吸虫卵   C. 蛔虫卵
    D. 血吸虫卵   E. 蛲虫卵

6. 华支睾吸虫的第二中间宿主是(　　)
    A. 淡水蟹   B. 淡水鱼   C. 淡水螺
    D. 水生植物   E. 蝌蚪

7. 华支睾吸虫寄生于人体的部位是(　　)
    A. 小肠   B. 红细胞   C. 肝胆管
    D. 结肠   E. 肺

8. 日本血吸虫寄生于人体的部位是(　　)
    A. 小肠   B. 肾   C. 结肠
    D. 肝胆管   E. 肠系膜静脉

9. 治疗吸虫病一般首选药物是(　　)
    A. 阿苯达唑   B. 吡喹酮   C. 甲苯咪唑
    D. 甲硝唑   E. 槟榔

10. 日本血吸虫中间宿主是(　　)
    A. 钉螺   B. 豆螺   C. 川卷螺
    D. 涵螺   E. 沼螺

11. 日本血吸虫病在我国主要分布的地区是(　　)
    A. 长江以北地区   B. 西北牧区   C. 华北地区
    D. 东北地区   E. 长江流域及其以南地区

12. 卫氏并殖吸虫的第二中间宿主是(　　)
    A. 淡水鱼   B. 水生植物   C. 淡水螺
    D. 溪蟹   E. 蝌蚪

13. 链状带绦虫危害性的致病阶段是(　　)
    A. 成虫   B. 虫卵   C. 六钩蚴
    D. 囊尾蚴   E. 尾蚴

14. 细粒棘球绦虫的终宿主是(　　)
    A. 人   B. 犬   C. 猫
    D. 鼠   E. 猪

15. 棘球蚴病主要流行的地区是(　　)

    A. 森林茂盛区　　　　　　　　B. 水域宽广区　　　　　　C. 牧区

    D. 城镇市区　　　　　　　　　E. 沙漠地区

(二) 多项选择题

1. 成虫寄生于人体小肠的蠕虫是(　　)

    A. 似蚓蛔线虫　　　　　　　　B. 钩虫　　　　　　　　　C. 蠕形住肠线虫

    D. 华支睾吸虫　　　　　　　　E. 链状带绦虫

2. 误食虫卵可感染的蠕虫是(　　)

    A. 似蚓蛔线虫　　　　　　　　B. 布氏姜片吸虫　　　　　C. 蠕形住肠线虫

    D. 华支睾吸虫　　　　　　　　E. 链状带绦虫

3. 经皮肤感染的蠕虫是(　　)

    A. 蠕形住肠线虫　　　　　　　B. 钩虫　　　　　　　　　C. 日本血吸虫

    D. 卫氏并殖吸虫　　　　　　　E. 细粒棘球绦虫

4. 以淡水螺作为中间宿主的蠕虫是(　　)

    A. 卫氏并殖吸虫　　　　　　　B. 布氏姜片吸虫　　　　　C. 日本血吸虫

    D. 华支睾吸虫　　　　　　　　E. 链状带绦虫

5. 防治蛔虫病的措施包括(　　)

    A. 卫生宣传教育　　　　　　　B. 注意饮食卫生　　　　　C. 加强粪便管理

    D. 消灭蚊子　　　　　　　　　E. 应用阿苯达唑药物

二、简答题

1. 简述钩虫引起贫血的原因。

2. 简述防治华支睾吸虫病的措施。

3. 说出粪便检查可诊断蠕虫感染的种类及生活史依据。

(尹燕双)

第十五章 医学原虫

原虫是单细胞真核生物,寄生于人体并致病的原虫称为医学原虫。

原虫形态多样,个体微小,一般肉眼不能直接看到,必须借助显微镜才能观察到。原虫基本结构由胞膜、胞质和胞核三部分组成。

多数原虫借助运动细胞器运动,包括伪足运动、鞭毛运动和纤毛运动;无运动细胞器的原虫可做扭动或滑行运动。原虫通过渗透、胞饮或吞噬方式摄取食物。原虫以无性生殖和有性生殖或无性生殖与有性生殖世代交替的方式进行繁殖。

课堂活动

医学原虫与医学蠕虫的繁殖方式有何不同?

根据原虫传播方式及完成生活史所需宿主的不同,可将其生活史分为人际传播型、循环传播型及虫媒传播型等三种类型。

第一节 常见原虫

一、疟原虫

寄生于人体的疟原虫有四种,即间日疟原虫、恶性疟原虫、三日疟原虫和卵形疟原虫,分别引起间日疟、恶性疟、三日疟和卵形疟,统称为疟疾。在我国常见的为间日疟原虫,恶性疟原虫次之,三日疟原虫少见,卵形疟原虫罕见。

(一)形态

疟原虫经瑞氏或吉氏染色后,胞核染成紫红色,胞质染成蓝色,疟色素保持原来的棕黄色。四种疟原虫的形态结构及被寄生红细胞的形态变化不尽相同,现以间日疟原虫为例描述其在薄血膜中红细胞内各期的形态特征。

1. 早期滋养体 又称环状体,胞质较少,呈环状;胞核为点状,位于胞质的一侧。

2. 晚期滋养体 环状体胞质增多,有时伸出伪足,疟色素分散;胞核增大,形状不定。

3. 裂殖体 胞核开始分裂,有 2 个以上的胞核,但胞质未分裂,疟色素分散,为未成熟裂殖体;胞核继续分裂成 12~24 个,胞质也随之分裂,包绕每一个核,形成裂殖子,疟色素聚集,为成熟裂殖体。

4. 配子体　呈圆形或卵圆形,有雌、雄之分。雌配子体较大,胞质致密呈深蓝色;核小致密,呈深红色,常偏位;疟色素粗大。雄配子体较小,胞质稀薄呈浅蓝色;核大较疏松,呈浅红色,常位于中央;疟色素细小。

(二) 生活史

四种疟原虫生活史基本相同,现以间日疟原虫生活史(图 15-1)为例叙述如下:

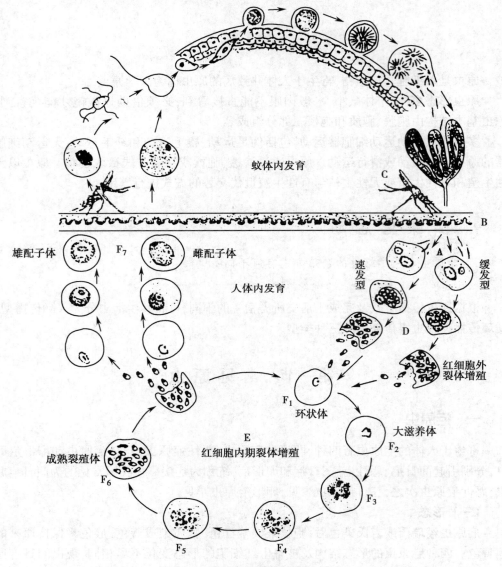

图 15-1　间日疟原虫形态及生活史

A. 感染阶段:子孢子;B. 感染途径:皮肤;C. 传播媒介:按蚊;D. 寄生部位:肝细胞、红细胞;
E. 致病阶段:红内期成熟裂殖体;F. 诊断虫期:红内期

1. 疟原虫在人体内发育　疟原虫在肝细胞内的发育时期称为红细胞外期,在红细胞内的发育时期称红细胞内期。

(1)红细胞外期:简称红外期。当含有子孢子的雌性按蚊叮刺人体吸血时,子孢子随其唾液进入人体血液循环,约 30 分钟后经血流侵入肝细胞,进行裂体增殖,形成含有大量裂殖子的成熟裂殖体。被寄生的肝细胞破裂释放裂殖子,部分裂殖子侵入红细胞内发育。间日疟原虫和卵形疟原虫的子孢子在遗传学上有两种不同的类型,即速发型子孢子和迟发型子孢子。速发型子孢子侵入肝细胞后立即完成红外期裂体增殖;而迟发型子孢子在肝细胞内经数月至数年的休眠期,被激活才完成红外期裂体增殖。

(2)红细胞内期:简称红内期。来自红外期的裂殖子侵入红细胞后,形成环状体,以血红蛋白为食,依次发育为晚期滋养体、未成熟裂殖体、成熟裂殖体。成熟裂殖体胀破红细胞,释放裂殖子,部分又侵入红细胞内重复红内期裂体增殖。间日疟原虫和卵形疟原虫完成一代红内期裂体增殖需 48 小时,恶性疟原虫需 36~48 小时,三日疟原虫需72 小时。红细胞内的疟原虫经几代裂体增殖后,部分裂殖子侵入红细胞不再进行裂体增殖,而逐渐发育为雌、雄配子体。

2. 疟原虫在蚊体内发育 当雌性按蚊刺吸患者或带虫者血液时,疟原虫随血液进入蚊胃,只有雌、雄配子体能继续存活,并逐渐发育为雌、雄配子。雌、雄配子进行配子生殖,受精后成为合子,合子变长能活动,为动合子。动合子从蚊胃壁上皮细胞间或细胞中穿过,停留在蚊胃弹性纤维膜下,发育为卵囊。卵囊进行孢子增殖,产生大量的子孢子,胀破卵囊,随血液、淋巴液到达蚊的唾液腺,当蚊再次叮咬人时,子孢子即随唾液进入人体。

（三）致病性

由疟原虫侵入人体到出现疟疾发作的间隔时间为潜伏期。一般间日疟短潜伏期株为 11~25 天,长潜伏期株为 6~12 个月或更长;恶性疟为 7~27 天;三日疟为 18~35 天;卵形疟为 11~16 天。

1. 疟疾发作 成熟裂殖体胀破红细胞,释放的裂殖子、疟原虫的代谢产物、变性的血红蛋白及红细胞碎片等进入血循环,部分被吞噬细胞吞噬,刺激吞噬细胞释放内源性热原质,并与疟原虫代谢产物共同作用于人体下丘脑的体温调节中枢,引起疟疾发作。典型的疟疾发作表现为周期性的寒战、高热和出汗退热三个连续阶段。发作的周期与红内期裂体增殖的周期一致。典型的间日疟和卵形疟为隔日发作一次,恶性疟 36~48小时发作一次,三日疟间隔 2 天发作一次。对于初发患者、儿童、不同种疟原虫混合感染或不同批次感染者,发作的症状及周期性均不典型。

2. 疟疾再燃与复发 患者在疟疾发作停止后,在无重新感染的情况下,残存于红内期的疟原虫,经数周或数月后,在一定条件下大量繁殖,又引起疟疾发作,称为疟疾再燃。疟疾初发停止后,红内期疟原虫已被消灭,在无重新感染的情况下,经过半年或一年余,又出现疟疾发作,称为复发。复发可能与肝细胞内迟发型子孢子有关。恶性疟原虫和三日疟原虫无迟发型子孢子,故恶性疟和三日疟只有再燃而无复发,而间日疟和卵形疟既有再燃又有复发。

3. 贫血 疟疾发作数次后可出现贫血,主要与疟原虫直接破坏红细胞、脾吞噬红细胞功能亢进、免疫病理损伤及骨髓造血功能受到抑制等因素有关。

4. 脾大 急性期患者因脾充血、单核-巨噬细胞增生,脾明显增大。慢性期患者脾高度纤维化,包膜增厚,质地坚硬,不易恢复。

5. 凶险型疟疾 多由恶性疟原虫所致,临床上分脑型、超高热型、厥冷型、胃肠型,以脑型最常见。脑型疟疾与免疫病理损伤有关,导致脑组织缺氧及病变,表现为剧烈头痛、谵妄、惊厥、昏睡或昏迷等。超高热型疟疾表现为持续高热、呼吸急促。厥冷型疟疾表现为体温下降，血压降低。胃肠型疟疾表现为腹痛、腹泻、上消化道出血等。

6. 疟疾性肾病　为Ⅲ型超敏反应性疾病，表现为全身性水肿、腹水、蛋白尿和高血压，导致肾衰竭。

此外，疟原虫还可引起黑尿热、先天性疟疾、婴幼儿疟疾、输血疟疾及妊娠期疟疾等。

（四）实验室检查

1. 病原生物学检查　目前仍为确认疟疾的依据，取患者外周血检查到疟原虫即可确诊。检查方法主要为厚、薄血膜染色法。

2. 免疫学检查　适于流行病学调查、检测及输血对象的筛选，常用方法有 IFA、IHA 和 ELISA 等。此外，PCR 等分子生物学检测技术已用于疟疾的诊断。

（五）流行与防治

1. 流行情况　疟疾呈世界性分布，为重点防治的十种热带病之一。在我国间日疟流行于长江流域以南和黄淮下游一带，恶性疟主要流行于长江以南山区。人主要因被带有子孢子的雌性按蚊叮刺吸血时而感染，其次为经输血和胎盘感染。

2. 防治原则　我国对疟疾防治采取防蚊灭蚊、预防服药、治疗患者和带虫者综合性防治措施。常用药物有氯喹、伯氨喹、青蒿素、乙胺嘧啶等。

 案 例 分 析

案例

患者，女，44 岁，四川人，因间歇发热五天入院。查体：早晨体温正常，下午寒战、发热，38.8℃，晚上退热，两次发作之间体温正常；腹部触诊脾可触及、质软。实验室检查：WBC 升高，RBC 减少，血红蛋白低下。考虑为血液病，经血涂片染色检查发现红细胞内有疟原虫寄生，再经 ELISA 检测疟原虫抗原阳性，确诊为疟疾。

讨论

1. 该患者临床诊断依据是什么？

2. 试分析一下患者出现脾大及血象异常的可能原因。

分析提示

1. 根据患者临床症状、实验室检查结果分析诊断依据。

2. 从免疫病理损伤机制分析脾大及血象异常的可能原因。

二、溶组织内阿米巴

溶组织内阿米巴又称痢疾阿米巴，主要寄生于人体结肠腔内，引起肠阿米巴病，即阿米巴痢疾；也可侵入肠外组织器官，引起肠外阿米巴病，即阿米巴脓肿。

（一）形态

1. 滋养体　在黏液血便或脓肿液中的滋养体，大小为 10～60μm，借伪足运动，形态多变不规则，以二分裂增殖；染色后可见内、外质分界清楚，外质透明，内质呈颗粒状，在成形便中的滋养体，大小为 10～30μm，内、外质分界不清晰，不含红细胞。滋养体有1 个泡状核，核仁居中。

2. 包囊 圆球形,大小为 5~20μm,经碘液染色后呈棕黄色。核 1 个,为单核包囊,随后核分裂成为双核包囊,再次分裂成为四核包囊,此时为成熟包囊。1~2 个核的包囊可见棕色糖原泡及透明的棒状拟染色体,成熟包囊中的糖原泡和拟染色体消失。

（二）生活史

成熟包囊随被其污染的食物、水经口进入人体小肠后,在消化液的作用下,囊内滋养体脱囊而出,经一次核分裂成 8 个滋养体,下移至结肠上段定居,并进行二分裂繁殖。滋养体随肠内容物下移,由于肠内缺水或肠内环境变化,滋养体分泌囊壁形成包囊,核分裂后为四核包囊,随粪便排出。在机体免疫功能降低及肠内某些细菌协同作用下,滋养体借助伪足运动及所分泌的酶和毒素的作用侵入肠壁组织,导致肠壁溃疡,随坏死组织落入肠腔,或经粪便排出体外死亡,或在肠腔内形成包囊。滋养体也可侵入门静脉随血液播散到肠外组织器官,导致脓肿,但不能形成包囊(图 15-2)。

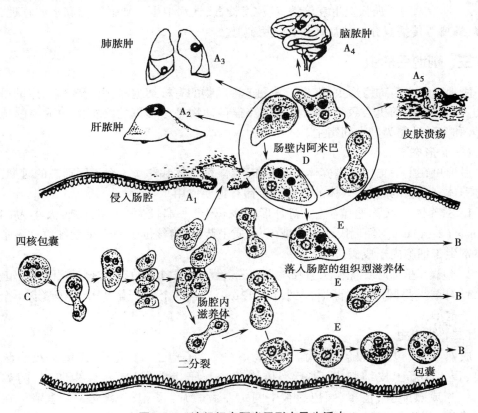

图 15-2 溶组织内阿米巴形态及生活史
A. 寄生部位:肠、肝、肺、脑等;B. 排虫途径:随粪便;C. 感染阶段:四核包囊;
D. 致病阶段:滋养体;E. 诊断虫期:滋养体、包囊

（三）致病性

多数感染者为带虫状态,只有少数感染者出现明显的临床症状。临床上将阿米巴病分为肠阿米巴病和肠外阿米巴病两种类型。

1. 肠阿米巴病 滋养体在结肠壁组织内繁殖,释放蛋白酶,破坏肠壁组织,形成溃疡。急性患者表现为右下腹疼痛及压痛、里急后重不明显、腹泻,每日大便数次,粪便为果酱样或黏液脓血便,有特别腥臭味。慢性患者可有间歇性腹泻、腹痛、腹胀等表现。

2. 肠外阿米巴病 肠壁内滋养体侵入到肠外组织器官,导致脓肿,以阿米巴性肝脓肿最常见,多累及肝右叶,表现为发热、右上腹疼痛、肝大、肝区疼痛及压痛、厌食等。其次为肺、脑、皮肤等部位阿米巴性脓肿。

(四)实验室检查

1. 病原生物学检查 取患者的粪便、肠壁活组织、穿刺液或痰液查到滋养体或包囊即可确诊,方法有直接涂片法和碘液染色法。

2. 免疫学检查 常用 ELISA 检测抗阿米巴的特异性抗体。

(五)流行与防治

1. 流行情况 溶组织内阿米巴病呈世界性分布,多见于热带和亚热带,我国各地均有分布,主要在西北、西南和华北地区。人因食入被成熟包囊污染的食物、水而感染。

2. 防治原则 加强卫生宣传教育,注意饮食、饮水卫生。加强粪便和水源管理,消灭蝇、蟑螂等传播媒介。治疗药物首选甲硝唑。

三、刚地弓形虫

刚地弓形虫简称弓形虫,寄生于人和多种动物的有核细胞内,引起人兽共患的弓形虫病。也是重要的机会致病性原虫。猫及猫科动物是弓形虫的终宿主和重要的传染源,人和多种动物为其中间宿主。

(一)形态

弓形虫在生活史中有滋养体、包囊、裂殖体、配子体和卵囊 5 个不同形态的时期,其中滋养体、包囊和卵囊对人体的致病和传播有重要作用。

1. 滋养体 又称速殖子,呈新月形或香蕉形,一端较尖,一端钝圆,大小为(4~7)μm×(2~4)μm。经瑞氏或吉氏染色,胞质呈蓝色,胞核位于中央呈紫红色。多个滋养体寄生于细胞内形成假包囊。

2. 包囊 呈圆形或椭圆形,直径5~100μm。囊内含数个至数千个滋养体,称为缓殖子。

3. 卵囊 呈圆形或椭圆形,大小10~12μm,内含 2 个孢子囊,每个孢子囊含 4 个新月形子孢子。

(二)生活史

成熟卵囊、包囊、假包囊被猫科动物吞食后,子孢子、缓殖子、速殖子在小肠内逸出,侵入小肠上皮细胞内,进行裂体增殖和配子生殖,最后发育为卵囊,随粪便排出。当成熟卵囊、包囊、假包囊被中间宿主吞食后,子孢子、缓殖子、速殖子在肠腔内逸出,侵入肠壁经血液或淋巴液扩散到组织器官的有核细胞内寄生、进行无性增殖,形成假包囊。当机体产生一定免疫力时,速殖子增殖缓慢转为缓殖子,形成包囊(图 15-3)。

(三)致病性

人体感染弓形虫后多数无症状,所致疾病分为先天性弓形虫病和获得性弓形虫病两种类型。

1. 先天性弓形虫病 本病为孕妇感染弓形虫后经胎盘传给胎儿。孕妇在妊娠 3 个月内感染弓形虫可致脑积水、无脑儿、小头畸形、脊柱裂、智力障碍、视网膜脉络膜炎等,甚至流产、早产、死胎。

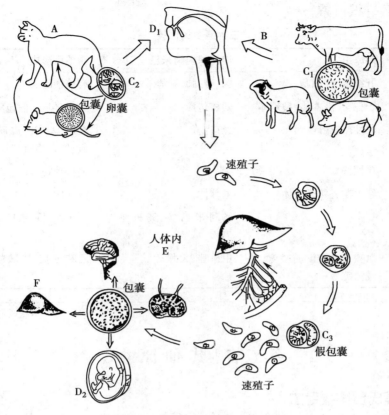

图 15-3　刚地弓形虫形态及生活史

A. 终宿主：猫科动物；B. 中间宿主：人、哺乳动物等；C. 感染阶段：卵囊、包囊、假包囊；

D. 感染途径：胎盘、经口；E. 寄生部位：中间宿主的有核细胞；F. 致病阶段：滋养体

2. 获得性弓形虫病　本病主要经口及皮肤黏膜感染，侵入肠外各种组织器官，引起临床表现多样化，无特异性。常见为淋巴结肿大、低热、脑膜脑炎、视网膜脉络膜炎、心肌炎等。隐性感染者若患有肿瘤、AIDS 或长期接受免疫抑制剂、放射治疗等引起医源性免疫受损或免疫缺陷者，都可使隐性感染转变为急性或亚急性感染，从而导致重症弓形虫病，并可因并发弓形虫脑膜脑炎而死亡。

（四）实验室检查

1. 病原生物学检查　取患者的体液或穿刺液直接或经细胞培养后镜检滋养体即可确诊。

2. 免疫学检查　常采用 ELISA、IHA 检测患者血清中的特异性抗体。

（五）流行与防治

1. 流行情况　弓形虫病呈世界性分布，人和动物普遍感染，免疫功能低下或经常接触动物的人群更容易感染。人主要因食入被弓形虫污染的食物、肉制品而感染，其次经胎盘、皮肤黏膜、输血、器官移植等途径感染。

2. 防治原则　加强卫生宣传教育，注意饮食卫生；加强家畜、家禽的管理和检疫，孕妇应避免接触猫、狗等动物。治疗药物有乙胺嘧啶、磺胺嘧啶、螺旋霉素等。

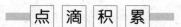

点 滴 积 累

三种原虫的比较

项目	疟原虫	溶组织内阿米巴	刚地弓形虫
寄生部位	肝细胞、红细胞	肠、肝、肺、脑等	有核细胞
感染阶段	子孢子、滋养体、裂殖体	四核包囊	卵囊、包囊、假包囊
感染方式	雌性按蚊叮咬	经口	经胎盘、口、皮肤黏膜、输血、器官移植等
终宿主	雌性按蚊	无	猫科动物
致病阶段	红内期成熟裂殖体	滋养体	滋养体
主要致病	疟疾	肠阿米巴病、肠外阿米巴病	先天性弓形虫病
治疗药物	氯喹,伯氨喹、青蒿素、乙胺嘧啶等	甲硝唑、大蒜素	乙胺嘧啶、磺胺嘧啶、螺旋霉素等

第二节　其他原虫

一、蓝氏贾第鞭毛虫

蓝氏贾第鞭毛虫简称贾第虫,主要寄生于人和哺乳动物的小肠,引起以腹泻为主的蓝氏贾第鞭毛虫病,简称贾第虫病,又有"旅游者腹泻"之称。目前,贾第虫病已被列为全世界危害人类健康的 10 种主要寄生虫病之一。

(一) 形态

1. 滋养体　形似半梨形,大小为 $(9\sim21)\,\mu m \times (5\sim15)\,\mu m$,两侧对称,前端钝圆,后端尖细,腹面扁平,背面隆起。腹面前半部凹陷形成左右两个吸盘,各有一个胞核。有 4 对鞭毛,即前侧、后侧、腹侧和尾鞭毛各 1 对。1 对平行的轴柱位于中央,纵贯虫体,连接尾鞭毛。

2. 包囊　呈椭圆形,大小为 $(8\sim14)\,\mu m \times (7\sim10)\,\mu m$,囊壁较厚。经碘液染色后呈黄绿色。未成熟包囊有 2 个核,成熟包囊有 4 个核,常偏于一端;胞质内可见轴柱、中体和鞭毛的早期结构。

(二) 生活史

四核包囊随污染的食物和饮水进入宿主体内,在十二指肠内脱囊形成 2 个滋养体,借助吸盘吸附于小肠绒毛表面,以二分裂方式增殖。部分落入肠腔的滋养体,随肠内容物下移,分泌囊壁形成包囊,随成形粪便排出体外(图 15-4)。

(三) 致病性

人体感染贾第虫后,部分为仅排包囊的带虫者。急性期患者表现为疼挛性腹痛,伴有暴发性水泻,恶臭,含脂肪颗粒,无脓血。慢性期患者表现为周期性稀便,甚臭。儿童感染可出现贫血、营养不良及发育障碍等。贾第虫偶侵入胆道系统,可引起胆囊炎和胆管炎。

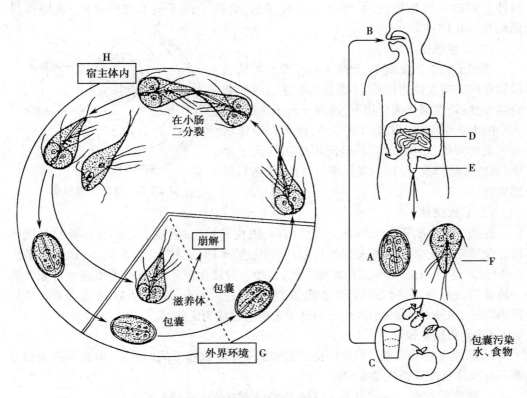

图 15-4 蓝氏贾第鞭毛虫形态及生活史
A. 感染阶段:四核包囊;B. 感染途径:经口;C. 感染方式:污染食物、饮水;
D. 寄生部位:小肠;E. 排虫途径:随粪便;F. 诊断虫期:滋养体、包囊

（四）实验室检查

1. 病原生物学检查　取患者的粪便查到滋养体或包囊即可确诊,方法有直接涂片法和碘液染色法。

2. 免疫学检查　常采用 ELISA、IFA 检测患者血清中的特异性抗体。

（五）流行与防治

1. 流行情况　贾第虫病呈世界性分布,好发于夏秋季节,儿童、旅游者及免疫缺陷的人群易于感染。人因食入被成熟包囊污染的食物、水而感染。

2. 防治原则　加强卫生宣传教育,注意饮食卫生,加强粪便管理。治疗药物有甲硝唑、呋喃唑酮、替硝唑、巴龙霉素等。

二、隐孢子虫

隐孢子虫广泛寄生于人和多种哺乳动物的小肠上皮细胞内,为人兽共患寄生虫,引起以腹泻为主的隐孢子虫病。本虫为机会致病性原虫,尤其是引起婴幼儿、旅游者及 AIDS 患者腹泻的重要病原体之一。

（一）形态

隐孢子虫在生活史中有滋养体、裂殖体、配子体、合子和卵囊等 5 种形态。卵囊呈圆形或椭圆形,直径 $4\sim6\,\mu m$,成熟卵囊内含 4 个呈月牙形的子孢子和一团残留体。经改良抗酸染色后，卵囊呈玫瑰红色，囊内子孢子呈不规则排列，残留体呈黑褐色（图15-5）。

（二）生活史

隐孢子虫生活史简单，无性生殖和有性生殖阶段均在同一宿主体内进行，不需转换宿主。成熟卵囊被吞食后，在消化液作用下，囊内子孢子逸出，侵入小肠上皮细胞内，发育为滋养体，经多次裂体增殖后发育为雌、雄配子体，后经配子生殖和孢子生殖，最终形成卵囊，随宿主粪便排出体外，成熟后具感染性。

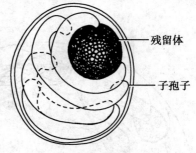

残留体

子孢子

图 15-5　隐孢子虫卵囊

（三）致病性

隐孢子虫主要寄生于小肠上皮细胞内，损伤肠绒毛，造成消化不良和吸收功能障碍。免疫功能正常的患者表现为自限性腹泻，呈水样，无脓血，伴有腹痛，病程一般为7~14天。对于 AIDS 等免疫功能低下者，表现为持续性霍乱样水泻，严重者也可累及整个消化道及呼吸道、肺等肠外组织器官，甚至死亡。因此，本病为 AIDS 患者死亡主要原因之一，国外对 AIDS 患者进行隐孢子虫检查已成为常规。

（四）实验室检查

1. 病原生物学检查　确诊隐孢子虫的感染主要依赖于病原检查，取患者粪便用金胺-酚-改良抗酸染色法检查卵囊。

2. 免疫学检查　常用 IFA、ELISA 检测患者血清中的特异性抗体。

（五）流行与防治

1. 流行情况　隐孢子虫病呈世界性分布，好发于温暖潮湿季节及婴幼儿和免疫功能低下或缺陷者。水源被污染易引起暴发流行。同性恋者感染率较高。人因食入被成熟卵囊污染的食物、水而感染。

2. 防治原则　加强卫生宣传教育，注意饮食卫生，加强粪便管理。对免疫功能低下或缺陷的人群，应增强其免疫力。治疗隐孢子虫病尚无特效药物。

点 滴 积 累

蓝氏贾第鞭毛虫与隐孢子虫的比较

项目	蓝氏贾第鞭毛虫	隐孢子虫
寄生部位	小肠	小肠上皮细胞
感染阶段	四核包囊	成熟卵囊
感染方式	食入被四核包囊污染的食物、水	食入被成熟卵囊污染的食物、水
易感宿主	人、牛、羊、猪、猫、犬等	人、牛、羊、猪、猫、犬等
致病阶段	滋养体	滋养体
主要致病	暴发性水样腹泻为主；合并胆囊炎和胆管炎；AIDS 易感染	自限性或持续性水样腹泻为主；AIDS 易感
治疗药物	甲硝唑、呋喃唑酮、巴龙霉素	尚无特效药物

目 标 检 测

一、选择题

（一）单项选择题

1. 疟原虫的终宿主是( )
     A. 人　　　　　　　　B. 犬　　　　　　　　C. 猫
     D. 猪　　　　　　　　E. 蚊

2. 疟原虫的传播媒介是( )
     A. 螨　　　　　　　　B. 蝇　　　　　　　　C. 蚊
     D. 蜱　　　　　　　　E. 虱

3. 典型的疟疾发作表现为( )
     A. 发热、腹痛、腹泻　　　　B. 出汗、乏力、头昏　　　　C. 恶心、呕吐、头昏
     D. 寒战、发热、出汗　　　　E. 发热、癫痫、头痛

4. 溶组织内阿米巴的寄生部位是( )
     A. 胆囊　　　　　　　B. 门静脉　　　　　　C. 淋巴结
     D. 小肠　　　　　　　E. 结肠

5. 溶组织内阿米巴的感染阶段是( )
     A. 单核包囊　　　　　B. 双核包囊　　　　　C. 四核包囊
     D. 滋养体　　　　　　E. 子孢子

6. 溶组织内阿米巴病急性期临床表现主要为( )
     A. 腹泻　　　　　　　B. 肝脓肿　　　　　　C. 皮炎
     D. 贫血　　　　　　　E. 癫痫

7. 治疗溶组织内阿米巴病首选药物是( )
     A. 阿苯达唑　　　　　B. 吡喹酮　　　　　　C. 乙胺嘧啶
     D. 甲硝唑　　　　　　E 青蒿素

8. 弓形虫的终宿主是( )
     A. 人　　　　　　　　B. 猫　　　　　　　　C. 犬
     D. 猪　　　　　　　　E. 蚊

9. 可导致胎儿畸形的主要寄生虫是( )
     A. 疟原虫　　　　　　B. 隐孢子虫　　　　　C. 弓形虫
     D. 钩虫　　　　　　　E. 日本血吸虫

10. 先天性弓形虫病的感染途径是( )
      A. 经口感染　　　　　B. 经皮肤感染　　　　C. 经性接触感染
      D. 经胎盘感染　　　　E. 经媒介昆虫感染

11. 蓝氏贾第鞭毛虫的寄生部位是( )
      A. 小肠　　　　　　　B. 肝细胞　　　　　　C. 红细胞
      D. 淋巴结　　　　　　E. 结肠

12. 蓝氏贾第鞭毛虫的感染阶段( )

      A. 子孢子　　　　　　　　　B. 卵囊　　　　　　　　　C. 单核包囊

      D. 双核包囊　　　　　　　　E. 四核包囊

13. 能引起"旅游者腹泻"的医学原虫是(　　　)

      A. 蓝氏贾第鞭毛虫　　　　　B. 弓形虫　　　　　　　　C. 溶组织内阿米巴

      D. 肉孢子虫　　　　　　　　E. 疟原虫

14. 隐孢子虫病最常见的临床表现是(　　　)

      A. 肝脓肿　　　　　　　　　B. 水样腹泻　　　　　　　C. 贫血

      D. 黏液脓血便　　　　　　　E. 胆囊炎

15. 隐孢子虫的最佳病原生物学检查方法是(　　　)

      A. 直接涂片法　　　　　　　B. 饱和盐水浮聚法　　　　C. 碘液染色法

      D. 改良抗酸染色法　　　　　E. 金胺-酚-改良抗酸染色法

（二）多项选择题

1. 疟原虫寄生于人体的部位是(　　　)

      A. 小肠上皮细胞　　　　　　B. 肝细胞　　　　　　　　C. 红细胞

      D. 神经细胞　　　　　　　　E. 白细胞

2. 获得性弓形虫病的感染方式有(　　　)

      A. 生食肉类感染　　　　　　B. 经胎盘感染　　　　　　C. 经输血感染

      D. 经器官移植感染　　　　　E. 经受损的皮肤黏膜感染

3. 经口感染的原虫有(　　　)

      A. 疟原虫　　　　　　　　　B. 溶组织内阿米巴　　　　C. 弓形虫

      D. 蓝氏贾第鞭毛虫　　　　　E. 隐孢子虫

4. 属于机会致病性寄生虫的原虫有(　　　)

      A. 疟原虫　　　　　　　　　B. 溶组织内阿米巴　　　　C. 弓形虫

      D. 蓝氏贾第鞭毛虫　　　　　E. 隐孢子虫

5. 在粪便中可检出的原虫有(　　　)

      A. 疟原虫　　　　　　　　　B. 溶组织内阿米巴　　　　C. 弓形虫

      D. 蓝氏贾第鞭毛虫　　　　　E. 隐孢子虫

二、简答题

1. 阐述疟疾发作的原因。

2. 阐述疟疾再燃、复发的机制。

3. 分析弓形虫病与优生优育的关系。如何预防弓形虫病？

（尹燕双）

第十六章 节 肢 动 物

节肢动物属无脊椎动物,种类繁多,是动物界中最大的一个门类。身体分节,两侧对称;体表由坚韧的外骨骼组成;附肢成对、分节;循环系统为开放式,体腔即为血淋巴腔。

与药学及相关专业关系密切的节肢动物主要包括两大类,一是危害人类健康的医学节肢动物,再者为损害中药材的仓储害虫。其主要分属为昆虫纲和蛛形纲,两者的形态特征与代表种类见表16-1。

表16-1 昆虫纲和蛛形纲虫体特征与代表种类

分类	身体分节	触角	足	代表种类
昆虫纲	头、胸、腹	1 对	3 对	蚊、蝇、蚤、米象
蛛形纲	头胸部与腹部 或颚体和躯体	无	4 对	蜱、螨

医学节肢动物是指能够以直接或间接方式危害人体健康的节肢动物。

直接危害是指节肢动物本身损害人体健康,常见的直接危害方式有:①叮刺、吸血和骚扰,如蚊、蚤、蝇;②寄生,如人疥螨寄生于皮肤角质层引起疥疮;③毒害,如蜱类叮咬人体时其分泌的神经毒素,可使宿主出现瘫痪;④致敏,某些节肢动物本身或者其分泌物、代谢产物等,可导致过敏体质的人出现不同程度的变态反应,如尘螨引起过敏性哮喘、鼻炎等。

间接危害是指节肢动物携带病原体传播疾病。这是医学节肢动物最主要的危害,人类2/3以上传染病都是由医学节肢动物传播的。能传播病原体的医学节肢称为传播媒介。我国重要传播媒介与其传播的疾病见表16-2。

表16-2 重要传播媒介与其传播的疾病

传播媒介	传播疾病
蚊	疟疾、丝虫病、流行性乙型脑炎、登革热等
蝇	多种消化道、呼吸道、眼部、皮肤的细菌性、病毒性和寄生虫性疾病
白蛉	黑热病
蚤	鼠疫、地方性斑疹伤寒、膜壳绦虫病等
蟑螂	多种消化道的细菌性、病毒性和寄生虫性疾病

续表

传播媒介	传播疾病
虱	流行性斑疹伤寒、虱性回归热、战壕热等
蜱	森林脑炎、新疆出血热、蜱媒回归热等
恙螨	恙虫病

仓储害虫是指能造成中药材在贮藏过程中形成虫蛀的节肢动物,其影响甚至使中药材完全失去药用价值。

第一节 常见螨虫

螨虫是节肢动物门蛛形纲中的一类小型动物,其有些种类与人类关系密切,常见的有疥螨、蠕形螨、屋尘螨和粉尘螨。

一、疥螨

疥螨俗称疥虫,专性寄生于人和其他哺乳动物的表皮层内,引起以皮疹和皮肤剧烈瘙痒为典型症状的皮肤病,即疥疮。人疥螨仅寄生人体,动物疥螨偶可寄生人体。

(一)形态与生活史

虫体乳白色或淡黄色,呈圆形或椭圆形。雌螨(0.3~0.5)mm×(0.25~0.4)mm,雄螨(0.2~0.3)mm×(0.15~0.2)mm。躯体囊状,背部隆起,上有波状横纹、圆锥形皮棘和粗大刚毛。躯体腹面较平,着生有4对粗短圆锥形的足,前2对足末端为带长柄的吸垫,第3对足末端为刚毛。第4对足末端结构雌雄不同,雌螨为长鬃,雄螨为带长柄的吸垫(图16-1)。

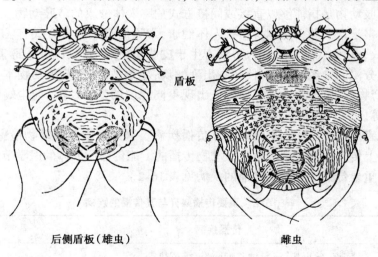

盾板

后侧盾板(雄虫)　　　　　雌虫

图16-1 疥螨

疥螨为半变态发育,生活史历经卵、幼虫、前若虫、后若虫及成虫等发育阶段。虫体寄生于宿主表皮角质层,以角质组织和淋巴液为食,并挖掘与体表平行的弯曲隧道(图16-2)。夜晚,雄性成虫与雌性后若虫在皮肤表面交配,后雄虫死亡,而雌性后若虫蜕皮发育为成虫,在隧道内产卵。从卵孵出幼虫到成虫发育成熟,一般需要8~22天,雌螨寿命约5~6周。

知 识 链 接

节肢动物的变态发育

变态是医学节肢动物发育的重要现象,指节肢动物由卵到成虫的发育过程中所经历的形态、生理和生活习性等一系列的改变。根据发育阶段是否有蛹期,变态又分为全变态和半变态两种类型。发育过程经历蛹期,蛹前发育期的幼虫在形态和生活习性等方面与成虫完全不同,称全变态,如蚊、蝇的发育;发育过程中无需经历蛹期,成虫前发育期的若虫在形态和生活习性等方面与成虫相似,仅表现为虫体较小,生殖器官未发育成熟,称不完全变态,如虱、螨的发育。

(二) 致病性与实验室检查

疥螨挖掘隧道的机械性刺激,其分泌物、非泄物和死亡虫体的裂解产物所引起的超敏反应,两者协同作用使寄生部位的皮肤受损,即导致疥疮。临床表现为皮肤搔痒,夜间更甚。典型的皮损为丘疹、水疱及隧道,多呈对称性分布;皮肤抓破后,可继发细菌感染,形成脓疱疮、毛囊炎、疖肿等。

疥螨的寄生部位常见于手指间、脐周、生殖器等皮肤皱褶、薄嫩处。

确诊本病最可靠的方法是病原生物学检查。①针挑法:用消毒针挑破隧道顶端皮肤,在尽头处挑取针尖大的灰白色小点,置于滴加液体石蜡的载玻片上,低倍镜下查到疥螨即可确诊;②刮片法:用刀片刮取滴有无菌液体石蜡的无皮损和结痂的丘疹,将刮取物置于载玻片上镜检。

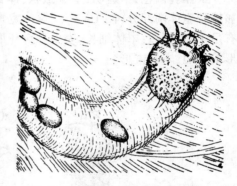

图 16-2 隧道中的疥螨与其虫卵

案 例 分 析

案例

患者,女、40 岁,因全身多处皮肤瘙痒难耐 1 个月,按皮炎治疗无效就诊。自述家人先后出现相同的症状。体格检查:手背、腕部等处有脱皮现象,两手指间、乳房和大腿内侧有丘疹和皮损,皮肤发红可见发亮的小水疱。血常规检验:嗜酸粒细胞增多。初步诊断:疥疮。

讨论

1. 如何确诊本病?

2. 患者家人为什么会相继出现相同的症状?

分析

1. 本病的病原生物学检查方法。

2. 本病的感染方式。

（三）流行与防治

疥螨呈世界性分布,儿童和集体生活的青少年感染率较高。握手、同床睡眠等皮肤的直接接触以及共用被服、毛巾等物品的间接接触均能传染。人疥螨的流行与个人卫生状况关系密切,发病具有群体性。

预防的关键是加强卫生宣传教育,注意个人卫生,不共用衣物、避免与患者接触、患者用过的被服等要立即彻底消毒。常用治疗药物有5%~10%硫磺软膏、10%苯甲酸苄酯、10%克罗米通(优力肤)霜等,使用时先洗净患处,干后涂搽药物,疗程为1周。

二、蠕形螨

蠕形螨俗称毛囊虫,分为毛囊蠕形螨和皮脂腺蠕形螨两类,寄生于人和哺乳动物的毛囊和皮脂腺,引起蠕形螨病。

（一）形态与生活史

虫体乳白色,半透明,呈蠕虫状,体长约0.1~0.4mm,雌螨略大于雄螨。身体分为颚体和躯体两部分(图16-3)。颚体宽短呈梯形。躯体由足体和末体组成。足体腹面有足4对,粗短;末体细长,表皮具有环形皮纹。毛囊蠕形螨较长,末端钝圆;皮脂腺蠕形螨粗短,末端锥形。

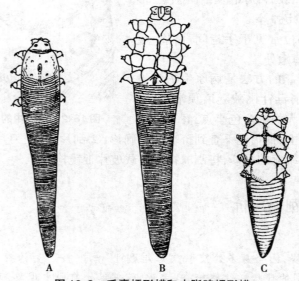

A　　　B　　　C

图16-3　毛囊蠕形螨和皮脂腺蠕形螨

蠕形螨为半变态发育,生活史历经卵、幼虫、前若虫、后若虫及成虫等发育阶段。虫体主要寄生于毛囊和皮脂腺发达的面部,如鼻尖、鼻翼两侧、额部、下颌、面颊等,也可寄生于胸背、头皮及耳道。毛囊蠕形螨常多个寄生于同一个毛囊,而皮脂腺蠕形螨一般单个寄生于皮脂腺。雌虫、雄虫在毛囊口交配后,雄虫随即死亡,雌螨进入毛囊和皮脂腺内产卵。蠕形螨完成一代生活史约需要半个月。雌螨寿命超过4个月。

（二）致病性与实验室检查

蠕形螨为条件致病螨,人体感染后一般无明显症状,部分有痒感、烧灼感,有时可致毛囊和皮脂腺炎症,表现为感染部位的皮肤弥漫性潮红、充血、丘疹、红斑、脓包、结痂及脱屑等,成批发生,经久不愈;严重时发生痤疮、疖肿。近年来发现,蠕形螨还可引起睑缘炎、脱发、外耳道瘙痒,并且与酒糟鼻的产生密切相关。

确诊本病最可靠的方法是病原生物学检查。①挤压涂片法:用消毒的痤疮压迫器、弯镊子等的钝端或用干净手指挤压受检部位的皮脂腺,取分泌物移至载玻片上,加1滴甘油或石蜡液,于低倍镜下镜检;②透明胶纸法:于睡前清洁皮肤后,将透明胶纸紧贴于颜面任何部位。次晨,揭开透明胶纸贴于载玻片上,于低倍镜下镜检。前者快速,但易损伤皮肤,且检出率不高;后者安全,检出率高,兼有一定的治疗作用。

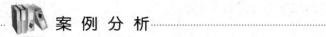

案 例 分 析

案例

某女,28岁,面部皮肤红色痤疮状丘疹、脓疱、瘙痒来医院就诊。体格检查:鼻尖、鼻翼两侧、颊、须眉间等处血管扩张,皮肤弥漫性潮红、充血,继发红斑湿疹或散在针尖大小至粟粒大小、结痂及脱屑。初步判断为蠕形螨合并细菌感染。用痤疮压迫器刮取皮脂分泌物镜检,发现大量蠕形螨而得到确诊。

讨论

患者的家人如何预防蠕形螨的感染?

分析

本病的感染方式。

(三)流行与防治

蠕形螨呈世界性分布,各年龄段人群均可感染,通过皮肤的直接接触以及共用毛巾等物品的间接接触传播,国内感染率为27.2%～70.0%,以毛囊蠕形螨感染为主。

预防的关键是加强卫生宣传教育,注意个人卫生。避免与感染者密切接触,做到毛巾、脸盆等生活用品专人专用。治疗药物可外用2%甲硝唑霜、20%苯甲酸苄酯乳剂和肤螨灵霜等;感染度较重时,可口服的甲硝唑和维生素B_6辅助治疗。

三、尘螨

尘螨营自生生活。与人类关系密切主要有屋尘螨和粉尘螨。前者多见于居室的尘埃、被褥、地毯等处,后者则在面粉厂、中药库、粮库等环境中大量孳生,春秋季节为其繁殖的高峰时段。粉尘螨是重要的仓储害虫之一。

尘螨呈长椭圆形,乳黄色,半透明,长约0.2～0.5mm(图16-4)。其排泄物、死亡虫体的分解产物皆是最常见的变应原,可导致过敏体质者,尤其是婴幼儿和儿童产生Ⅰ型变态反应,主要有过敏性哮喘、过敏性鼻炎和过敏性皮炎,以哮喘的危害最为严重。

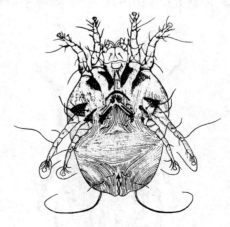

图16-4 尘螨

📖 **课 堂 活 动**

有哪些免疫学检查方法可以辅助诊断尘螨所致的过敏反应性疾病?

预防尘螨性过敏的最重要的措施是注意清洁卫生,消除螨的孳生地,要保持室内通风干燥,光照、少尘,勤洗勤晒衣服、被褥、床垫,避免在室内堆放杂物。另外,在适当场所可采用7%尼帕净、1%林丹、虫螨磷等进行灭螨。

点 滴 积 累

1. 节肢动物属无脊椎动物,种类繁多,是动物界中最大的一个门类。与药学及相关专业关系密切的节肢动物主要分属为昆虫纲和蛛形纲,包括医学节肢动物和仓储害虫。

2. 医学节肢动物对人体的危害形式有直接与间接危害两种,人群感染多见的是疥螨和蠕形螨,而尘螨则为导致过敏反应性疾病的最常见的变应原。

第二节 其他仓储害虫

虫蛀是中药材在贮藏过程中最常见的一种危害。虫蛀后,有的药材形成孔洞,产生蛀粉;有的甚者被完全蛀成粉状,失去药用价值。因此,在药材贮藏过程中搞好虫害防治是保证药材质量的重要环节。

一、常见主要仓储害虫

仓储害虫达八十余种,多属昆虫纲虫体,常见而危害较大的有:

1. 咖啡豆象 成虫体长 3~4.5mm,椭圆形,暗褐色。善飞、能跳(图 16-5)。易在白芷、川芎、槟榔、薏米中发现。

2. 米象 成虫体长 3~4mm,头部前伸呈象鼻状;暗黑色~黑褐色。能飞翔,喜潮湿、阴暗处(图 16-6)。在薏米、莲子中常见。

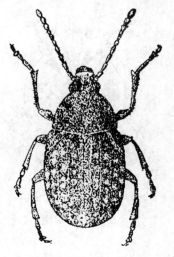

图 16-5 咖啡豆象

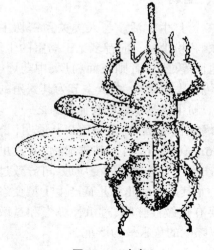

图 16-6 米象

3. 黑皮蠹　成虫体长 3～6mm,长椭圆形,黑褐色～黑色。能飞翔,喜潮湿、阴暗处(图16-7)。在动物类、植物类药材中都可发现,危害严重。

4. 大谷盗　成虫体长 6.5～10.0mm,长椭圆形,扁平,黑色,有光泽。善爬行,虫性凶猛,易破碎完整药材,破坏包装用品(图16-8)。在胖大海、槟榔、核桃仁及一些坚硬的根类药材中多见。

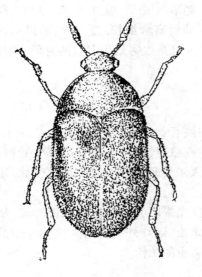 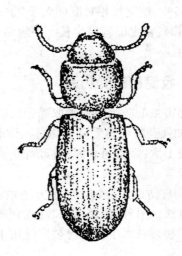

图16-7　黑皮蠹　　　　　　　　　图16-8　大谷盗

5. 药谷盗　成虫体长 2～3mm,椭圆形,暗赤黑色。喜在坚硬的药材中形成洞穴(图16-9)。主要危害陈皮、豆蔻、川芎、当归等芳香性药材。

6. 锯谷盗　成虫体长 2～3.5mm,长椭圆形,扁平,暗赤褐色。善爬行,能飞翔,耐寒(图16-10)。在薏米、豆蔻中可见。

7. 干酪螨　成虫体长 0.12～0.50mm,椭圆形,白色或草黄色。喜潮湿、温暖处(图16-11)。喜蛀食果实、种子和中成药。

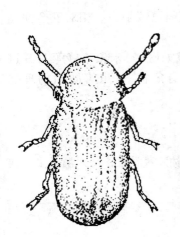 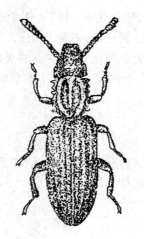 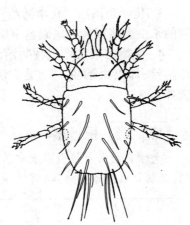

图16-9　药谷盗　　　　　图16-10　锯谷盗　　　　　图16-11　干酪螨

二、仓储害虫的来源与生长繁殖

仓储害虫的主要来源于:药材在采收、加工、搬运等过程中受到污染;库房及库房环境不洁;贮藏药材的用品本身生虫或被害虫污染;未生虫药材与已生虫药材贮藏在一起。

仓储害虫的生长、繁殖需要适宜的条件。当氧气充足,温度为 25～30℃,药材含水量超过 15%,或空气相对湿度大于 70% 时,且药材富含淀粉、蛋白质、糖以及挥发油等营养物质时,害虫即容易生长。一般每年 6、7、8 月是虫害最为严重的时段,应特别注意加以防治。

三、仓储害虫的防治

仓储害虫的防治必须采取综合性措施,主要有:

1. 加强药材库房管理　药材入库时应验收检查,特别是在害虫孳生繁殖季节,应每周检查 1 次;经常对仓库进行清扫、消毒和灭虫处理,注意温度、湿度变化,定期进行通风倒垛等。

2. 物理防治法　物理防治方法很多,如日光暴晒、高温烘烤、低温冷藏、经验防虫等经典方法。另外,气调杀虫、高频介质电热杀虫、远红外线辐射杀虫和 γ 射线照射杀虫等新的物理技术手段也已被广泛用于仓储害虫的防治。

 知 识 链 接

经验贮藏防虫

在长期医药实践中,人们发现有些药材放在一起贮藏,可以防虫。如陈皮与高良姜同贮,可免于生虫;泽泻与牡丹皮同贮,泽泻不生虫,牡丹皮不变色;在海龙、海马、乌梢蛇等有腥气的动物药中放入花椒、细辛、樟脑可以防虫;瓜蒌、枸杞、蛤蟆油洒酒可防虫;薏苡仁与海带同放,可以防止薏苡仁生虫。

3. 化学防治法　化学防治法中最为常用的是化学药剂熏蒸杀虫。相对安全而高效的杀虫熏蒸剂为三氯硝基甲烷(氯化苦)和磷化铝。

4. 生物防治法　生物防治法是利用仓储害虫的天敌如姬蜂、米象小蜂等对其进行防治,即以虫治虫。此类方法不污染环境,对人畜没有危害,是虫害防治的理想选择。

点 滴 积 累

仓储害虫因虫蛀而影响中药材的药用价值,因此,在药材贮藏过程中必须明确虫种类别、来源及其防治措施,从而保证药材质量。

目 标 检 测

一、选择题

（一）单项选择题

1. 医学节肢动物对人体最重要的危害是(　　)
   - A. 寄生
   - B. 传播病原体
   - C. 吸血
   - D. 叮刺
   - E. 骚扰

2. 对医学节肢动物的描述不正确的是(　　)
   - A. 身体左右对称分节
   - B. 医学节肢动物皆为传播媒介
   - C. 体表有外骨骼
   - D. 有成对、分节的附肢
   - E. 发育过程具有变态现象

3. 透明胶纸法适合检查(　　)
   - A. 粉尘螨
   - B. 疥螨
   - C. 恙螨
   - D. 蠕形螨
   - E. 屋尘螨

4. 最适合于采用减敏方法治疗的节肢动物是(　　)
   - A. 疥螨
   - B. 蠕形螨
   - C. 尘螨
   - D. 米象
   - E. 干酪螨

5. 人群感染率最高的节肢动物是(　　)
   - A. 疥螨
   - B. 蠕形螨
   - C. 尘螨
   - D. 蝇蛆
   - E. 干酪螨

（二）多项选择题

1. 可通过接触感染的节肢动物是(　　)
   - A. 粉尘螨
   - B. 疥螨
   - C. 恙螨
   - D. 蠕形螨
   - E. 屋尘螨

2. 人疥螨的实验室检查方法有(　　)
   - A. 挤压涂片法
   - B. 刮片法
   - C. 针挑法
   - D. 皮内试验
   - E. 黏膜激发试验

3. 以寄生方式对人体造成危害的节肢动物是(　　)
   - A. 粉尘螨
   - B. 疥螨
   - C. 恙螨
   - D. 蠕形螨
   - E. 屋尘螨

4. 下列属于物理方法防治仓储害虫的是(　　)
   - A. 熏蒸
   - B. 日光暴晒
   - C. 烘烤
   - D. 远红外线辐射
   - E. 以虫杀虫

5. 仓储害虫适宜的生长环境条件是(　　)
   - A. 湿度较大
   - B. 氧气充足
   - C. 氮气充足
   - D. 营养物质丰富
   - E. 干燥

二、简答题

1. 分析尘螨性哮喘的发病机制。
2. 查阅资料,分析蝇的食性特点与传播疾病的关系。
3. 简述仓储害虫的防治措施。

（汪晓静）

实 训 项 目

实训一　实验室认知

一、实验室规则

在教学活动时,可能要接触实验标本、细菌培养物、带菌材料或器具,为防止实验室感染和保证实验课顺利进行,进入实验室后必须严格遵守以下实验室规则:

1. 未经许可,不得随意进入实验室工作区域。

2. 进入实验室应规范穿好工作服,袖口及胸前纽扣应扣紧,离室时脱下,不必要的物品不得带入实验室,必须带入的书籍和文具等应放在指定的非操作区,以免受到污染。无菌操作时必须戴工作帽及口罩,并不得开电风扇。

3. 实验室内禁止饮食、饮水、抽烟,不得高声谈笑或随便走动。

4. 实验操作时按规定要求进行,凡接触微生物的实验,均应小心操作,所有技术操作要尽量按减少气溶胶和微小液滴形成的方式进行,确保安全,使用后必须用消毒剂消毒手和台面。

5. 须送温箱培养的物品,应做好标记后送到指定地点。

6. 各种实验物品应按指定地点存放,用过的污染器材必须采用物理或化学方法处理后方可丢弃在指定位置。如实验室中手套、帽子、口罩等一次性使用的污染材料可高压灭菌后焚烧或直接焚烧;可反复利用的已被污染的材料应先消毒再高压灭菌或直接高压灭菌、洗涤、干燥、包扎、灭菌后再使用;实验完毕将需要消毒的物品放入消毒液中浸泡。

7. 实验过程中发生差错、仪器损坏、事故以及可能暴露污染性物质时,应立即报告老师进行正确的处理。1%~2%甲酚皂(来苏尔)溶液用于皮肤消毒,3%~5%甲酚皂溶液用于器械物品消毒,5%~10%甲酚皂溶液用于环境消毒。

8. 实验完毕,应物归原处并将桌面整理清洁,实验室打扫干净后方可离开实验室。

二、实验室生物安全

(一) 实验室生物安全及其重要意义

实验室生物安全是指在从事病原生物实验活动的实验室中,避免病原体对工作人员及相关人员的危害,避免对环境的污染和对公众的伤害,既要保证实验研究的科学性,还要保护人员免受实验室感染。

建立生物安全实验室的重要意义在于:①是建立病原微生物研究安全平台的需要;

②是预防与控制传染病的需要;③是控制医院感染的需要;④是生物防护(国防)的需要;⑤是出入境检验检疫的需要;⑥是 GOARN 监测网络(WHO 建立的全球传染病突发预警和应对的网络)的需要。

(二)感染性微生物危险度分级

《实验室生物安全手册》第 3 版中,世界卫生组织(WHO)根据感染性微生物的相对危害程度制订了危险度等级的划分标准(实训表 1-1)。

实训表 1-1 感染性微生物的危险度等级分类

危险度等级	危险程度	危害性
1 级	无或极低的个体和群体危险	不太可能引起人或动物致病的微生物。
2 级	个体危险中等,群体危险低	病原体能够对人或动物致病,但对实验室工作人员、社区、牲畜或环境不易导致严重危害。实验室暴露也许会引起严重感染,但对感染具有有效的预防和治疗措施,并且疾病传播的危险有限。
3 级	个体危险高,群体危险低	病原体通常能引起人或动物的严重疾病,但一般不会发生感染个体向其他个体的传播,并且对感染具有有效的预防和治疗措施。
4 级	个体和群体的危险均高	病原体通常能引起人或动物的严重疾病,并且很容易发生个体之间的直接或间接传播,对感染一般没有有效的预防和治疗措施。

(三)生物安全水平分级及实验室设备要求

根据操作不同危险度等级微生物所需的实验室的设计特点、建筑结构、防护设施、仪器、操作以及操作程序将实验室的生物安全水平分为四级,不同危险度等级微生物所要求的实验室生物安全水平不同(实训表 1-2)。基础的教学、研究通常在一级生物安全水平实验室中进行。

实训表 1-2 与微生物危险度等级相对应的生物安全水平、操作和设备

微生物危险度等级	生物安全水平	实验室类型	实验室操作	安全设施
1 级	基础实验室-一级生物安全水平	基础的教学、研究	GMT	不需要;开放实验台
2 级	基础实验室-二级生物安全水平	初级卫生服务;诊断、研究	GMT 加防护服、生物危害标志	开放实验台,此外需 BSC 用于防护可能生成的气溶胶
3 级	防护实验室-三级生物安全水平	特殊的诊断、研究	在二级生物安全防护水平上增加特殊防护服、进入制度、定向气流	BSC 和(或)其他所有实验室工作所需要的基本设备

微生物危险度等级	生物安全水平	实验室类型	实验室操作	安全设施
4级	最高防护实验室-四级生物安全水平	危险病原体研究	在三级生物安全防护水平上增加气锁入口、出口淋浴、污染物品的特殊处理	Ⅲ级 BSC 或 Ⅱ级 BSC 并穿着正压服、双开门高压灭菌器（穿过墙体）、经过滤的空气

注:BSC,生物安全柜;GMT,微生物学操作技术规范

三、微生物实验室常用设备介绍

（一）普通光学显微镜

1. 普通光学显微镜的构造　普通光学显微镜的构造主要分为机械部分、照明部分和光学部分（实训图 1-1）。

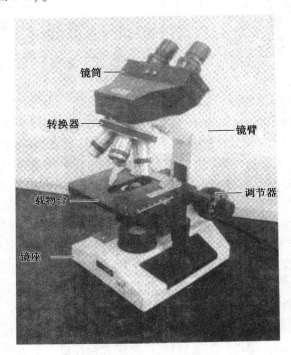

实训图 1-1　光学显微镜

（1）机械部分:镜座、镜臂、镜筒、转换器、载物台、调节器。

（2）照明部分:装在载物台下方,包括反光镜、聚光器。①反光镜:其作用是将光源光线反射到聚光器上。目前多数显微镜使用可调式的人工光源来代替反光镜。②聚光器位于载物台下方的聚光器架上,由聚光镜和光圈组成。

（3）光学部分:①目镜:装在镜筒的上端,上面有 5×、10× 或 15× 符号以表示其放大倍数;②物镜:装在镜筒下端的转换器上,一般有 3~4 个物镜,10× 的低倍镜,40× 的

高倍镜,100×的油镜。

2. 显微镜油镜的使用及显微镜的维护(见实训二)。

(二)高压蒸汽灭菌器

高压蒸汽灭菌器是用途广、效果好的灭菌器。可用于培养基、生理盐水、废弃的培养物及器械、药品、纱布、敷料和隔离衣等的灭菌。

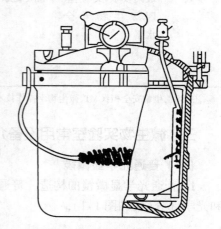

高压蒸汽灭菌器的种类有手提式、直立式及横卧式等多种(实训图 1-2),它们的结构和灭菌原理基本相同。

用法及注意事项:①手提式和直立式高压蒸汽灭菌器,使用时需加适量水至容器内,放入待灭菌物品后,盖好盖并将螺旋拧紧,加热,待灭菌器内压力升至 33.78kPa 时打开排气阀,使冷空气完全排除;②蒸汽压力上升至所需数值(一般为 103.42kPa、温度约为 121℃)时开始计时,持续 15~30 分钟;③灭菌完毕,须关闭电(热)源或蒸汽阀门,待其压力自然下降至零时,方可开盖;

实训图 1-2 高压蒸汽灭菌器

④灭菌物品放入时,不要塞得过紧,包裹不宜过大;⑤不适用于不耐高热、不耐高压和不耐潮湿物品的灭菌。

(三)超净工作台

工作原理:空气经高效过滤除尘、洁净后,通过均压层,以层流状态均匀垂直向下进入操作区(或以水平层流状态通过操作区),以保证操作区有洁净的空气环境。

使用注意事项:①接通电源,使用前 15~30 分钟同时开启紫外灯和风机组工作;②工作台面上禁止存放不必要的物品,以保持工作区的洁净气流不受干扰;③操作区内尽量避免明显扰乱气流流型的动作;④使用结束后,用消毒液清理工作台面后打开紫外灯,15~30 分钟后关闭紫外灯,关闭电源;⑤长期不使用的工作台应拔下电源插头。

维护方法:①定期(一般为 1 周)对周围环境进行灭菌,经常用纱布蘸乙醇或丙酮等有机溶剂将紫外灯表面擦净;②根据环境的洁净程度,可定期(一般 2~3 月)将粗滤布拆下清洗或更换;③当风速不能达到规定要求时,必须更换高效空气过滤器。

(四)生物安全柜

在操作细菌、病毒以及诊断性标本等具有感染性的实验材料时,生物安全柜用来保护操作者本人、实验室环境以及实验材料,以此避免操作过程中可能产生的感染性气溶胶或溅出物所引起的感染或污染。生物安全柜可分为Ⅰ、Ⅱ、Ⅲ级。

Ⅰ级生物安全柜能够为人员和环境提供保护,也可用于操作放射性核素和挥发性有毒化学物品。但因未灭菌的房间空气通过生物安全柜正面的开口处直接吹到工作台面上,因此Ⅰ级生物安全柜不能保护柜内物品,目前已较少使用。Ⅱ级生物安全柜是目前应用最为广泛的柜型,依照入口气流风速、排气方式和循环方式可分为 A1、A2、B1、B2 四型,各型均可保护工作人员、环境和柜内物品。Ⅲ级生物安全柜的所有接口都是密封的,其送风经高效空气过滤器(HEPA)过滤,排风则经过两个 HEPA,可以提供最好的个体防护。

使用注意事项：①应严格遵守操作规程，避免出现溅洒、破碎以保护操作人员、实验对象和环境的安全；②安全柜只有在工作正常时才能使用；③安全柜前面的玻璃观察窗不得在安全柜处于使用状态时打开；④柜内放置的仪器和材料必须保持在最低数量，以保证静压箱后部的空气循环不受阻，将材料放入安全柜的工作区之前，应对其表面进行去污处理；⑤柜内不得使用酒精灯，避免明火干扰气流及损坏过滤器，可以使用微型电焚烧炉，使用一次性接种环则更好；⑥柜内所有工作都要在工作面的中部或后部进行，并能从观察面板中看到；⑦操作手臂活动要达到最少，避免手臂反复伸进伸出柜子，以免干扰气流；⑧前排风格栅不得被滴管等材料堵住，否则会使材料受到污染，人员也处于暴露状态；⑨应在每次工作完成后及一天工作结束时，使用适宜的消毒剂清洁安全柜的表面；⑩柜子的风扇在工作开始前和工作完成后要各运行 5 分钟来完成"净化"过程。

（戴翠萍）

实训二　细菌形态检查

一、油镜的使用和维护

【实训目的】

学习光学显微镜油镜的使用与维护,为微生物鉴定技术及后续药物检验技术、药品质量控制等课程要求的显微技术培养奠定基础(实训图2-1)。

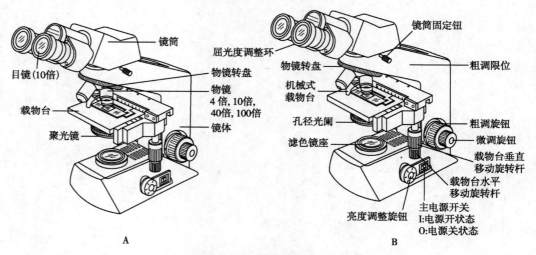

实训图2-1　普通光学显微镜结构

【实训材料】

1. 标本　球菌、杆菌玻片标本。
2. 器材　光学显微镜、镜油、乙醚或二甲苯、擦镜纸等。

【实训方法】

1. 油镜的使用步骤

(1)对光:将低倍物镜调到距载物台约1cm的高度,将聚光器上调至最高处,光圈完全打开,用反光镜采光直至视野里获得最大亮度。若用日光灯作为光源,可用凹面镜;若用自然光作为光源,则用平面镜;若显微镜本身带有电光源,则将光源亮度调节旋钮选择适合亮度即可。

(2)标本放置:将标本片置于载物台上,用推进器或压片夹固定。

(3)视野选取及滴加镜油:①视野选取:在使用油镜之前,必须经过低倍镜、高倍镜观察,然后将需进一步放大的区域移至视野中央;②滴加镜油,在标本待检部位滴加一滴香柏油或液状石蜡,旋转物镜回旋器,使油镜镜头垂直对于标本位置。以双眼从侧面观察,并旋动粗螺旋,慢慢使镜头浸于香柏油中,但不要与玻片接触。

(4)调焦距:注视目镜,旋动粗螺旋,将镜头缓缓升高(或使载物台缓缓下降)至有模糊物像时,再转动微调螺旋,使物像清晰。如镜头已离开油面,则需重新操作(重新操作时要按照低倍镜→油镜顺序,不要用高倍镜观察,以免镜油沾污镜头)。

2. 油镜的维护 镜头是光学显微镜中最重要的部件,尤其是油镜镜头,应特别注意保护。实验完毕,必须做好以下几点:

(1)转动物镜回旋器,移去标本片,用擦镜纸将油镜上的香柏油轻轻拭去。如镜头上的油已干,可用沾少许乙醚或二甲苯的擦镜纸擦拭,然后再用干净的擦镜纸将残留的乙醚或二甲苯擦拭干净。

(2)将物镜转成八字形,使物镜不与载物台垂直,以免与聚光器碰撞。

(3)竖起反光镜、下降镜筒和聚光器,罩上镜罩防尘或放入镜箱内。

(4)放置显微镜应注意通风透气、防晒、防霉。

(5)取显微镜时应一手握镜臂,一手托镜座,轻拿轻放。

【实训结果】

经过反复练习,熟练掌握油镜的使用步骤(尤其是对光和调焦距的过程),并能在较短时间内看清油镜下的物像。

【实训思考】

1. 使用显微镜观察标本时,为什么必须按从低倍镜到高倍镜再到油镜的顺序进行?

2. 在调焦时,为什么要先将低倍镜与标本表面的距离调节到0.5cm?

3. 为什么使用油镜时必须加油?又为什么要加香柏油?

4. 为什么要避免以镜头与玻片逐渐靠近的方式来调焦距?

二、革兰染色

【实训目的】

通过实训熟练掌握革兰染色技术,为进行细菌鉴定奠定基础。

【实训材料】

1. 标本 葡萄球菌、大肠杆菌悬浊液或菌落。

2. 染色液 结晶紫染液、卢戈碘液、95%乙醇、苯酚复红染液。

3. 器材 载玻片、接种环、酒精灯等。

【实训方法】

1. 细菌制片的基本过程

(1)涂片:取清洁无油玻片一块,用烧灼并已冷却的接种环取菌液1~2环,均匀涂布于载玻片中央(直径1.0~1.5cm)。若取菌落涂片,则需先用接种环取生理盐水1~2环置载玻片上,再用烧灼且已冷却的接种环取菌落少许放在生理盐水内研磨均匀,涂成直径约1.0~1.5cm的菌膜。接种环经火焰灭菌后方可放回原处。

(2)干燥:涂片置于室温自然干燥,也可将标本面向上,在离火焰约1.5cm高处微微加热烘干,但切勿靠近火焰。

(3)固定:常用加热固定法,其主要目的是杀死细菌并使菌体较牢固黏附于载玻片,在染色时不被染液或水冲掉。方法是用木夹夹持载玻片一端,标本面向上,在火焰

207

外焰上方水平而迅速地往返通过 3 次,注意温度不宜太高,以玻片反面触及手背部皮肤热而不烫为宜。

2. 革兰染色的基本步骤

(1)初染:在制好的涂片上加结晶紫染液 1~2 滴,染色 1 分钟后,倾斜载玻片水洗,再将玻片上的积水甩干。

(2)媒染:加碘液(卢戈液)1~2 滴,染色 1 分钟后水洗,甩干。

(3)脱色:加 95% 乙醇 2~3 滴,将涂片轻轻晃动,使其脱色,通常需 30 秒左右,水洗。

(4)复染:加苯酚复红稀释液 1~2 滴复染 1 分钟,水洗、干燥即成。

【实训结果】

将革兰染色后的标本片置油镜下观察,菌体被染成紫色的为革兰阳性(G^+)菌,染成红色的为革兰阴性(G^-)菌。

革兰染色结果:

标本	染色结果	镜下形态
葡萄球菌		
大肠杆菌		

【实训思考】

1. 标本如果不经过固定会有什么后果?

2. 革兰染色与细菌细胞壁结构有什么关系?

3. 染色时各步骤的注意事项是什么?

三、微生物形态观察

【实训目的】

巩固油浸镜的使用方法,掌握球菌、杆菌、螺菌镜下的形态特点,熟悉细菌特殊结构的镜下形态。

【实训材料】

1. 标本　金黄色葡萄球菌、大肠杆菌、螺菌、普通变形菌、丙酮丁醇梭菌、褐球固氮菌染色玻片标本。

2. 器材　光学显微镜、香柏油、乙醚或二甲苯、擦镜纸等。

【实训方法】

同油镜的使用步骤。

【实训结果】

将染色后的标本片置油镜下观察,可见常见菌体基本形态和鞭毛、芽孢、荚膜等特殊结构并绘图。

【实训思考】

细菌按着鞭毛的发生部位不同分为哪几类?

（吕文涛）

实训三　细菌培养

一、细菌接种技术

【实训目的】

通过学习常用细菌接种技术,为掌握培养基的制备、细菌控制等技能奠定基础。

【实训材料】

1. 试剂　牛肉膏、蛋白胨、氯化钠、琼脂、蒸馏水等。

2. 玻璃器材　三角瓶、试管、量筒、吸管等。

3. 菌种　金黄色葡萄球菌、大肠埃希菌、铜绿假单胞菌、枯草杆菌等、乙型链球菌等。

4. 其他　天平秤、pH 试纸、酒精灯、接种环、接种针等。

【实训方法】

(一) 培养基制备

1. 肉汤培养基的制备

(1)按配方蛋白胨 1.0g、牛肉膏 0.5g、氯化钠 0.5g、蒸馏水 100ml 准确称取各种成分置于烧杯中,加热使各成分充分溶化。

(2)调节 pH 至 7.4~7.6。若液体混浊或有沉渣,则用滤纸过滤澄清。

(3)根据需要将肉汤培养基分装于三角烧瓶或试管内,加棉塞后包扎。放入高压蒸汽灭菌器内,于 103.42kPa,121.3℃灭菌 15~20 分钟。经检定合格后,即可使用。

2. 固体琼脂培养基的制备

(1)在上述制备的肉汤中加入 2%~3% 的琼脂,加热溶化并过滤除去沉渣。琼脂加热到 100℃后可溶化,冷却至 40℃左右又可凝固,因此可作为赋形剂用于制备固体或半固体培养基。

(2)若需制备琼脂平板,则将上述配好的琼脂培养基分装于三角烧瓶中,加棉塞,包扎瓶口。放入高压蒸汽灭菌器内,于 103.42kPa,121.3℃灭菌 15~20 分钟。待培养基冷却至 50~60℃左右,以无菌操作倾注到无菌空平皿内(直径 9cm 的平皿约装 15~20ml),盖上平皿盖,待其凝固后即得营养琼脂平板。经检定合格后,即可使用。固体琼脂平板主要用于菌种的分离培养。

(3)若需制备琼脂斜面,则将上述配好的琼脂培养基分装于试管中(分装量约为试管长度的 1/3),再于 103.42kPa,121.3℃灭菌 15~20 分钟。将试管斜置,冷却凝固后即得琼脂斜面培养基。经检定合格后,即可使用。

3. 半固体培养基的制备

(1)制备方法与固体培养基基本相同,区别是琼脂加入量为 0.3%~0.5% 。

(2)将溶化的半固体培养基分装于试管中,于高压蒸汽灭菌器内 103.42kPa,121.3℃灭菌 15~20 分钟。取出试管使其直立,冷凝后即成半固体培养基。经检定合格后,即可使用。

半固体培养基主要用于观察细菌的动力,有时用来保藏菌种。

(二)细菌接种技术

1. 常用接种工具的使用

(1)接种针:用镍铬合金或白金丝制成,长 5~7cm,一端固定在约 20cm 的铝制杆上,铝制杆的另一端套有隔热绝缘柄。接种针主要用于半固体培养基穿刺接种和液体培养基接种。

(2)接种环:材料和构造与接种针相似,唯一的区别是镍铬合金或白金丝的前端弯曲成直径为 3~4mm 的密闭环状。接种环主要用于固体平板和斜面划线接种以及液体培养基接种。

2. 无菌操作技术　无菌技术指在细菌检验过程中,防止细菌扩散进入机体或物体造成感染或污染而采取的一系列操作措施。在进行细菌检验过程中,操作人员应具有无菌观念,严格执行无菌操作技术。细菌接种与培养过程中的无菌操作要点包括:

(1)细菌接种应在无菌室、超净工作台或生物安全柜内进行。

(2)无菌室、超净工作台、生物安全柜在使用前后需要用消毒液擦拭,再用紫外灯照射消毒。

(3)所有器具、培养基等均需严格灭菌,使用过程中不能与外界未经消毒的物品接触,切忌长时间暴露在空气中。

(4)无菌试管、烧瓶等容器在开塞之后及塞回之前,口部均须在火焰上通过 2~3 次,以杀死可能附着于管口、瓶口的细菌或可能从空气中落入的杂菌。

(5)接种环(针)在每次使用前后,均应在火焰上彻底烧灼灭菌,金属棒部分亦需转动通过火焰灭菌。

(6)操作完毕,应用消毒剂浸泡洗手,再用自来水冲洗。

3. 常用接种方法根据标本来源、培养目的、培养基性状等,可采取不同的接种方法。接种的基本程序是:接种环(针)灭菌→稍冷却,蘸取细菌标本→进行接种(启盖或塞、接种、加盖或塞)→接种环(针)灭菌。

(1)平板划线接种法:目的是将混有多种细菌的标本,经划线分离使其单个分散生长形成单个菌落。常用平板划线法有:

1)连续划线法:此法适用于含菌量较少的细菌标本。用已烧灼灭菌的接种环蘸取适量标本,于平板培养基表面做 Z 字形连续划线,逐渐向下延伸直至划完整个平板表面(实训图 3-1)。

2)分区划线法:是将平板培养基分成 3(或 4)个区域进行划线。此法适用于含菌量较多的标本。用接种环蘸取少许细菌标本在平板培养基表面一角,以 Z 字形不重叠连续划线作为第一区,其范围不超过平板的 1/4;然后将接种环烧灼灭菌,冷却后于第二区再作连续划线,在开始划线时与第一区的划线相交数次;完成后将接种环烧灼灭菌,继续按上述方法,分区划出第三、四区(实训图3-2)。

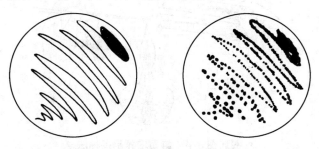

实训图3-1 连续划线法(左)及培养后菌落分布(右)示意图

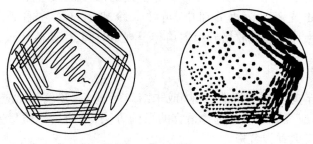

实训图3-2 平板分区划线法(左)及培养后菌落分布(右)示意图

(2)液体培养基接种法:适用于各种液体培养基的接种。方法是:右手持接种环(针),烧灼后冷却,左手握持菌种管和液体培养基管;以右手掌心与小指、小指与无名指分别夹取棉塞,将试管口迅速通过火焰灭菌;用已灭菌的接种环蘸取菌种,迅速将菌种伸进倾斜的液体培养基管内,在接近液面的管壁上轻轻研磨;取出接种环并在火焰中烧灼灭菌,两试管口通过火焰灭菌后,将棉塞分别塞于原试管。直立试管,菌种即混合于液体培养基中(实训图3-3左)。

(3)穿刺接种法:适用于半固体培养基接种。方法是:用接种针取菌种,从培养基表面正中垂直刺入至接近管底,但不能到达管底,然后原路抽出(实训图3-3右)。

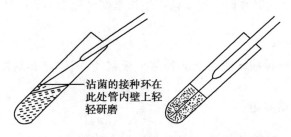

沾菌的接种环在
此处管内壁上轻
轻研磨

实训图3-3 液体(左)及半固体(右)培养基接种法

(4)斜面培养基接种法:通常用于细菌纯培养或菌种保存。方法与液体接种法相似:左手握持斜面培养基时,应将其斜面朝上。管口经火焰灭菌后,将已蘸取菌种的接种环(针)伸进管内,先从斜面的底部轻轻划一直线至顶端,然后再从底部划Z形线至顶端(实训图3-4)。

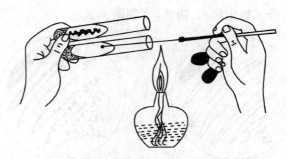

实训图3-4　斜面培养基接种法

(5)倾注平皿法:可用于饮用水、药物等检品的微生物数量测定。方法是:取经适当稀释的检品1ml置于无菌培养皿中,再注入冷却至50℃左右的琼脂培养基15~20ml,混匀,静置待其凝固后放培养箱内培养至规定时间,作菌落计数,即可计算出检品中微生物的数量。

【实训结果】

1. 制备的培养基不应有沉渣、团块或未溶解等现象;颜色、pH应符合该培养基的特性;液体培养基应澄清透明。选择适宜的灭菌方法,灭菌后作质量鉴定,无菌试验与生长试验均达到要求者为合格。

2. 平板划线接种环与培养基表面的角度(30°~45°),用力均匀接种环未划破培养基。穿刺接种时,接种针垂直刺入培养基无左右移动。

3. 能够根据培养目的的不同选择正确的培养基。

【实训思考】

1. 平板划线分离培养时如果在画完第1区后未按要求进行接种环灭菌将会出现何种结果?

2. 为何多数培养基的pH都在7.4~7.6之间?

二、细菌的生长现象观察

【实训目的】

通过实训使学生能够掌握根据细菌在生长繁殖过程中形成的特殊菌落做出初步鉴定的能力。

【实训材料】

1. 标本　细菌接种技术所完成的各菌平板划线、液体培养基接种、半固体培养基接种结果。

2. 器材　恒温培养箱。

【实训方法】

1. 一般培养法(需氧培养法)　用于需氧菌和兼性厌氧菌的培养。将已接种细菌的培养基置于37℃温箱中培养18~24小时,即可观察到大部分细菌的生长现象。少数生长缓慢的细菌如结核分枝杆菌则需培养1周甚至1个月才能观察到其生长现象。

2. 二氧化碳培养法　用于培养某些需要CO_2才能生长的细菌(如脑膜炎奈瑟菌等)。将已接种细菌的培养基直接置于CO_2培养箱内,37℃培养18~24小时后观察结果。

3. 厌氧培养法　用于专性厌氧菌的培养。厌氧培养的一个重要原则就是通过物理、化学及生物学方法驱除环境中的游离氧,降低氧化还原电势,以适于专性厌氧菌的生长。常用方法有庖肉培养基法、焦性没食子酸法、厌氧罐法、厌氧气袋法、厌氧培养箱等。

【实训结果】

1. 在琼脂平板上,划线应疏密得当,经培养后则形成一定数量、彼此分离的单个菌落,且菌落性状应符合该细菌的特征;无或少出现污染菌落。划线原始区的菌落密集、细小,成菌苔状生长,3、4划线区的菌落呈单个分布,易于观察菌落特征。

2. 在液体培养基中,应观察到均匀混浊或沉淀或出现菌膜或培养基颜色改变等现象,且符合该细菌的特征。

3. 在斜面培养基上,应形成纯化的菌落或菌苔,无污染菌出现。

4. 在半固体培养基中,有鞭毛的细菌经培养后,穿刺线应模糊;无鞭毛的细菌经培养后,穿刺线应清晰。

【实训思考】

如何防止在接种、培养过程中有其他细菌污染?

(吕文涛)

实训四 真菌检查

一、真菌形态结构的观察

【实训目的】

通过实训,学会辨认真菌菌丝与孢子的形态及结构特点。

【实训材料】

1. 示教片 常见真菌的形态示教片。
2. 其他材料 普通光学显微镜、香柏油等。

【实训方法】

1. 将红色毛癣菌、石膏样小孢子菌等皮肤癣菌的乳酸酚棉兰染色示教片置于显微镜高倍镜下观察。
2. 将新生隐球菌的墨汁染色示教片置于显微镜高倍镜下观察。
3. 将白假丝酵母菌的不染色示教片置于显微镜油镜下观察。

【实训结果】

真菌	细胞形态	菌丝与孢子特征
红色毛癣菌		菌丝有隔;有小分生孢子和少量大分生孢子,陈旧培养物中可见厚膜孢子、关节孢子。
石膏样小孢子菌		菌丝有隔,呈球拍状、梳状或结节状;有大分生孢子、少数小分生孢子,亦可见厚膜孢子。
新生隐球菌	菌体呈球形,有芽生孢子,外周有透明发亮的宽厚荚膜,背景为黑色。	
白假丝酵母菌	菌体呈卵圆形,有假菌丝和厚膜孢子。	

【实训思考】

真菌形态检查与细菌形态检查的方法有什么不同?

二、真菌的培养

【实训目的】

通过实训,学会真菌的培养及菌落特征观察。

【实训材料】

1. 真菌菌种 新型隐球菌、白假丝酵母菌、毛癣菌。

2. 其他材料 沙保培养基、石蜡、无菌注射器针头、载玻片、盖玻片、接种针、回形针、显微镜等。

【实训方法】

1. 大培养法 将菌种接种于沙保葡萄糖琼脂斜面培养基中,37℃孵育3~7天后观察菌落特征。

2. 小培养法(玻片法) 是观察真菌结构特征及生长发育全过程的有效方法。

(1)先将无菌"V"形玻璃棒(或浸泡酒精,干后)放入无菌平皿内,然后取一张无菌载玻片(或浸泡酒精,干后)放在玻璃棒上。

(2)从已制备好的马铃薯葡萄糖琼脂(PDA)平板上切取1cm²,置于载玻片上。

(3)在琼脂块的每一侧用接种针接种待检菌后盖上盖玻片,平皿内加入少许无菌蒸馏水。将平皿置于25~28℃孵育(白假丝酵母菌培养24~48小时,皮肤癣真菌培养1~7天)。

(4)逐日于镜下观察真菌生长过程。亦可在培养后,将琼脂块取出弃于消毒液中,于载玻片上滴加乳酸酚棉蓝染色后,再将取下的盖玻片置于载玻片上镜检,观察真菌菌丝、孢子形态等特征。

【实训结果】

1. 菌落观察结果

菌种举例	类型	外观	颜色
新型隐球菌	酵母型菌落	菌落表面光滑、湿润、黏稠,容易挑起,菌落质地均匀,正反面和边缘、中央部位的颜色都很均一。	一般乳白色亦有红色或黄色
白假丝酵母菌	类酵母型菌落	光滑、湿润,外观似酵母菌落,但可见伸入培养基中的假菌丝。	一般乳白色
毛癣菌	丝状菌落	绒毛状、絮状、粉末状、颗粒状、石膏状,形态较大,质地疏松,外观干燥,不透明,呈现或松或紧的形状。菌落和培养基间的连接紧密,不易挑取,菌落正面与反面的颜色、构造,以及边缘与中心的颜色、构造常不一致。	产生多种色素

2. 玻片法培养后,经染色置于显微镜下可观察到真菌菌丝和孢子形态。

【实训思考】

1. 真菌培养与细菌培养条件有哪些不同?

2. 丝状真菌的菌落有何特征?

(曾令娥)

实训五 微生物分布的检测

一、空气中微生物的检测

【实训目的】

通过本实训,学会对空气中存在的微生物数量进行检测,以了解空气的洁净程度,为今后进行药品生产车间、医院医疗环境的卫生微生物学检验奠定基础。

【实训材料】

1. 培养基 普通琼脂培养基。

2. 其他 无菌平皿、恒温培养箱等。

【实训方法】

1. 制备琼脂平板 无菌操作将 15ml 冷却于 50℃ 左右的琼脂倾注于无菌平皿中,冷却凝固待用。

2. 采样 空气采样方法有自然沉降法(平板暴露法)、固体撞击法、滤过法等,日常监测中多用自然沉降法,方法是:将平板放置于采样点距地面 80~150cm 高度处,打开平皿盖,使培养基在空气中暴露 5~10 分钟,然后盖上平皿盖。同时做一空白对照,即取一同时制备的琼脂平板,不采样,直接放于 37℃ 恒温培养箱中培养 24 小时。

具体采样点及数量应根据检测房间的面积大小来决定:①室内面积≤30m²,在房间对角线两端距墙 1m 处及中心各取一点;②室内面积 >30m²,则在房间东、西、南、北距墙 1m 处及中心点共取 5 个点。采样前应关好门窗,在无人走动的情况下,静止 10 分钟再进行采样。

3. 培养 将已采样的平板置于 37℃ 恒温培养箱中培养 24 小时。

【实训结果】

培养 24 小时后取出平板,逐一观察每个平板上有无菌落,并对菌落计数,然后按下列公式计算每立方米菌落形成单位数(cfu/m^3):

$$空气中菌落总数(cfu/m^3) = 50\ 000 \times N/A \times T$$

式中,N 为平均菌落数($cfu/皿$);A 为平板面积(cm^2);T 为平板暴露时间(min)。

【实训思考】

1. 本试验方法检测出的菌落数是否是空气中的全部微生物数量?为什么?

2. 自然沉降法检测空气中微生物数量的原理是什么?

二、水中微生物的检测

【实训目的】

通过本实训,了解微生物在水中的分布,并学会倾注培养方法,为进行药品限度检查奠定基础。

【实训材料】

1. 检样　自来水。

2. 培养基　普通琼脂培养基。

3. 其他　无菌平皿、无菌吸管(或移液器)、酒精灯、恒温培养箱等。

【实训方法】

1. 加样　取无菌吸管 1 支,以无菌操作吸取自来水检样 1ml,加入至无菌空平皿中。每一检样做 2 个平皿。同时做一对照,即不加水样,直接倾注培养基制成琼脂平板。

2. 倾注培养基　将 15ml 已融化并冷却至 45℃的琼脂培养基倾注入已加水样的平皿中,立即旋摇平皿,使水样与培养基充分混匀,静置待其冷却凝固。

3. 培养　将上述已加样并凝固的琼脂平板和对照平板置于 37℃恒温培养箱中培养 24~48 小时后,观察结果。

【实训结果】

观察平板上的菌落,对照平板应无菌落生长。计数 2 个加水样的平板上的平均菌落数,即为 1ml 水样中的细菌菌落总数(cfu/ml)。

【实训思考】

若欲检测水中真菌总数,应该怎样进行?

三、皮肤上微生物的检测

【实训目的】

通过本实训,理解正常人体体表皮肤有微生物分布、学会皮肤表面微生物的检测方法,为树立有菌概念、执行无菌操作打下基础。

【实训材料】

1. 培养基与试剂　普通琼脂培养基、无菌生理盐水。

2. 其他　无菌平皿、无菌棉签、无菌吸管(或移液器)、酒精灯、恒温培养箱等。

【实训方法】

(一) 棉拭采样法

1. 采样　受试者五指并拢,取一支浸有无菌生理盐水的棉拭子,在双手指曲面从指根到指端来回涂擦各 2 次(一只手涂擦面积约 $30cm^2$),然后剪去手接触部位,将棉拭子放入装有 10ml 无菌生理盐水的试管内。

2. 加样　用力震荡生理盐水管,用无菌吸管吸取该检样液 1ml 加入至无菌平皿内,再倾注 15ml 已融化并冷却至 45℃的琼脂培养基,旋摇平皿使检样液与培养基充分混匀,静置待其冷却凝固。每一检样做 2 个平皿。同时用一不加样的平板做空白对照。

3. 培养　将上述已凝固的琼脂平板置于 37℃恒温培养箱中培养 24~48 小时后,观察结果。

(二) 直接压印法

1. 制备琼脂平板　无菌操作将 15ml 冷却于 50℃左右的琼脂倾注于无菌平皿中,冷却凝固待用。

2. 检样接种　揭开平皿盖,受试者五指并拢,压贴在琼脂培养基表面停留 10~20 秒,或以手指在琼脂培养基表面轻轻涂抹数次,然后盖上皿盖。同时用一琼脂平板不接种,作为对照。

3. 培养　将上述琼脂平板置于37℃恒温培养箱中培养24~48小时后,观察结果。

【实训结果】

（一）棉拭采样法

经培养后取出观察,对照平板应无菌落生长。计数2个试验用平板上的平均菌落数,按下述公式计算出手部皮肤上的细菌菌落总数（cfu/cm²）。

$$手细菌菌落总数（cfu/cm^2） = \frac{平板上平均菌落数 \times 采样液稀释倍数}{30 \times 2}$$

（二）直接压印法

经培养后取出观察,对照平板应无菌落生长,试验用平板上应出现大小、形状、颜色不同的菌落。

【实训思考】

1. 对照试验的目的是什么?

2. 为何要用力震荡生理盐水管?

四、口腔中微生物的检测

【实训目的】

通过本实训,理解正常人体中有微生物分布,为树立有菌概念、执行无菌操作打下基础。

【实训材料】

1. 培养基　血液琼脂平板。

2. 其他　无菌平皿、无菌棉签、无菌生理盐水、恒温培养箱。

【实训方法】

1. 制备血液琼脂平板　普通琼脂培养基融化并冷却至45℃左右,然后无菌操作将适量动物血液倒入,摇动混匀后,立即倾注于无菌平皿内,冷却凝固待用。

2. 采样　取血液琼脂平板,揭开平皿盖置于受试者口腔前约10cm处,用力咳嗽数次,盖上平皿盖。同时用一空白血液琼脂平板做对照。

3. 培养　将上述血液琼脂平板置于37℃恒温培养箱中培养24~48小时后,观察结果。

【实训结果】

取出平板观察,对照应无菌落生长。受试者血琼脂平板上可见大小形状不同的菌落,某些菌落周围可出现溶血环。

【实训思考】

1. 检测口腔中的微生物为何需要血液琼脂平板?

2. 如何观察菌落的溶血现象?

（段巧玲）

实训六 微生物控制

一、高压蒸汽灭菌法

【实训目的】

理解高压蒸汽灭菌法的基本原理;学会高压蒸汽灭菌器的使用;学会灭菌效果的检查。

【实训材料】

1. 培养基与试剂 自制肉膏汤培养基。

2. 其他 手提式高压蒸汽灭菌器、恒温培养箱等。

【实训方法】

1. 准备

(1)按配方配制肉膏汤培养基。

(2)往高压灭菌器内加入适量水,然后放入装有培养基的灭菌桶。盖上盖子并扭紧,使其均匀密闭。

2. 高压灭菌 打开电源开始加热,同时打开盖子上的排气阀。待灭菌器内冷空气全部排出后,关闭排气阀。继续加热至灭菌器内压力为 $1.05kg/cm^2$ 或温度为121℃(盖子上压力表显示),维持20~30分钟。灭菌时间到达后,关闭电源,停止加热,待压力自行下降至零时,徐徐打开排气阀排尽余气,打开盖子,取出培养基。

3. 灭菌效果检定 将上述经灭菌的培养基置于37℃恒温培养箱中培养24小时后,观察结果。

【实训结果】

若肉膏汤澄清透明,则表示已达到灭菌效果;若肉膏汤内出现浑浊、沉淀、悬浮物等细菌生长现象,则说明灭菌不彻底。

【实训思考】

1. 高压蒸汽灭菌法的原理是什么?

2. 含血清的培养基能否用高压蒸汽灭菌法?为什么?

二、紫外线杀菌法

【实训目的】

通过实训,加深理解紫外线杀菌原理,明确其适用范围和杀菌效果。

【实训材料】

1. 培养基 普通琼脂平板。

2. 菌种 大肠埃希菌菌液、金黄色葡萄球菌菌液。

3. 其他　紫外灯、无菌棉签、恒温培养箱等。

【实训方法】

1. 接种　分别用无菌棉签蘸取大肠埃希菌和金黄色葡萄球菌菌液,密集涂抹接种于普通琼脂平板表面。

2. 紫外线照射　将已接种的平板置于紫外灯管下 30~50cm 处,将平皿盖揭开一半;打开紫外灯照射 30 分钟。

3. 培养　照射完毕,盖上皿盖,置于 37℃恒温培养箱中培养 24 小时,观察结果。

【实训结果】

未受紫外线照射的区域(即平皿盖遮盖住的区域)有菌苔生长;受紫外线照射的区域(即暴露于紫外灯下的区域)无菌生长或仅有少量菌落。

【实训思考】

1. 紫外线有何作用特点?

2. 紫外线可以用于培养基灭菌吗?为什么?

三、消毒剂杀菌法

【实训目的】

通过实训,加深理解消毒剂的杀菌原理和影响杀菌效果因素,了解不同消毒剂杀菌效果的差异。

【实训材料】

1. 培养基　普通琼脂平板。

2. 菌种　大肠埃希菌菌液、金黄色葡萄球菌菌液。

3. 其他　化学消毒剂(5% 苯酚、2% 碘酒、75% 酒精、0.1% 升汞等)、直径 0.6cm 无菌圆形滤纸片、金属镊子、无菌棉签等。

【实训方法】

1. 接种　分别用无菌棉签蘸取大肠埃希菌和金黄色葡萄球菌菌液,密集涂抹接种于普通琼脂平板表面。

2. 贴消毒剂纸片　金属镊子烧灼灭菌后,夹取浸有上述消毒剂的纸片,逐一贴于平板表面,各纸片之间的距离约为 2.5cm。

3. 培养　将上述平板置 37℃培养 18~24 小时后观察结果。

【实训结果】

取出平板,观察纸片周围细菌生长现象。若消毒剂有杀菌作用,则在纸片周围形成抑菌圈,抑菌圈的直径与消毒剂杀菌作用成正相关。分别测出抑菌圈直径,并比较各种消毒剂的杀菌效果。

【实训思考】

1. 若消毒剂有杀菌作用,为什么在纸片周围可形成抑菌圈?

2. 试比较不同消毒剂杀菌作用的强弱差异。

四、药敏试验

【实训目的】

通过实训,学会药敏试验 K-B 法的操作、结果观察与报告,并进一步理解药敏试验的应用。

【实训材料】

1. 培养基与试剂　水解酪蛋白(Mueller- Hinton M- H)琼脂平板、无菌生理盐水。

2. 菌种　大肠埃希菌、金黄色葡萄球菌。

3. 其他　抗菌药敏纸片、0.5 麦氏标准比浊管、无菌棉签、金属镊子、游标卡尺等。

【实训方法】

1. 准备试验菌液　从平板上挑取 4~5 个性状相同的菌落置于无菌生理盐水管中，充分乳化混匀成菌悬液，与标准管对比，使浓度校正为 0.5 麦氏标准。

2. 接种　应用 K- B 接种法，即：用无菌棉签蘸取已制备的菌液，在 M- H 平板表面均匀、密集涂抹 3 次，每涂抹 1 次，平板应转动 60°，最后将棉拭子绕平板边缘涂抹一周，盖上平皿盖，放室温干燥数分钟。

3. 贴抗菌药物纸片　镊子烧灼灭菌后，夹取待试验的抗菌药物纸片，贴于已接种过试验菌的平板培养基表面。注意纸片贴后不应再移动，纸片间距不小于 24mm，纸片中心距平板边缘不小于 15mm。

4. 培养　将平板置于 37℃培养 18~24 小时观察结果。

【实训结果】

观察平板上纸片周围有无抑菌圈，抑菌圈的边缘以肉眼见不到明显的细菌生长现象为限。从平板背面用游标卡尺或毫米尺量取抑菌圈直径，参照药敏试验结果解释标准表判读结果，按敏感(S)、中介(I)、耐药(R)三级结果加以报告。

【实训思考】

1. 归纳影响药敏试验 K- B 法的因素。

2. 药敏试验 K- B 法为什么不宜采取用于细菌分离的平板连续划线法？

(段巧玲)

实训七 变态反应

一、动物血清过敏试验

【实训目的】

通过实训,加深理解超敏反应的概念和Ⅰ型超敏反应发生机制、临床表现。

【实训材料】

1. 动物　豚鼠。

2. 材料　正常马血清、卵蛋白或鸡蛋清、生理盐水。

3. 器材　无菌注射器、针头、解剖用具。

【实训方法】

1. 选用健康雄性豚鼠,体重250~350g,每组3只豚鼠,以甲、乙、丙编号。

2. 其中甲、乙两只经腹腔或皮下注射1∶10马血清0.1ml。丙注射0.1ml生理盐水作为对照。

3. 经14~21日,甲豚鼠心脏注射鸡蛋清1~2ml,乙、丙两只豚鼠经心脏注入马血清1~2ml。

【实训结果】

1. 注射后密切观察动物状态,注射抗原后数分钟,发生超敏反应的动物会出现不安、搔鼻、咳嗽、耸毛、痉挛、大小便失禁、呼吸困难、站立不稳,最后窒息而死于过敏性休克。

2. 将死亡豚鼠解剖,可见肺气肿。

3. 甲、丙豚鼠均不出现过敏症状。

【实训思考】

1. 乙豚鼠发生何种型别超敏反应,其死亡的机制?

2. 甲豚鼠首次也皮下注射1∶10马血清0.1ml,为什么未发生超敏反应?

3. 丙豚鼠经心脏注入马血清1~2ml后,有何反应?为什么?

二、常见过敏原检测

【实训目的】

通过实训了解常用过敏原检测方法。

【实训材料】

1. 过敏原　过敏原点刺原液、生理盐水、组织胺。

2. 器材　75%酒精、棉棒、点刺针或无菌注射器针头、直尺等。

3. 急救药品　肾上腺素。

【实训方法】

1. 实训课前一周通知学生停用抗组胺药物。

2. 禁止出现过高敏反应如过敏性休克、喉头水肿的同学受试。

3. 把同学分成 2 人一组,互相操作。

4. 将前臂内侧用 75% 酒精消毒,再用生理盐水擦净,待干。

5. 按一直排滴上点刺液和对照液,用点刺针垂直点刺(只破表皮层,最好不要进入皮下)

【实训结果】

实验 15~30 分钟观察结果,结果判定:

"−"阴性:与生理盐水或阴性对照同。

"±"可疑:点刺部位略高于皮肤,无明显红晕。

"+"阳性:点刺部位略高于皮肤,周围有轻度红晕。

"++"中度阳性:皮肤隆起直径大于 0.3cm,有较大面积红晕。

"+++"强阳性:红晕极明显,并出现伪足。

"++++"极强阳性:2 个以上伪足,红肿极明显,伴有痒感或出现发病。

【实训思考】

1. 如果组织胺出现了"−"结果,说明什么?

2. 如果点刺结果都为"+"或更强,说明什么?

3. 什么人不适合用点刺等皮肤试验检查过敏原?

4. 为什么要准备急救药品?

三、斑贴试验

【实训目的】

通过实训理解Ⅳ型超敏反应发生机制、掌握诊断的方法。

【实训材料】

斑贴试剂、用具:硫酸镍、白凡士林、天平、烧杯、染发剂、化妆品等。

【实训方法】

1. 制作斑贴试剂 将硫酸镍按 5% 的比例与白凡士林充分混匀备用。化妆品、染发剂等日用品可直接作为变应原使用。

2. 将制备好的斑贴试剂或染发剂(也可以是化妆品、药膏等)涂于耳后。

注:有条件可以采用斑试器封包,贴敷于受试者背部。

3. 试验期间避免大量出汗,不能清洗实验部位,如出现局部剧烈瘙痒或红肿、水疱立即擦去。

4. 48 小时后擦去斑贴试剂。

5. 72 小时观察局部反应得出检查结果。

【实训结果】

72 小时观察、判断结果:

"−"阴性:皮肤无任何反应。

"±"可疑:仅有轻度红斑。

"+"弱阳性:红斑、浸润,少量丘疹。

"＋＋"强阳性:红斑、浸润、丘疹伴小水疱。

"＋＋＋"极强阳性:出现大水疱。

【实训思考】

1. 为什么斑贴试验在 48~72 小时观察结果?

2. 查阅相关资料确定染发剂致接触性皮炎的主要成分?

（黄建林）

实训八　常见寄生虫标本认知

一、蠕虫标本认知

【实训目的】

通过实训,进一步认知常见蠕虫的成虫、幼虫、虫卵、节片、中间宿主、传播媒介及寄生宿主病理组织等特征。

【实训材料】

1. 肉眼观察标本

(1)成虫浸制标本:蛔虫、钩虫、蛲虫、肝吸虫、血吸虫、肺吸虫、姜片虫、链状带绦虫、肥胖带绦虫。

(2)幼虫及节片浸制标本:绦虫的囊尾蚴、棘球蚴、孕节。

(3)中间宿主标本:豆螺、沼螺、涵螺、钉螺、川卷螺、扁卷螺、淡水鱼、虾、淡水蟹、蝲蛄、菱角、荸荠、茭白等。

(4)寄生宿主病理组织浸制标本:蛔虫性肠梗阻浸制标本、钩虫咬附于肠壁的浸制标本、肝吸虫寄生于肝胆管的浸制标本、血吸虫寄生于肠系膜静脉的浸制标本、肺吸虫寄生于肺部的浸制标本、猪囊尾蚴寄生于猪肉或脑组织的浸制标本。

2. 镜下观察标本

(1)成虫染色玻片标本:钩虫、蛲虫、肝吸虫、血吸虫、肺吸虫、姜片虫、细粒棘球绦虫。

(2)虫卵玻片标本:蛔虫卵、钩虫卵、蛲虫卵。肝吸虫卵、血吸虫卵、肺吸虫卵、姜片虫卵、带绦虫卵。

(3)幼虫及节片染色玻片标本:绦虫的囊尾蚴、棘球蚴砂、头节、孕节。

3. 器材　光学显微镜。

【实训内容】

(一) 肉眼观察标本(示教)

1. 成虫浸制标本　肉眼观察:①蛔虫、钩虫、蛲虫、肝吸虫、血吸虫、肺吸虫、姜片虫、链状带绦虫、肥胖带绦虫等成虫瓶装浸制标本;②蛔虫成虫内部解剖结构瓶装浸制标本。认知成虫的形状、大小、结构等特征及蛔虫成虫消化系统和生殖系统的管状结构。

2. 幼虫及节片浸制标本　肉眼观察绦虫的囊尾蚴、棘球蚴、孕节等瓶装浸制标本。认知囊尾蚴、棘球蚴及孕节的形状、大小、结构等特征。

3. 中间宿主标本　肉眼观察:①豆螺、沼螺、涵螺、钉螺、川卷螺、扁卷螺等干制标本;②淡水鱼、虾、淡水蟹、蝲蛄、菱角、荸荠、茭白等瓶装浸制标本。认知中间宿主及传播媒介的名称。

4. 寄生宿主病理组织浸制标本　肉眼观察：①蛔虫性肠梗阻浸制标本；②钩虫咬附于肠壁的浸制标本；③肝吸虫寄生于肝胆管的浸制标本；④血吸虫寄生于肠系膜的浸制标本；⑤肺吸虫寄生于肺部的浸制标本；⑥猪囊尾蚴寄生于猪肉或脑组织的浸制标本。认知成虫或幼虫寄生于宿主腔道或组织内的病理特征。

（二）镜下观察标本（示教）

1. 成虫染色玻片标本　低倍镜下观察钩虫、蛲虫、肝吸虫、血吸虫、肺吸虫、姜片虫、细粒棘球绦虫等成虫染色玻片标本。认知成虫的形状、结构等特征。

2. 虫卵玻片标本　高倍镜下观察受精蛔虫卵、未受精蛔虫卵、钩虫卵、蛲虫卵、肝吸虫卵、血吸虫卵、肺吸虫卵、姜片虫卵、带绦虫卵等玻片标本。认知虫卵的形状、颜色、大小、主要结构、内容物等特征。

3. 幼虫及节片染色玻片标本　低倍镜下观察绦虫的囊尾蚴、棘球蚴砂、头节、孕节等染色玻片标本。认知囊尾蚴、棘球蚴及孕节的形状、结构等特征。

【实训结果】

1. 线虫成虫观察结果

结果	蛔虫	钩虫	蛲虫
形状			
大小（cm）			
雌虫尾部			
雄虫尾部			
特征性结构			

2. 吸虫成虫及中间宿主观察结果

结果	肝吸虫	血吸虫	肺吸虫	姜片虫
形状				
大小（cm）				
口、腹吸盘大小				
肠管				
睾丸位置、形状				
中间宿主				

3. 绦虫成虫、幼虫观察结果

结果	链状带绦虫	肥胖带绦虫	细粒棘球绦虫
成虫			
形状			
大小（m）			

结果	链状带绦虫	肥胖带绦虫	细粒棘球绦虫
头节			
孕节分支			
幼虫(囊尾蚴)			
形状			
大小(cm)			

4. 蠕虫卵观察结果

虫卵	形状	颜色	大小	主要结构	内容物
受精蛔虫卵					
未受精蛔虫卵					
钩虫卵					
蛲虫卵					
肝吸虫卵					
血吸虫卵					
肺吸虫卵					
姜片虫卵					
带绦虫卵					

注:虫卵大小以受精蛔虫卵为参照物

【实训思考】

1. 线虫、吸虫、绦虫的成虫各有何共同形态结构特征?

2. 各蠕虫卵最具有诊断意义的结构特征是什么?

3. 绘制蠕虫卵形态结构图。

二、原虫标本认知

【实训目的】

通过实训,进一步认知常见原虫各期形态及寄生宿主病理组织等特征。

【实训材料】

1. 染色玻片标本 间日疟原虫(薄血膜)、恶性疟原虫(薄血膜)、溶组织内阿米巴滋养体(铁苏木素染色)、溶组织内阿米巴包囊(铁苏木素或碘液染色)、弓形虫滋养体(吉氏或瑞氏染色)、贾第虫滋养体(铁苏木素染色)、贾第虫包囊(铁苏木素或碘液染色)、隐孢子虫卵囊(金胺-酚-改良抗酸染色)。

2. 寄生宿主病理组织浸制标本 溶组织内阿米巴(肝、肺、脑脓肿及肠壁溃疡)。

3. 按蚊玻片标本、针插标本 按蚊(中华按蚊、微小按蚊、大劣按蚊、嗜人按蚊)。

4. 器材 光学显微镜、放大镜、香柏油、擦镜纸、二甲苯(或30%乙醇的乙醚溶液)、竹签。

【实训内容】

（一）肉眼观察标本（示教）

1. **寄生宿主病理组织浸制标本** 肉眼观察溶组织内阿米巴肝（肺、脑）脓肿及肠壁溃疡的浸制标本。认知溶组织内阿米巴寄生于宿主肠道或组织内的病理特征。

2. **按蚊针插标本** 放大镜观察按蚊针插标本。了解按蚊的主要形态结构特征。

（二）镜下观察标本（示教）

1. **间日疟原虫染色玻片标本** 油镜下观察间日疟原虫薄血膜染色玻片标本。认知间日疟原虫滋养体、裂殖体、配子体的胞质、胞核、疟色素的颜色和形态特征及所寄生红细胞的变化。

2. **恶性疟原虫染色玻片标本** 油镜下观察恶性疟原虫薄血膜染色玻片标本。认知恶性疟原虫滋养体、配子体的胞质、胞核、疟色素的颜色和形态特征，特别注意环状体的大小、核的数目、多个寄生等特点。

3. **溶组织内阿米巴滋养体染色玻片标本** 油镜下观察溶组织内阿米巴滋养体铁苏木素染色玻片标本。认知溶组织内阿米巴滋养体的形状、大小、内外质分界及性状、吞噬物、胞核性质等特征。

4. **溶组织内阿米巴包囊染色玻片标本** 油镜下观察溶组织内阿米巴包囊铁苏木素（或碘液）染色玻片标本。认知溶组织内阿米巴包囊的形状、颜色、大小、胞核数目、拟染色体和糖原泡的着色等特征。

5. **弓形虫染色玻片标本** 油镜下观察弓形虫滋养体吉氏（或瑞氏）染色玻片标本。认知弓形虫滋养体的形状、大小、胞质颜色、胞核颜色及位置等特征。

6. **贾第虫滋养体染色玻片标本** 油镜下观察贾第虫滋养体铁苏木素染色玻片标本。认知贾第虫滋养体的形状、大小、吸盘位置、胞核数目及性质、轴柱、鞭毛数目等特征。

7. **贾第虫包囊染色玻片标本** 油镜下观察贾第虫包囊铁苏木素（或碘液）染色玻片标本。认知贾第虫包囊的形状、大小、囊壁、胞核数目及性质、鞭毛和轴柱的早期结构等特征。

8. **隐孢子虫卵囊染色玻片标本** 油镜下观察隐孢子虫卵囊金胺-酚-改良抗酸染色玻片标本。认知隐孢子虫卵囊的形状、颜色、大小、子孢子数目、残留体性状等特征，比较卵囊与视野背景和非特异颗粒颜色的不同。

【实训结果】

1. 间日疟原虫、恶性疟原虫外周血薄血膜染色观察结果

形态	间日疟原虫	恶性疟原虫
早期滋养体		
晚期滋养体		
未成熟裂殖体		
成熟裂殖体		
雌配子体		
雄配子体		

2. 溶组织内阿米巴、弓形虫、贾第虫、隐孢子虫观察结果

虫种	形状	胞质	胞核	其他结构
溶组织内阿米巴滋养体				
溶组织内阿米巴包囊				
弓形虫滋养体				
贾第虫滋养体				
贾第虫包囊				
隐孢子虫卵囊				

【实训思考】

1. 镜下观察原虫标本时应注意原虫的哪些形态变化？
2. 绘制原虫滋养体、包囊、裂殖体、卵囊等形态结构图。

三、常见节肢动物标本认知

【实训目的】

通过实训,初步认知常见螨虫及主要仓储害虫的特征。

【实训材料】

1. 成虫玻片标本　疥螨、毛囊蠕形螨、皮脂腺蠕形螨、屋尘螨、粉尘螨、干酪螨、咖啡豆象、米象、黑皮蠹、大谷盗、药谷盗、锯谷盗。

2. 器材　光学显微镜。

【实训内容】

镜下观察标本(示教)

成虫玻片标本　低倍镜下观察疥螨、毛囊蠕形螨、皮脂腺蠕形螨、尘螨、干酪螨、咖啡豆象、米象、黑皮蠹、大谷盗、药谷盗、锯谷盗等玻片标本。认知常见螨虫及主要仓储害虫的形状、颜色、大小、结构等特征。

【实训结果】

常见螨虫观察结果

虫种	形状	颜色	大小	结构
疥螨				
毛囊蠕形螨				
皮脂腺蠕形螨				
尘螨				

【实训思考】

疥螨、蠕形螨、尘螨可引起哪些疾病？

（尹燕双）

实训九 螨虫的检查

蠕形螨的检查

【实训目的】

通过实训,能学会用透明胶纸法和挤压涂片法检查蠕形螨。

【实训材料】

1. 透明胶纸法 透明胶纸(宽 1.5～2cm,长 5～6cm)、洁净载玻片、光学显微镜。

2. 挤压涂片法 消毒棉签、无菌刀片、痤疮压迫器或无菌弯镊子、载玻片、液状石蜡或甘油、光学显微镜。

【实训方法】

1. 透明胶纸法

(1)睡前清洗面部,以免皮屑等杂质过多,影响检出效果。

(2)将透明胶纸贴于额、鼻翼两侧、颧及颌面部等毛囊、皮脂腺丰富的部位,压平。防止透明胶纸于夜间脱落,造成取材失败。

(3)次日清晨揭下透明胶纸,贴于载玻片上。

(4)镜检。以上下或横向移动方式在低倍镜下检查全部胶纸范围,不能漏检任何一个视野。如果胶纸下有较多气泡,可揭开胶纸加一滴生理盐水或二甲苯,覆盖胶纸后镜检。若想观察颚体或足的活动情况,可换用高倍镜。

2. 挤压涂片法

(1)用消毒棉签消毒取材部位的皮肤,如鼻翼两侧或鼻尖等毛囊、皮脂腺丰富的部位。

(2)用痤疮压迫器或无菌弯镊子刮取,也可用手指挤压受检部位皮肤,将挤出物用无菌刀片轻轻刮下,涂于载玻片上,加 1 滴液状石蜡或甘油。

(3)镜检。低倍镜下检获虫体,必要时可换用高倍镜观察。

【实训结果】

1. 低倍镜观察 虫体乳白色,半透明,呈蠕虫状,体长约 0.1～0.4mm;颚体宽短呈梯形;足体腹面有粗短的足 4 对,末体细长,表皮具有环形皮纹。毛囊蠕形螨较长,末端钝圆;皮脂腺蠕形螨粗短,末端锥形。

2. 高倍镜观察 若取材时间不超过 12 小时,多数情况下可见颚体或足的活动情况。

【实训思考】

1. 根据透明胶纸法和挤压涂片法的操作过程,分析两者的优缺点,思考哪一种检查方法更适用于诊断临床病例？而哪一种更适用于普查和流行病学调查？

2. 分别统计男生和女生的感染率;每一宿舍的感染率。根据感染率分析蠕形螨的流行因素,查找个人不良卫生习惯。

（汪晓静）

参 考 文 献

1. 甘晓玲,黄建林.病原生物学和免疫学.北京:人民卫生出版社,2009
2. 何维,高晓明,曹雪涛,等.医学免疫学.北京:人民卫生出版社,2005
3. 肖纯凌,赵富玺.病原生物学与免疫学.第 6 版.北京:人民卫生出版社,2009
4. 黄建林,桂芳.医学免疫学与微生物学.北京大学医学出版社,2010
5. 曹元应,陈育民.病原生物与免疫学.南京:江苏科技出版社,2012
6. 乔秉善.变态反应学实验技术.第 2 版.北京:中国协和医科大学出版社,2002
7. 叶世泰.变态反应学.北京:科学出版社,1998
8. 李林峰.接触性皮炎与皮肤变态反应.第 2 版.北京:北京大学医学出版社,2003
9. 李凡,刘晶星.医学微生物学.第 7 版.北京:人民卫生出版社,2008
10. 刘荣臻.病原生物与免疫学.第 2 版.北京:人民卫生出版社,2006
11. 许正敏,杨朝晖.病原生物与免疫学.北京:人民卫生出版社,2010
12. 杨朝晖,陈晓宁.病原生物与免疫学.北京:中国科学技术出版社,2010
13. 贾文祥.医学微生物学.北京:人民卫生出版社,2005
14. 朱万孚,庄辉.医学微生物学.北京:北京大学医学出版社,2007
15. 谷鸿喜,陈锦英.医学微生物学.第 2 版.北京:北京大学医学出版社,2009

目标检测参考答案

第一章　微生物与微生物学

一、选择题

（一）单项选择题

1. E　　2. A　　3. B　　4. A　　5. A

（二）多项选择题

1. BC　　　　2. ABE　　　　3. ABCDE　　4. ABCDE　　5. ABDE

二、简答题（略）

第二章　细菌的结构与生理

一、选择题

（一）单项选择题

1. A　　2. C　　3. C　　4. D　　5. B　　6. D　　7. B　　8. B　　9. B　　10. D

11. B　　12. B　　13. B　　14. C　　15. D

（二）多项选择题

1. ABCE　　　2. CDE　　　　3. BCD　　　　4. ABDE

二、简答题（略）

第三章　真菌的结构与生理

一、选择题

（一）单项选择题

1. B　　2. B　　3. D　　4. A　　5. C

（二）多项选择题

1. BDE　　　　2. ABCE

二、简答题（略）

第四章　病毒的结构与生理

一、选择题

（一）单项选择题

1. D　　2. A　　3. D　　4. D　　5. C　　6. D　　7. C　　8. B　　9. A　　10. E

（二）多项选择题

1. ABC　　　2. ABCE　　　3. ABC　　　4. ABCD　　5. ABCD

二、简答题(略)

第五章　常见微生物

一、选择题

(一)单项选择题

1. E　　2. C　　3. D　　4. D　　5. A　　6. E　　7. B　　8. C　　9. D　　10. A

11. C　　12. E　　13. C　　14. D　　15. B　　16. D　　17. B　　18. A　　19. C　　20. D

21. C　　22. B　　23. B　　24. B　　25. B　　26. A　　27. C　　28. D　　29. D

(二)多项选择题

1. ABCDE　　2. ACE　　　3. ABCE　　4. ABDE　　5. BDE　　6. ACDE

7. BCDE

二、简答题(略)

第六章　药物的微生物污染及控制

一、选择题

(一)单项选择题

1. B　　2. E　　3. D　　4. C　　5. A　　6. B　　7. B　　8. C

(二)多项选择题

1. ABE　　　2. ABCDE　　3. ABCDE　　4. ABC　　　5. ABCD　　6. ABCE

7. ABCE

二、简答题(略)

第七章　药物制剂的微生物检查

一、选择题

(一)单项选择题

1. A　　2. C　　3. A　　4. A　　5. E　　6. B　　7. B　　8. B

(二)多项选择题

1. ABC　　　2. ABCDE　　3. ABCDE

二、简答题(略)

第八章　免疫学概述

一、选择题

1. C　　2. A　　3. C　　4. B　　5. C　　6. D　　7. E　　8. B　　9. D　　10. D

二、简答题(略)

第九章　抗　　原

一、选择题

(一)单项选择题

1. B　　2. D　　3. C　　4. D　　5. D　　6. E　　7. D　　8. B　　9. C　　10. E

(二)多项选择题

1. ABCE　　　2. AB　　　　3. ABDE

二、简答题(略)

第十章　免 疫 系 统

一、单项选择题

1. E　2. D　3. B　4. A　5. D　6. D　7. A　8. B　9. E　10. B
11. B　12. D

二、简答题(略)

第十一章　免 疫 应 答

一、选择题

(一)单项选择题

1. D　2. C　3. E　4. E　5. D　6. B　7. D　8. B　9. E　10. A
11. C　12. B　13. C　14. E　15. D　16. E　17. C　18. E　19. D　20. E

(二)多项选择题

1. CD　　2. ABD　　3. ABCDE　　4. AE　　5. BC　　6. BCD
7. ACD　　8. ABC　　9. BDE　　10. ABCD

二、简答题(略)

三、病例分析(略)

第十二章　免疫学应用

一、选择题

(一)单项选择题

1. D　2. B　3. B　4. A　5. C　6. C　7. E　8. A　9. A

(二)多项选择题

1. ABC　　2. ADE　　3. ABCDE

二、简答题(略)

第十三章　人体寄生虫学概述

一、选择题

(一)单项选择题

1. B　2. B　3. E　4. C　5. D

(二)多项选择题

1. BDE　　2. ABCDE　　3. ABCDE　　4. ABCE　　5. ABCDE

二、简答题(略)

第十四章　医 学 蠕 虫

一、选择题

(一)单项选择题

1. E　2. C　3. B　4. D　5. A　6. B　7. C　8. E　9. B　10. A

11. E　　12. D　　13. D　　14. B　　15. C

（二）多项选择题

1. ABE　　　2. ACE　　　3. BC　　　4. ABCD　　　5. ABCE

二、简答题（略）

第十五章　医学原虫

一、选择题

（一）单项选择题

1. E　　2. C　　3. D　　4. E　　5. C　　6. A　　7. D　　8. B　　9. C　　10. D

11. A　　12. E　　13. A　　14. B　　15. E

（二）多项选择题

1. BC　　　2. ABDE　　　3. BCDE　　　4. CDE　　　5. BDE

二、简答题（略）

第十六章　节肢动物

一、选择题

（一）单项选择题

1. B　　2. B　　3. D　　4. C　　5. B

（二）多项选择题

1. BD　　　2. BC　　　3. BD　　　4. BCD　　　5. ABD

二、简答题（略）

病原生物与免疫学教学大纲

（供药学、药品经营与管理、药物制剂技术、化学制药技术、
中药制药技术专业用）

一、课程任务

病原生物与免疫学是高职高专药学、药品经营与管理、药物制剂技术、化学制药技术、中药制药技术等专业的重要专业基础课程。本课程主要内容包括病原生物的特点、种类、生理、代谢、分布与控制，免疫、抗原、抗体、免疫应答的概念，变态反应的概念、过程及临床表现，重点介绍与药学有关的常见病原生物的生物学特性、致病性、免疫性以及病原生物学和免疫学在药学中的应用。本课程的任务是使学生掌握本专业所需要的病原生物学和免疫学基本知识、基本操作技能，熟悉微生物学和免疫学知识在药学中的实际应用，使学生具备无菌操作、微生物培养、控制、检测的能力，为药理学、医院药学、合理用药、药品检验和质量管理等药学专业知识的学习和增强适应职业变化的能力奠定基础。

二、课程目标

（一）知识目标

1. 掌握微生物、寄生虫概念、分类；掌握微生物的分布与控制；掌握抗生素的概念、来源、种类、微生物耐药性及监测方法；掌握药品卫生微生物检验项目、方法与评价；掌握免疫、抗原、抗体、超敏反应、生物制品的概念和实际应用。

2. 熟悉常见细菌、病毒、真菌、寄生虫的主要特性、致病性、免疫性和防治中的药品选择原则；熟悉免疫系统的构成和作用、免疫应答概念、类别、作用、药源性过敏反应类型、防治原则；熟悉药品污染的来源、途径、危害及防治措施。

3. 了解微生物的生理和代谢；了解其他微生物的生物学特性、致病性、免疫性及特异预防法；了解仓储有害病原生物的危害及预防方法。

（二）技能目标

1. 熟练掌握无菌操作技术、细菌分离培养、鉴定技术、微生物消毒灭菌、药品微生物学检验技术等，通过实训，使学生具备微生物学和免疫学基本操作技能，具有一定的微生物制剂生产的能力，以及预防医院内感染和药品管理中的微生物控制技能。

2. 学会显微镜使用方法及常见病原生物的形态、生长观察技术、微生物对药物敏感性的检测技术等，使学生能正确认识常见微生物，初步具备抗生素应用筛选、为临床提供合理用药信息的能力，为药物的质量管理、药物的选用、药物储存保养等专业课打下基础。

（三）职业素质和态度目标

1. 养成无菌操作的良好习惯,树立生物安全意识和环境保护意识。

2. 培养学生科学、严谨、踏实、协作的工作作风,具备良好的职业道德和行为规范。

3. 具有不断进取和创新意识。

三、教学时间分配

教学内容	学时数		
	理论	实践	合计
第一篇　微生物学概论		6	6
第一章　微生物与微生物学	0.5		0.5
第二章　细菌的结构与生理	4		4
第三章　真菌的结构与生理	1.5		1.5
第四章　病毒的结构与生理	2		2
第二篇　微生物与药学		2	2
第五章　常见微生物	10		10
第六章　药物的微生物污染及控制	2		2
第七章　药物制剂的微生物检查	2		2
第三篇　免疫学		2	2
第八章　免疫学概述	1		1
第九章　抗原	2		2
第十章　免疫系统	5		5
第十一章　免疫应答	4		4
第十二章　免疫学应用	2		2
第四篇　寄生虫学		4	4
第十三章　人体寄生虫学概述	2		2
第十四章　医学蠕虫	4		4
第十五章　医学原虫	2		2
第十六章　节肢动物	2		2
合计	46	14	60

四、教学内容与要求

单元	教学内容	教学要求	教学活动参考	参考学时	
				理论	实践
第一篇　微生物学概论 第一章　微生物与微生物学	第一节　微生物 1. 微生物概念 2. 微生物分类 3. 微生物的作用 第二节　微生物学 1. 微生物学的定义 2. 微生物学的发展及在药学中的应用	掌握 熟悉	理论讲授多媒体演示、讨论	0.5	

续表

单元	教学内容	教学要求	教学活动参考	参考学时	
				理论	实践
第二章 细菌的结构与生理	第一节 细菌的形态与结构	掌握	理论讲授多媒体演示、讨论	2	
	1. 细菌的大小、形态				
	2. 细菌的结构				
	第二节 细菌的生理与代谢	熟悉		1	
	1. 细菌的理化性状				
	2. 细菌的生长繁殖				
	3. 细菌的新陈代谢				
	4. 细菌的人工培养				
	第三节 细菌的遗传与变异	了解		0.5	
	1. 常见的变异现象				
	2. 细菌变异的实际意义				
	第四节 细菌的形态检查法	掌握		0.5	
	1. 细菌不染色标本检查				
	2. 细菌染色标本检查				
第三章 真菌的结构与生理	第一节 真菌的形态与结构	掌握	理论讲授多媒体演示、讨论	1	
	1. 单细胞真菌				
	2. 多细胞真菌				
	第二节 真菌的繁殖与培养	熟悉		0.5	
	1. 真菌的繁殖				
	2. 真菌的培养				
第四章 病毒的结构与生理	第一节 病毒的形态与结构	熟悉	理论讲授多媒体演示、讨论	0.5	
	1. 病毒的大小、形态				
	2. 病毒的结构				
	第二节 病毒的复制	掌握		1	
	1. 病毒的复制过程				
	2. 病毒的干扰现象				
	第三节 病毒的遗传与变异	了解		0.5	
第二篇 微生物与药学 第五章 常见微生物	第一节 微生物的致病性与抗微生物药物	熟悉	理论讲授多媒体演示、讨论	2	
	1. 细菌的致病性				
	2. 病毒的致病性				
	3. 真菌的致病性				
	4. 抗微生物药物				
	第二节 常见病原性细菌	掌握		4	
	1. 金黄色葡萄球菌				

单元	教学内容	教学要求	教学活动参考	参考学时	
				理论	实践
	2. 链球菌				
	3. 肺炎链球菌				
	4. 脑膜炎奈瑟菌				
	5. 淋病奈瑟菌				
	6. 铜绿假单胞菌				
	7. 大肠埃希菌				
	8. 沙门菌属				
	9. 志贺菌属				
	10. 破伤风梭菌				
	11. 结核分枝杆菌				
	12. 其他常见病原性细菌				
	第三节　常见真菌	熟悉		2	
	1. 浅部感染真菌				
	2. 深部感染真菌				
	第四节　常见病毒	熟悉		2	
	1. 流行性感冒病毒				
	2. 肝炎病毒				
	3. 人类免疫缺陷病毒				
	4. 其他病毒				
	第五节　其他微生物	了解			
	1. 支原体				
	2. 衣原体				
	3. 螺旋体				
	4. 立克次体				
	5. 放线菌				
第六章　药物的微生物污染及控制	第一节　药物中微生物污染	熟悉	理论讲授多媒体演示、讨论	1	
	1. 微生物的分布				
	2. 药物中微生物污染的来源				
	3. 微生物污染对药物的影响				
	4. 防止微生物污染药物的措施				
	第二节　微生物控制	掌握		1	
	1. 基本概念及意义				
	2. 物理学控制法				
	3. 化学控制法				

续表

单元	教学内容	教学要求	教学活动参考	参考学时	
				理论	实践
第七章 药物制剂的微生物检查	第一节 药物制剂的无菌检查	掌握	理论讲授 多媒体演示、讨论	1	
	1. 无菌制剂				
	2. 无菌制剂的微生物学检查				
	3. 热原检查				
	第二节 药物制剂的微生物限度检查	掌握		1	
	1. 微生物限度检查的基本原则				
	2. 微生物限度检查法				
	第三节 药物体外抗菌试验	了解			
	1. 药物体外抑菌试验				
	2. 药物体外杀菌试验				
	3. 联合抗菌试验				
第三篇 免疫学 第八章 免疫学概述	第一节 免疫	掌握	理论讲授 多媒体演示、讨论	0.5	
	1. 免疫的概念				
	2. 免疫的功能				
	3. 免疫的类型				
	第二节 免疫学	了解		0.5	
	1. 免疫学概念				
	2. 免疫学在药学中的应用与展望				
第九章 抗原	第一节 抗原的概念与分类	熟悉	理论讲授 多媒体演示，讨论	1	
	1. 抗原的概念和特性				
	2. 抗原的分类				
	第二节 医学上重要的抗原物质	熟悉		1	
	1. 病原生物				
	2. 细菌的外毒素和类毒素				
	3. 动物免疫血清				
	4. 同种异型抗原				
	5. 异嗜性抗原				
	6. 其他抗原				
	第三节 佐剂	了解	选学		
	1. 佐剂的概念和分类				
	2. 佐剂在药学中的应用				

单元	教学内容	教学要求	教学活动参考	参考学时	
				理论	实践
第十章 免疫系统	第一节 免疫器官 1. 中枢免疫器官 2. 周围免疫器官	了解	理论讲授 多媒体 演示、 讨论	1	
	第二节 免疫细胞 1. 淋巴细胞 2. 单核-巨噬细胞 3. 其他免疫细胞	了解		1	
	第三节 免疫效应分子 1. 免疫球蛋白与抗体 2. 补体系统 3. 细胞因子	熟悉		3	
第十一章 免疫应答	第一节 固有免疫应答 1. 生理屏障 2. 细胞防护 3. 固有免疫效应分子及其主要作用	了解	理论讲授 多媒体演示、讨论	1	
	第二节 适应性免疫应答 1. 概述 2. B细胞介导的体液免疫应答 3. T细胞介导的细胞免疫应答	熟悉		1	
	第三节 免疫耐受与免疫调节 1. 免疫耐受 2. 免疫调节	了解			
	第四节 超敏反应 1. Ⅰ型超敏反应 2. Ⅱ型超敏反应 3. Ⅲ型超敏反应 4. Ⅳ型超敏反应	熟悉		2	
第十二章 免疫学应用	第一节 免疫学防治 1. 免疫预防 2. 免疫治疗	了解	理论讲授 多媒体演示、讨论	2	
	第二节 免疫学检测 1. 抗原抗体的检测 2. 免疫细胞功能的检测	了解			

续表

单元	教学内容	教学要求	教学活动参考	参考学时	
				理论	实践
第四篇 寄生虫学 第十三章 人体寄生虫学概述	第一节 寄生虫与宿主 1. 寄生虫及其种类 2. 宿主及其种类 3. 寄生虫的感染阶段	掌握	理论讲授 多媒体演示、讨论	2	
	第二节 寄生虫与人体的关系 1. 寄生虫对人体的损害 2. 人体抗寄生虫感染的免疫	了解			
	第三节 寄生虫的传播与流行 1. 寄生虫病的流行环节 2. 寄生虫病流行特点 3. 寄生虫病防治原则	了解			
	第四节 寄生虫感染的实验室检查 1. 病原生物学检查 2. 免疫学检查	了解			
第十四章 医学蠕虫	第一节 线虫 1. 似蚓蛔线虫 2. 十二指肠钩口线虫和美洲板口线虫 3. 蠕形住肠线虫	掌握	理论讲授 多媒体演示、讨论	1.5	
	第二节 吸虫 1. 华支睾吸虫 2. 日本血吸虫 3. 其他吸虫	掌握		1.5	
	第三节 绦虫 1. 链状带绦虫 2. 肥胖带绦虫 3. 细粒棘球绦虫	掌握		1	
第十五章 医学原虫	第一节 常见原虫 1. 疟原虫 2. 溶组织内阿米巴 3. 刚地弓形虫	熟悉	理论讲授 多媒体演示、讨论	1.5	
	第二节 其他原虫 1. 蓝氏贾第鞭毛虫 2. 隐孢子虫	了解		0.5	

续表

单元	教学内容	教学要求	教学活动参考	参考学时	
				理论	实践
第十六章 节肢动物	第一节 常见螨虫	熟悉	理论讲授 多媒体演示、讨论	1.5	
	1. 疥螨				
	2. 蠕形螨				
	3. 尘螨				
	第二节 其他仓储害虫	了解			
	1. 常见主要仓储害虫				
	2. 仓储害虫的来源与生长繁殖				
	3. 仓储害虫的防治			0.5	
实训一 实验室认知	1. 实验室规则	学会	实践		0.5
	2. 实验室生物安全	掌握			
	3. 微生物实验室常用设备介绍	学会			
实训二 细菌形态检查	1. 油镜的使用和维护	学会			1.5
	2. 革兰染色	掌握			
	3. 微生物形态观察	掌握			
实训三 细菌培养	1. 细菌接种技术	掌握	实践		2
	2. 细菌的生长现象观察	学会			
实训四 真菌检查	1. 真菌形态结构的观察	掌握	实践		2
	2. 真菌的培养	学会			
实训五 微生物分布的检测	1. 空气中微生物检测	掌握	实践		1
	2. 水中微生物检测	掌握			
	3. 皮肤上微生物检测	学会			
	4. 口腔中微生物测检测	学会			
实训六 微生物控制	1. 高压蒸汽灭菌法	掌握	实践		1
	2. 紫外线杀菌法	学会			
	3. 消毒剂杀菌法	学会			
	4. 药敏试验	学会			
实训七 变态反应	1. 动物血清过敏试验	学会	实践		2
	2. 常见变应原检测	学会			
	3. 斑贴试验	学会			
实训八 常见寄生虫标本认知	1. 蠕虫标本认知	学会	实践		2
	2. 原虫标本认知	学会			
	3. 常见节肢动物认知	学会			
实训九 螨虫的检查	蠕形螨检查	学会	实践		2

五、大纲说明

（一）适用对象与参考学时

主要供高职高专药学、药品经营与管理、药物制剂技术、化学制药技术、中药制药技术等专业教学使用，建议总学时 60 学时，其中理论 46 学时，实践 14 学时。

（二）教学要求

1. 本课程对理论部分教学要求分为掌握、熟悉、了解 3 个层次。掌握：指学生对所学的知识和技能能够熟练应用，并能综合分析和解决工作中实际问题；熟悉：指学生对所学的知识基本掌握和会应用所学的技能；了解：指对学过的知识点能记忆和理解。

2. 本课程重点突出以能力为本位的教学理念，在实践技能方面设计了 2 个层次。掌握：指学生能正确理解实验原理，独立、正确、规范地完成各项实验操作。学会：指学生能根据实验原理，按照实验指导能进行正确操作。

（三）教学建议

1. 本大纲力求体现"推行工学结合，突出实践能力培养，以发展技能为核心"的职业教育理念，理论知识以"必需、够用"为原则，对教学内容作了适当删减合并，增加专业需要的新内容，实训着重培养学生实际动手能力，全面掌握执业技能鉴定需要的本专业基本技能。

2. 课堂教学时应突出药学相关专业特点，以培养目标、就业岗位确定教学内容，减少知识的抽象性，多采用教辅手段如：多媒体、挂图等直观教学的形式，增加学生的感性认识，提高课堂教学效果，考虑到药学专业毕业生就业的多向性，各地可根据学生就业去向有侧重地调整教学大纲。

3. 实践教学要注重培养学生实际操作的基本技能，重点培养学生的无菌操作及微生物培养与控制能力，切实提高学生动手的能力和分析问题、解决问题及独立操作的能力。

4. 考核学生的知识水平和能力水平，应通过平时达标训练、作业（实验报告）、操作技能考核和考试等方面综合考评，结合综合实训、能力培养，使学生更好的适应职业岗位培养的需要。

5. 本学科的部分实训内容为实地参观和现场演示，各校可根据本地教学资源实际安排在课外或作为工学结合的实习内容来完成。